Jan Mergelsberg

Das Post-Covid-Gesundheitsbuch

aethera®

die heilenden Kräfte im Menschen stärken,
die Bildung des eigenständigen Urteils unterstützen,
die Initiativbereitschaft von Patienten und Verbrauchern fördern.

Über dieses Buch: Basierend auf langjährigen Erfahrungen in der Naturheilkunde und der Anthroposophischen Medizin mit Erschöpfungssyndromen und gestützt durch eine wissenschaftliche Studie legt Jan Mergelsberg in diesem Buch ein Konzept vor, das wirksame Hilfen bei den verschiedensten Post-Covid-Erscheinungen wie auch allgemein bei chronischen Fatigue-Erkrankungen gibt. In zwölf Schritten leitet er die Leserinnen und Leser zur Wiederbelebung ihrer Gesundheitskräfte an. Ein Kapitel mit »Erste-Hilfe-Maßnahmen« bei starken Beschwerden rundet die Palette der therapeutischen Möglichkeiten ab.

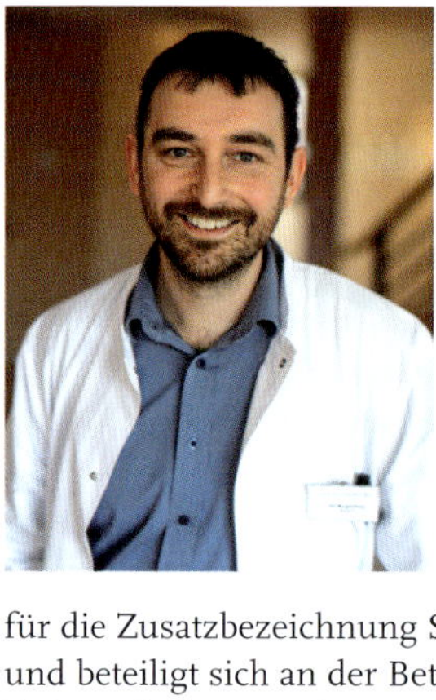

© Carsten Strübbe

Der Autor: **Dr. med. Jan Mergelsberg** wurde 1980 in Filderstadt geboren. Nach dem Abitur an der Rudolf-Steiner-Schule in Villingen-Schwenningen und dem Zivildienst in Brasilien studierte er Medizin an der Universität Witten / Herdecke. Er absolvierte dabei das integrierte Begleitstudium Anthroposophische Medizin (IBAM). Es folgte die Facharztausbildung in Innerer Medizin und Notfallmedizin. Er bildete sich dabei auch in den Bereichen Anthroposophische Medizin, Heileurythmie und Rhythmische Massage weiter. 2018 bis 2022 war er Oberarzt am Paracelsus-Krankenhaus in Unterlengenhardt. Seit 2023 ist er in der Schmerzpraxis Böblingen tätig und absolviert dort die Weiterbildung für die Zusatzbezeichnung Spezielle Schmerztherapie. Außerdem arbeitet er als Notarzt und beteiligt sich an der Betreuung von schwer erkrankten Menschen in einem Hospiz. Er ist verheiratet und Vater von vier Kindern.

Kontakt: jan.mergelsberg@urachhaus.com

Jan Mergelsberg

Das Post-Covid-Gesundheitsbuch

Ganzheitliche Hilfe bei Long Covid, Post Vac und chronischer Erschöpfung

aethera®

Wichtiger Hinweis:
Sämtliche Angaben und Empfehlungen in diesem Buch wurden sorgfältig überprüft und in Übereinstimmung mit dem neuesten Wissensstand erarbeitet. Bei Heilmittel- oder Therapie-Empfehlungen handelt es sich um eine subjektive Auswahl ohne Anspruch auf Vollständigkeit, in der sich die Verordnungspraxis des Autors spiegelt.
Die Nennung von Handelsnamen oder Warenbezeichnungen geschieht im Rahmen der allgemeinen Pressefreiheit ohne Rücksicht auf Erzeugerinteressen; eine Werbeabsicht ist damit keinesfalls verbunden.
Angaben zu Medikamenten und therapeutischen Maßnahmen erfolgen mit der Einschränkung, dass Dosierungs- und Anwendungshinweise durch neue Erkenntnisse in der Forschung, klinische Erfahrungen und das sich verändernde Angebot an Präparaten dem Wandel der Zeit unterworfen sein können. Da auch menschliche Irrtümer und Druckfehler nie ganz auszuschließen sind, wird für Anwendungs- und Dosierungshinweise sowie für die Wirkung der Präparate keine Gewähr übernommen.
Jede Benutzerin bzw. jeder Benutzer wird dringend aufgefordert, die Angaben in diesem Buch anhand der Herstellerinformationen auf dem Beipackzettel auf ihre Richtigkeit zu überprüfen und die dort gegebenen Empfehlungen für die Dosierung und Kontraindikationen zu beachten. In Zweifelsfällen sollte immer ein Arzt oder ein Angehöriger der Heilberufe aufgesucht werden, insbesondere wenn die Beschwerden über mehrere Tage andauern. Die Angaben in diesem Buch sind weder dazu bestimmt noch geeignet, einen notwendigen Arztbesuch zu ersetzen. Eine Haftung vonseiten des Autors oder des Verlages für Personen-, Sach- und Vermögensschäden ist ausgeschlossen.
Trotz sorgfältiger inhaltlicher Kontrolle übernehmen wir keine Haftung für die Inhalte externer Links. Für den Inhalt der genannten Seiten sind ausschließlich deren Betreiber verantwortlich.

Das Buch wurde erstellt mit freundlicher Unterstützung der Stiftung Trigon, Arlesheim, Schweiz.

ISBN 978-3-8251-8024-9

ⓔ Auch als eBook erhältlich

aethera® ist ein Imprint des Verlags Urachhaus, Stuttgart
Landhausstraße 82, 70190 Stuttgart
www.aethera.de

Layout und Satz: Manfred Christ; Einbandgestaltung: Verlag
Druck: Print Best, Viljandi, Estonia

Inhalt

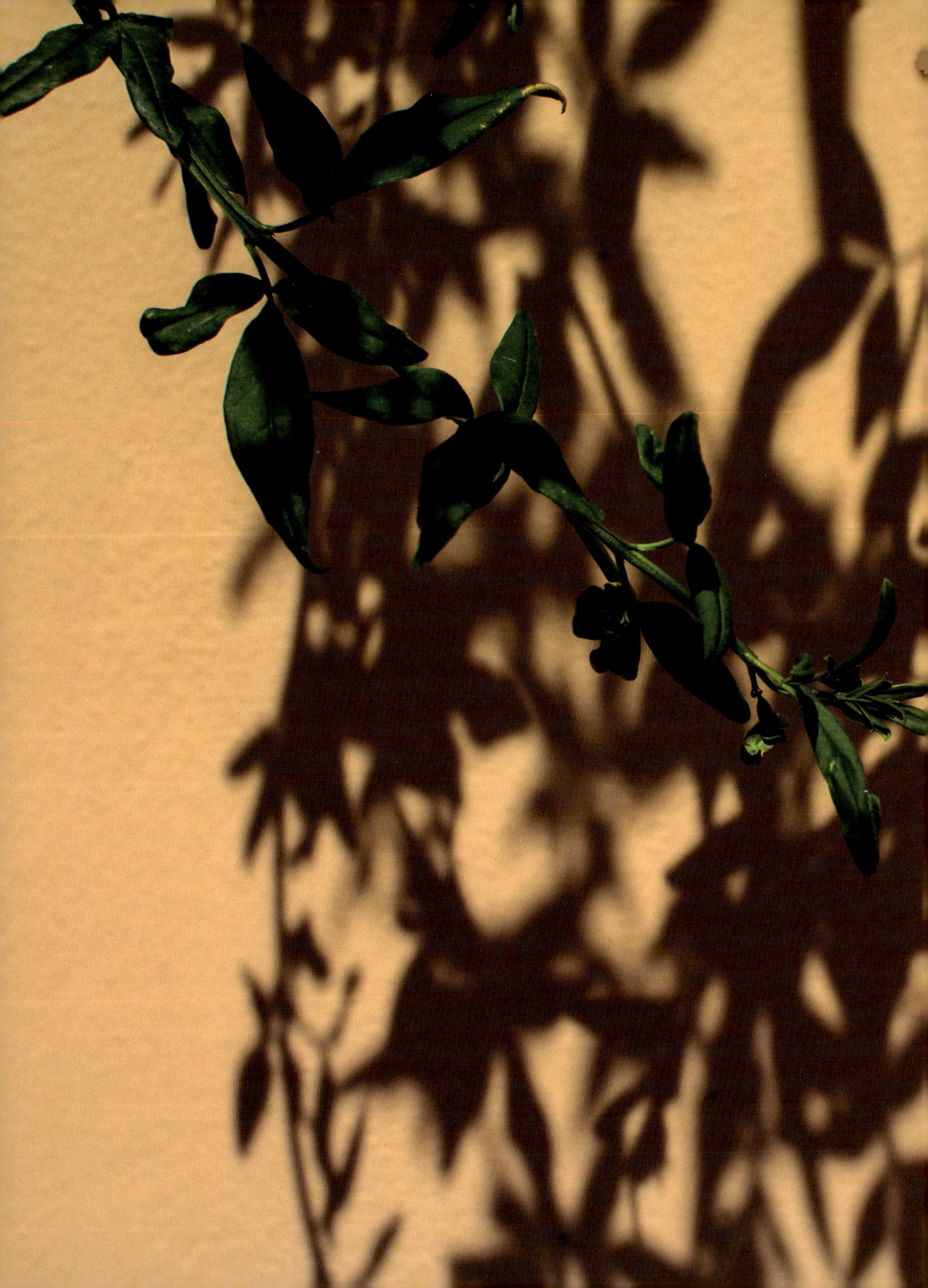

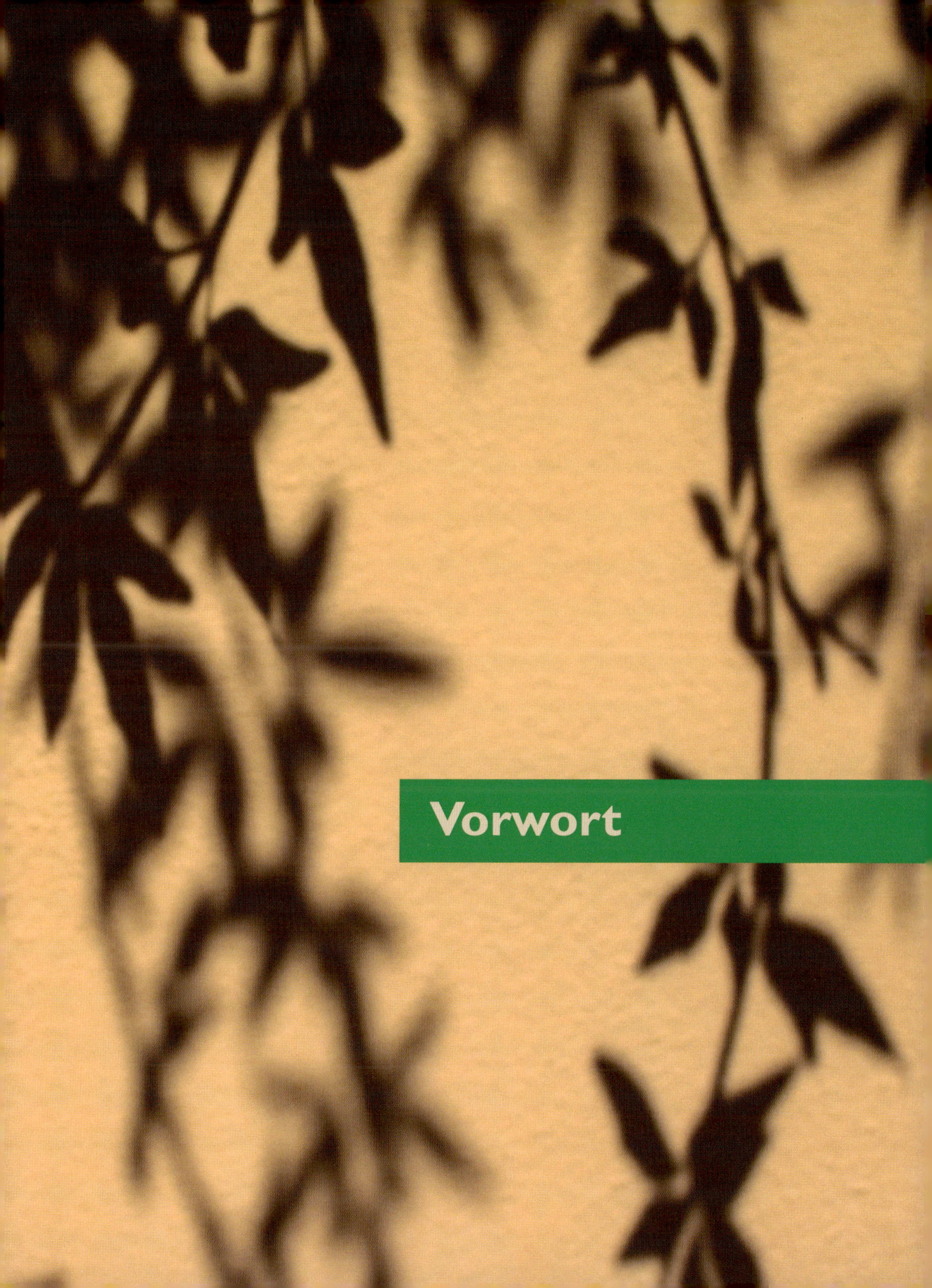

Vorwort

Ich freue mich, dass Sie dieses Buch zur Hand genommen haben! Es richtet sich in erster Linie an Betroffene des sogenannten »Post-Covid-Syndroms«, das auch als »Long Covid« bezeichnet wird. Darunter leidet seit Beginn der Corona-Pandemie eine Vielzahl von Menschen. Sie kämpfen mit Symptomen wie dauernde Müdigkeit, Konzentrationsmangel oder Kraftverlust. Die Symptome mögen banal klingen, aber sie können sehr beeinträchtigende Ausmaße annehmen. Die Betroffenen suchen häufig vergeblich nach angemessener medizinischer Hilfe. So mächtig unsere Medizin in vielen Bereichen ist, so steht sie doch äußerst ratlos diesem Syndrom gegenüber. Betroffene fühlen sich nicht selten mit ihren Beschwerden allein gelassen.

erprobte Therapieansätze

Die gute Nachricht ist, dass es eine Vielzahl erprobter Therapieansätze aus der Naturheilkunde und der Anthroposophischen Medizin gibt, die man bei sich selbst anwenden kann. Die Aufgabe dieses Buches ist es, Sie in die Lage zu versetzen, sich mit solchen Therapien selber zu helfen.

Im Verlauf der Pandemie kam noch eine weitere Gruppe von gesundheitlich eingeschränkten Menschen hinzu. Es sind diejenigen, die nach einer Corona-Impfung mit lang anhaltenden gesundheitlichen Folgen zu kämpfen haben. Dieser Zustand erhielt inzwischen die Bezeichnung »Post-Vac-Syndrom«. Die Symptomatik kann derjenigen von Long Covid sehr ähneln. Die hiervon Betroffenen haben es ebenfalls schwer, medizinische Hilfe für ihre Symptome zu bekommen. Auch ihnen soll dieses Buch die Möglichkeit geben, eigene Kompetenzen für ihren Weg zu neuer Gesundheit zu erwerben.

Überschneidungen mit Erschöpfungssyndromen

Mit der Aufgabe, einen Weg aus chronischer Erschöpfung und Müdigkeit zu finden, stehen Betroffene von Long Covid oder dem Post-Vac-Syndrom nicht alleine da. Es gab schon vor der Pandemie Erkrankungen mit sehr starker, oft medizinisch nicht erklärbarer Erschöpfungssymptomatik – allen voran das sogenannte »Chronic Fatigue Syndrome« (ME/CFS). Die allgemeine Aufmerksamkeit, welche das Long-Covid-Syndrom im Laufe der Pandemie erhielt, hat auch das Bewusstsein für diese häufig übersehenen Erkrankungen geschärft. Wie sich im Laufe des Buches zeigen wird, gibt es viele Überschneidungen zwischen Long Covid und anderen Erschöpfungssyndromen. Und Betroffene profitieren häufig auch von denselben therapeutischen Maßnahmen. Insofern ist das Buch auch für Menschen geschrieben, die Hilfe für ihre chronische Erschöpfungssymptomatik suchen, auch wenn an deren Beginn nicht unbedingt eine Corona-Infektion oder eine Impfung stand.

Betroffene von ME/CFS, Fibromyalgie, Burnout und weiteren Erschöpfungssyndromen können die hier beschriebenen Hilfestellungen anwenden, auch wenn diese Erkrankungen im Text des Buches nicht immer explizit aufgeführt werden.

Erfahrungen mit Long Covid

Wo kommen die therapeutischen Erfahrungen her, die diesem Buch zugrunde liegen? Als die Corona-Pandemie begann, war ich Oberarzt am Paracelsus-Krankenhaus in Bad Liebenzell, einer anthroposophischen Fachklinik für Innere Medizin. In der ersten Pandemie-Zeit wurden zunächst Menschen mit akuten Corona-Infektionen auf einer speziellen Isolierstation behandelt. Ab Ende 2020 kamen mehr und mehr Menschen mit einer quälenden Erschöpfungssymptomatik nach durchgemachten Corona-Infektionen in das Krankenhaus. Wir begannen ein für diese Patientinnen und Patienten zugeschnittenes Therapiekonzept zu erarbeiten. Dabei konnten wir auf einer breiten Erfahrung aufbauen, denn schon seit Längerem werden Patientinnen und Patienten mit verschiedenen Fatigue-Syndromen im Paracelsus-Krankenhaus betreut.

speziell zugeschnittenes Therapiekonzept

Wir behandelten die Betroffenen des neuartigen Long-Covid-Syndroms mit einem intensiven Programm von speziellen Wärmetherapieverfahren, allem voran die sogenannte »Ganzkörper-Hyperthermie«. Dies ist ein naturheilkundliches Verfahren, das in der Behandlung chronischer Schmerzen und Fatigue etabliert ist, bei dem man in einer Art Wärmekammer über mehrere Stunden in ein künstliches Fieber versetzt wird. Zudem gab es täglich pflegerische Anwendungen und Wickel, spezielle Bewegungstherapien und eine individuelle Komplextherapie mit anthroposophischen Medikamenten. Die ersten Rückmeldungen von behandelten Patientinnen und Patienten waren sehr positiv. Sie berichteten von einem deutlichen Rückgang ihrer Beschwerden im Laufe der ca. zehntägigen Krankenhausbehandlung.

Rückgang der Beschwerden

Um die Therapie-Ergebnisse messbar und objektiv nachvollziehen zu können, haben wir allen Patientinnen und Patienten vor und nach der Behandlung Fragebögen ausgeteilt, in denen der Schweregrad ihrer Symptome gemessen wurde. Vier Wochen nach der Entlassung wurden die Symptome erneut erfasst, um die Stabilität der Therapie-Ergebnisse zu überprüfen. So konnten wir Datensätze von 49 Patientinnen und Patienten sammeln, die in

wissenschaftliche Studie

der Pilotphase behandelt wurden. Die Daten wurden an das ARCIM-Institute in Filderstadt übergeben und dort aufgearbeitet und analysiert. Die Ergebnisse der Analyse zeigen eine statistisch signifikante Besserung der Fatigue-Symptomlast bei den behandelten Patienten.

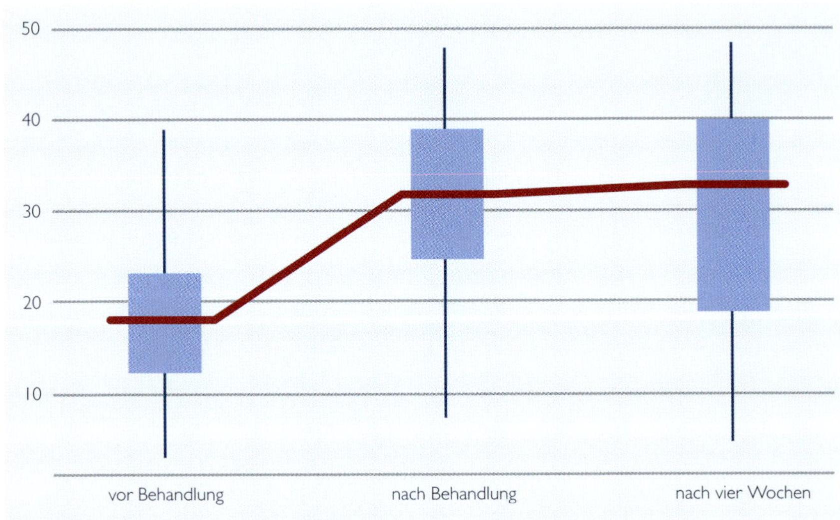

Veränderung der Fatigue-Symptomatik bei Long-Covid-Patienten im Verlauf der stationären Behandlung im Paracelsus-Krankenhaus Bad Liebenzell auf einer Skala von 0 = stärkste Erschöpfung bis 52 = keine Erschöpfung. Erfasst sind 49 Patientendaten aus dem Jahr 2021. Der Median lag vor der Behandlung bei 18,0 Punkten, was einer sehr starken Fatigue-Symptomatik entspricht. Er stieg während der Behandlung auf 31,5 Punkte an, die Symptomlast verbesserte sich also deutlich. Vier Wochen nach Entlassung aus dem Krankenhaus war der Wert weitgehend stabil (32,2 Punkte), was dafür spricht, dass der Therapie-Effekt auch nach Rückkehr in den Alltag weitgehend erhalten blieb. (Abdruck der Grafik mit freundlicher Genehmigung des ARCIM-Institute in Filderstadt, welches die Daten ausgewertet, statistisch analysiert und in einem internationalen Fachjournal zur Publikation eingereicht hat.)[1]

Reduktion der Symptome

Neben der Besserung der Erschöpfung konnte im Rahmen der Datenerhebung auch eine Reduktion von Symptomen wie Luftnot, Enge in der Brust und Schmerzen verzeichnet werden. Bei fast allen Patientinnen und Patienten nahm die allgemeine Leistungsfähigkeit zu. Aufgrund der positiven Erfahrungen wurde das Therapieprogramm im Paracelsus-Krankenhaus weiter ausgearbeitet, und inzwischen konnte eine große Anzahl an Betroffenen erfolgreich behandelt werden.

Bei meiner ärztlichen Arbeit mit Long-Covid-Betroffenen konnte ich diese rätselhafte Erkrankung mehr und mehr kennenlernen. Als besonders lehrreich empfand ich die therapeutischen Einzel- und Gruppengespräche. Hier bekam ich durch die Schilderungen der Betroffenen ein immer differenzierteres Bild von dem, was sie durchmachen. Aber auch der Erfahrungsschatz über hilfreiche Maßnahmen und Anwendungen konnte so Stück für Stück wachsen. Der rege Austausch mit Ärztinnen und Ärzten in einer internationalen Fachgruppe über Anthroposophische Medizin beim Post-Covid-Syndrom[2] trug zur Vertiefung der Erfahrungen bei.

therapeutische Einzel- und Gruppengespräche

2023 wechselte ich in die ambulante Medizin und arbeite nun in einer schmerztherapeutischen Praxis. Auch hier begleite ich viele Betroffene des Long-Covid- oder Post-Vac-Syndroms mithilfe der Anthroposophischen Medizin. Im Lauf der Zeit wuchs mein Bedürfnis, die therapeutischen Erfahrungen aufzuschreiben, um sie interessierten Betroffenen zur Verfügung stellen zu können. Also machte ich mich auf den Weg, diesen Ratgeber zu schreiben.

Persönliche Hintergründe

Das Buch baut auch auf persönliche Erfahrungen auf, die ich eher unfreiwillig machte: Im Jahr 2021, als die Datenerhebung für die Post-Covid-Studie am Paracelsus-Krankenhaus gerade auf Hochtouren lief, wurde ich selbst krank. Es war nicht Covid-19, was mich aus der Bahn warf, sondern eine virale Gehirnentzündung. Nachdem die Infektion überstanden war, kämpfte ich für ca. neun Monate mit starken Beeinträchtigungen wie allgemeine Schwäche, Konzentrationsstörungen und Erschöpfbarkeit. Ich war auf einmal gezwungen, »die Seiten zu wechseln« und diese Symptome als Betroffener zu erleben.

»Seitenwechsel«

Dank der Unterstützung meiner Familie und von Freunden sowie mithilfe der Anthroposophischen Medizin konnte ich mich auf einen langwierigen, aber erfolgreichen Weg zur Genesung begeben. Dies war eine sehr lehrreiche Zeit für mich. Ich habe quälende Symptome wie Muskelschmerzen, Fatigue und PEM (Postexertionelle Malaise, eine plötzliche Verschlechterung

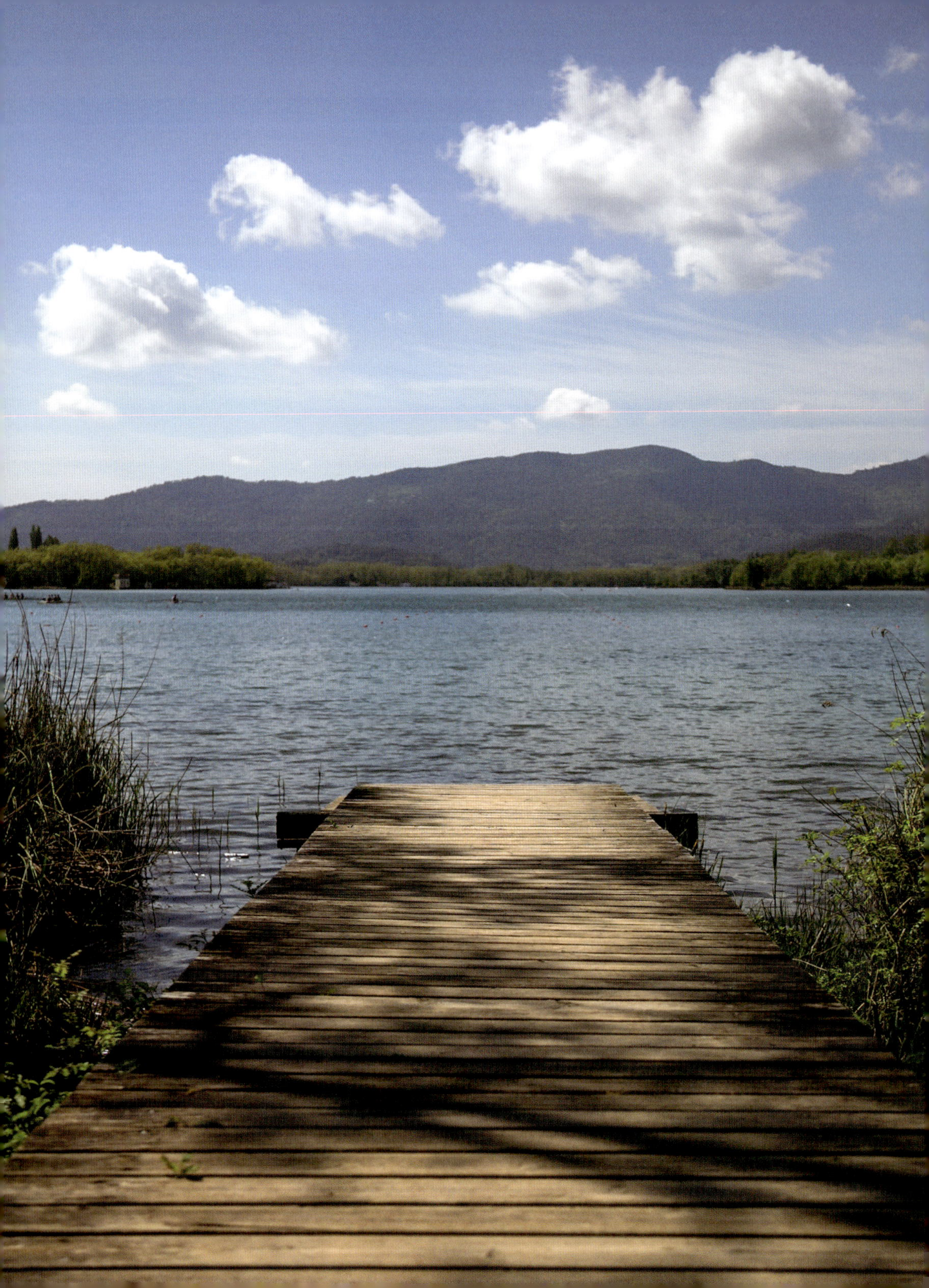

aller Fatigue-Symptome nach nur geringer Anstrengung) »von innen her« erlebt. Aber nicht nur das, auch viele Therapien und Anwendungen durfte ich kennen- und schätzen lernen. So wurden diese Monate zu einer Zeit, die meiner ärztlichen Erfahrung eine unerwartete Tiefe gaben. Inzwischen kann ich glücklicherweise sagen, dass ich wieder komplett gesund bin – auch wenn ich immer wieder daran erinnert werde, achtsam mit meinen Kräften umzugehen.

neu gelernte Achtsamkeit

Diese neu gelernte Achtsamkeit spiegelte sich auch in meiner Arbeitsweise an diesem Buch wider. Denn ich machte mir immer wieder deutlich, dass ich die Tipps und Ratschläge dieses Buches auch selbst beherzigen darf. Wie Sie noch sehen werden, wird es viel um die Respektierung der eigenen Kraftgrenzen und die Vermeidung von übermäßigem Zeit- und Erfolgsdruck gehen. Das führte bei mir dazu, dass ich immer wieder die Geschwindigkeit bei der Erstellung des Buches drosselte, um mir Zeit zum Nachdenken und für Pausen zu gönnen. Es war manchmal nicht einfach, mir dies zuzugestehen. Denn aufgrund der Aktualität des Themas und der Vielzahl der Betroffenen hätte ich das Buch gerne möglichst schnell veröffentlicht. Doch die achtsame Arbeitsweise war letztlich das Richtige für mich und auch für das Buch.

Salutogenese: Schwimmen lernen im Strom des Lebens

Die grundlegende Idee dieses Buches ist recht einfach. Man könnte sie so ausdrücken: Wir sind zwar in der Situation, dass medizinisch nur wenig gegen die häufigsten Symptome des Long-Covid- und des Post-Vac-Syndroms getan werden kann. Umso mehr können die Betroffenen hingegen *für* ihre Gesundheit tun. Und hierfür sollen sie in diesem Buch Hinweise, Hilfen und konkrete Anleitungen finden.

Grundgedanke der Salutogenese

Das Buch orientiert sich damit am Grundgedanken der sogenannten »Salutogenese«. Dies ist ein Zweig der Gesundheitswissenschaften, der sich weniger mit der Bekämpfung von Krankheiten als mit der Förderung von Gesundheitsfähigkeit beschäftigt. Deren Begründer, der israelische Medizinsoziologe Aaron Antonovsky, prägte einmal folgendes Bild:[3] Das Leben ist wie ein Strom von Ereignissen, in dem wir schwimmen. Manchmal fließt das Leben ruhig vor sich hin, doch immer wieder kommen wir in Turbulenzen und Stromschnellen. Erkrankungen können unser Leben in große Turbulenzen bringen.

Die Medizin versucht, uns mit Rettungsringen zu versorgen, damit wir dabei nicht untergehen. Das sind beispielsweise Medikamente oder Therapien, die bestimmte Krankheitsprozesse unterbinden. Aber noch wichtiger ist es, selber schwimmen zu lernen. Sodass man Turbulenzen und Stromschnellen des Lebens mit eigenen Kräften durchschwimmen kann. Auf diese Weise ist man weniger auf die »Rettungsringe« der Medizin angewiesen.

»Rettungsringe« der Medizin

Die salutogenetische Gesundheitswissenschaft beschäftigt sich mit der Frage, wie Menschen zu guten Schwimmern im turbulenten Strom des Lebens werden können. Dies ist insbesondere dort wichtig, wo es seitens der konventionellen Medizin wenige »Rettungsringe« gibt, so wie es derzeit die Betroffenen des Long-Covid- und des Post-Vac-Syndroms erleben müssen.

Anthroposophische Medizin: Gesundheit wachsen lassen

Die therapeutischen Empfehlungen dieses Buches basieren auf dem Erfahrungswissen der Anthroposophischen Medizin. Dies ist eine ganzheitliche Therapierichtung, die vor gut hundert Jahren von Ärztinnen und Ärzten in Zusammenarbeit mit Rudolf Steiner begründet wurde. Sie hatten das Anliegen, den Menschen auf vier Ebenen therapeutisch zu unterstützen:

- auf der Ebene des »physischen Leibes«, also der organisierten Leiblichkeit des Menschen,
- auf der Ebene der »Lebenskräfteorganisation«, also der Sphäre des Wachstums und der Regenerationskräfte,
- auf der Ebene der »Empfindungsorganisation«, dem Quell des Seelenlebens mit allen Gefühlen, Gedanken und Willensimpulsen,
- auf der Ebene der »Ich-Organisation«, also der Individualität des einzelnen Menschen, die sich unter anderem in seiner einzigartigen Biografie ausdrückt.

Förderung der gesunden Anteile im Menschen

Man kann mit guten Gründen davon sprechen, dass Anthroposophische Medizin eine salutogenetisch ausgerichtete Therapieform ist. Denn sie wendet sich immer primär an die gesunden Anteile im Menschen und versucht, diese therapeutisch zu fördern. Das geschieht durch verschiedene therapeutische Maßnahmen, vor allem mit äußeren Anwendungen und natürlichen Medikamenten. Im Gegensatz zu den »chemischen« Arzneistoffen der konventionellen Medizin wirken diese nicht zwingend auf den Organismus, indem sie beispielsweise bestimmte Rezeptoren blockieren, um eine Krankheitserscheinung zu beeinflussen. Vielmehr werden Arzneimittel eingesetzt, die mit dem Organismus interagieren und ihm Anstöße geben sollen, seine salutogenetischen Potenziale besser zu entfalten. In diesem Buch sollen Maßnahmen und Anwendungen vorgestellt werden, die sich bei der Behandlung des Long-Covid- und des Post-Vac-Syndroms bewährt haben.

Interaktion mit dem Organismus

Wo soll ich anfangen zu lesen?

Viele Betroffene des Long-Covid- oder des Post-Vac-Syndroms haben es aufgrund ihrer Erkrankung schwer, viel Text zu lesen. Daher sind die Kapitel so gestaltet, dass man möglichst an jeder Stelle in das Buch einsteigen kann. Sie dürfen das Buch also gerne dort zu lesen beginnen, wo Sie das größte Interesse oder den größten Informationsbedarf haben:

Einstieg überall möglich

- Wenn Sie grundlegende Informationen über das Long-Covid- und das Post-Vac-Syndrom oder weitere Fatigue-Erkrankungen suchen, dann beginnen Sie mit den ersten Kapiteln ab Seite 23.
- Wenn Sie sich mit der Frage auseinandersetzen möchten, was diese Erkrankung mit Ihnen und Ihrem Leben zu tun haben könnte, dann können Sie ab Seite 59 auf die Suche nach Antworten gehen.
- Wenn Sie praktische Werkzeuge suchen, um sich auf einen ganzheitlichen Weg zu neuer Gesundheit zu machen, beginnen Sie auf Seite 97.
- Und wenn Sie direkt therapeutische Hilfe für bestimmte Symptome benötigen, beginnen Sie mit dem Kapitel »Erste Hilfe bei häufigen Symptomen« am Ende des Buches ab Seite 221.

Ich hoffe, Ihnen mit diesem Buch auf Ihrem Weg zur Gesundung weiterhelfen zu können. Meine guten Wünsche begleiten Sie!

Unterlengenhardt, Pfingsten 2024,
Dr. med. Jan Mergelsberg

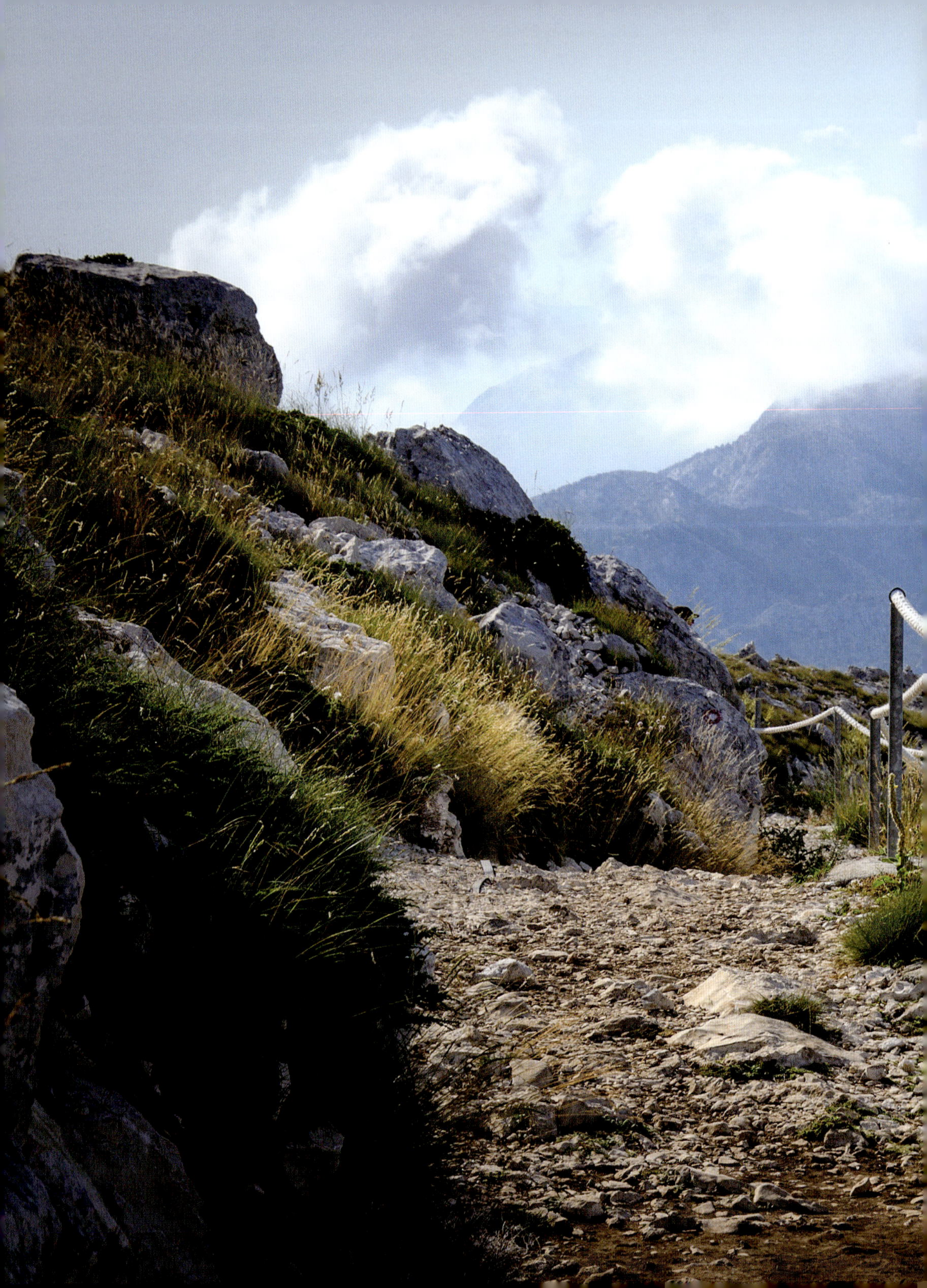

Der Weg zur Diagnose

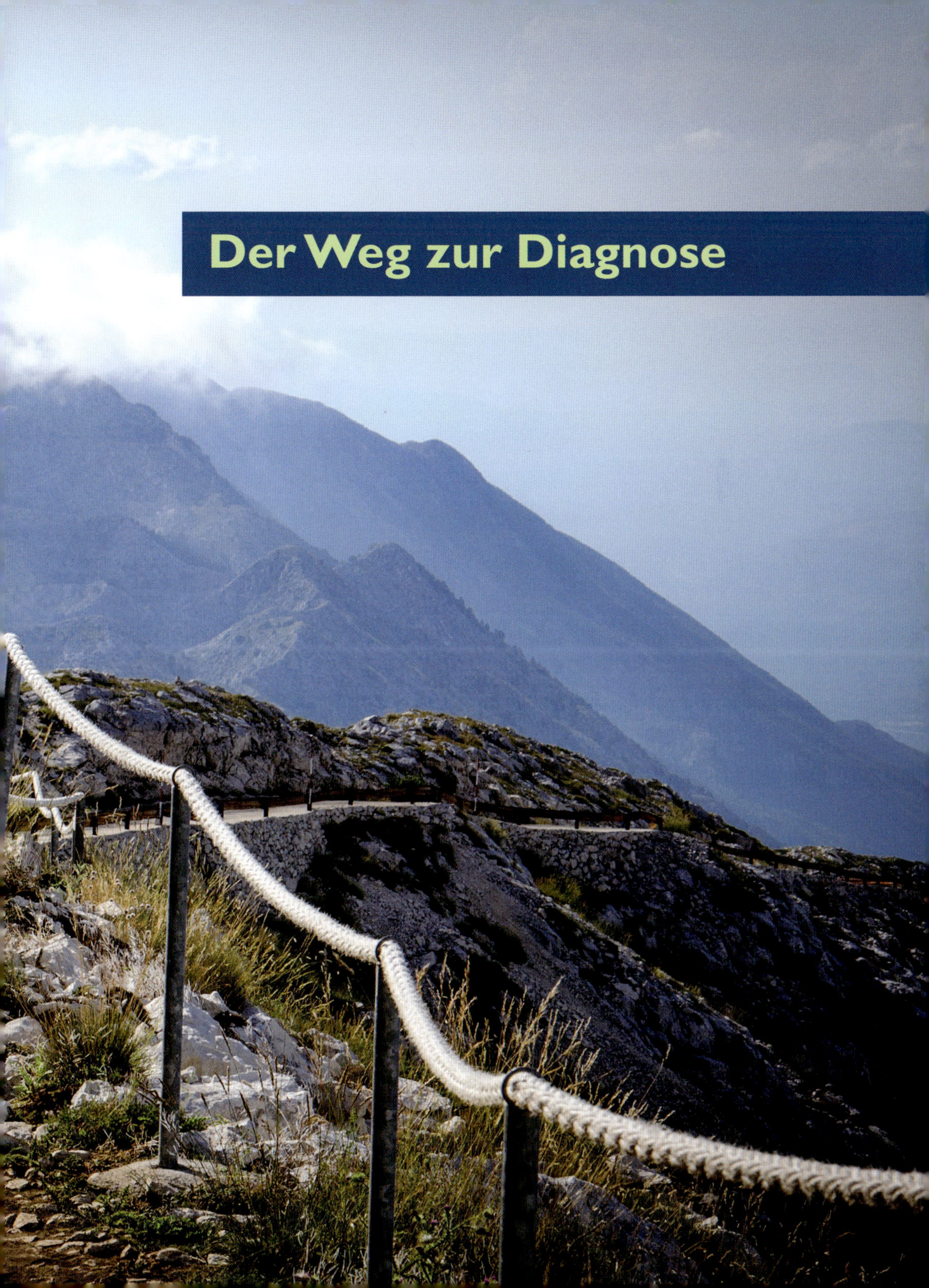

schwer zu fassende Symptome

Seit Beginn der Covid-19-Pandemie suchen viele Menschen ärztliche Hilfe, weil sie sich auffallend erschöpft fühlen. Bei vielen hat sich eine bleierne Schwere im Körper breitgemacht, zu der häufig noch andere, schwer zu fassende Symptome kommen. Beispielsweise kann sich der Kopf wie benebelt anfühlen, oder man ist dauernd müde. Viele Betroffene haben das Gefühl, sich in ihrem Körper »nicht mehr zu Hause« zu fühlen.

Ausschlussdiagnosen

Wenn die Symptome in zeitlichem Zusammenhang mit einer Covid-19-Erkrankung aufgetreten sind, kann man von einem »Long-Covid-Syndrom« sprechen bzw. von einem »Post-Vac-Syndrom«, wenn sich die Beschwerden nach der Impfung bemerkbar gemacht haben. Es ist aber wichtig zu wissen, dass es sich hierbei um sogenannte »Ausschlussdiagnosen« handelt. Das bedeutet: Man kann diese Diagnosen erst dann stellen, wenn andere organische Ursachen für die beklagten Symptome ausgeschlossen sind. Denn manchmal können sich ganz andere Erkrankungen dahinter verbergen, beispielsweise des Nervensystems oder der inneren Organe. Daher ist es stets wichtig, die genannten Beschwerden ärztlich abklären zu lassen.

Wichtig: Die in diesem Buch beschriebenen Diagnosen können nur von einem Arzt gestellt werden. Wenn Sie vermuten, dass Sie an einem Long-Covid- oder Post-Vac-Syndrom leiden, lassen Sie dies bitte immer ärztlich abklären. In den allermeisten Fällen reicht der Gang zur Hausärztin bzw. zum Hausarzt. Hier kann häufig schon mit einfachen Mitteln wie EKG, körperlicher Untersuchung und Labortests eine diagnostische Einschätzung erfolgen. Bei manchen Symptomen ist zusätzlich eine fachärztliche Abklärung notwendig.

Habe ich Long Covid?

Zurückbleiben von Symptomen

Wenn man sich vier Wochen nach einer Covid-19-Erkrankung nicht ausreichend erholt hat oder gravierende gesundheitliche Einschränkungen zurückbleiben, spricht man vom »Long-Covid-Syndrom«. Die deutschsprachige wissenschaftliche Leitlinie für das Long-Covid-Syndrom formuliert drei Kategorien, die man heranziehen kann, um dieses zu diagnostizieren:

- Symptome, die nach der akuten Covid-19-Erkrankung oder deren Behandlung fortbestehen,
- neue Symptome, die nach dem Ende der akuten Phase auftreten, aber als Folge der Covid-19-Erkrankung verstanden werden können,
- Verschlechterung einer vorbestehenden Erkrankung in Folge einer Infektion mit dem Coronavirus SARS-CoV-2.[4]

Gemeinsam ist den meisten Long-Covid-Betroffenen, dass die Symptome eine ausgeprägte Einschränkung ihres Alltagslebens bewirken und auch negativen Einfluss auf ihr Sozial- bzw. Arbeitsleben haben.

Long und Post Covid

Und was ist der Unterschied zwischen den Begriffen Long-Covid- und Post-Covid-Syndrom? Die internationale Nomenklatur unterscheidet hier nach dem zeitlichen Verlauf der Erkrankung:

- Vom *Long-Covid-Syndrom* spricht man, wenn gesundheitliche Einschränkungen *mehr als vier Wochen* nach Beginn einer Infektion mit dem Coronavirus SARS-CoV-2 fortbestehen.
- Von einem *Post-Covid-Syndrom* spricht man, wenn *länger als drei Monate* nach der Infektion gesundheitliche Einschränkungen bestehen bleiben.

Unter Betroffenen hat sich der Begriff »Long Covid« durchgesetzt, der auch einheitlich in diesem Buch Verwendung findet.

Welche Symptome können auftreten?

wiederkehrende Muster von Symptomen

Die Beschwerden hierbei können sehr verschieden sein und unterscheiden sich bei einzelnen Betroffenen mitunter stark voneinander. Dennoch gibt es wiederkehrende Muster von Symptomen, die zu einem »typischen« Krankheitsbild führen. Hier eine Auflistung der häufigsten Symptome:

- *Fatigue:* Dies ist der Fachausdruck für lang anhaltende Müdigkeit und Erschöpfung, die nicht durch eine vorangegangene Anstrengung erklärbar sind. Genügend Schlaf oder Ruhe bringen hier keine oder nicht ausreichende Erholung. Das Symptom kann die körperliche, seelische und kognitiv-gedankliche Ebene betreffen.
- *Belastungsintoleranz:* Betroffene bemerken häufig, dass sie allgemein deutlich weniger belastbar sind als vor der Erkrankung. Körperliche,

seelische oder geistige Anstrengungen führen zu rascher Ermüdung. Manche Betroffenen haben Schwierigkeiten, selbst einfache Alltagsaktivitäten zu bewältigen.

- *Symptomzunahme nach milden Alltagsbelastungen:* Dies wird in der Fachsprache »Postexertionelle Malaise« (PEM) genannt. Betroffene bemerken oft erst im Nachhinein, dass sie über eine gewisse Kraftgrenze hinausgegangen sind, und erleben dann häufig regelrechte Zusammenbrüche ihrer Kräfte. Umgangssprachlich wird dies als »Crash« bezeichnet.
- *Kognitive Einschränkungen:* Die Aufmerksamkeitskraft ist reduziert, zudem können Sinneswahrnehmungen nicht mehr gut gefiltert und geordnet werden. Auch das Vorstellungs- und Denkvermögen kann betroffen sein, Planen und Orientieren sind erschwert. Viele Betroffene erleben dies als eine Art Nebel im Kopf, weshalb der englische Ausdruck »brain fog« für diesen Zustand verwendet wird.
- *Luftnot:* Es gibt Betroffene, bei denen eine Lungenentzündung durch das Coronavirus nicht ausreichend abgeheilt ist und somit Schäden am Lungengewebe zurückgeblieben sind. Bei anderen entwickelte sich eine Übererregbarkeit der Bronchien mit asthmatischen Beschwerden. Aber auch ohne nachweisbare Veränderungen an Lunge oder Bronchien bemerken Betroffene oft Schwierigkeiten beim Atmen. Dies kann sich durch eine verstärkte Luftnot bei körperlicher Belastung ausdrücken oder auch durch das Gefühl, dass trotz ausreichender Atmung nicht genug Sauerstoff in den Körper kommt. Auch chronischer Husten kann auftreten. Die Ursachen hierfür können trotz ausgefeilter technischer Untersuchungen häufig nicht geklärt werden.
- *Kreislaufbeschwerden:* Bei vielen Betroffenen ist die vegetative Steuerung von Herz und Kreislauf beeinträchtigt. Das kann sich durch einen erhöhten Puls bemerkbar machen, durch Herzklopfen oder Blutdruckschwankungen.
- *Schmerzen:* Manche Betroffenen entwickeln nach einer Corona-Infektion wiederkehrende Schmerzen, vor allem des Kopfes sowie der Muskeln und Gelenke. Kopfschmerzen können wie eine Migräne oder wie ein Spannungskopfschmerz auftreten. Schmerzen des Bewegungsapparates können die Gelenke oder auch diffus die Muskulatur und Sehnen betreffen.
- *Riech- und Schmeckstörungen:* Sie sind ein sehr typisches Symptom der Covid-19-Erkrankung. Meist verschwinden sie kurze Zeit nach der In-

fektion wieder. Bei einigen Long-Covid-Betroffenen können sie über sehr lange Zeit anhalten.

- *Psychische Beschwerden:* Nicht wenige Betroffene erleben psychische Beeinträchtigungen. Dies kann sich in einer depressiven Stimmungslage ausdrücken, in Antriebslosigkeit, Freudlosigkeit oder Stress-Symptomen. Auch Zwänge können auftreten oder Angst- und Panikstörungen. Und viele Betroffene leiden unter quälenden Schlafstörungen.

Beschwerden oft nach milde verlaufenden Infektionen

Ursprünglich nahm man an, dass Long-Covid-Beschwerden vor allem durch sehr schwergradig verlaufende Infektionen mit dem Coronavirus entstehen. Mit der Zeit wurde jedoch deutlich, dass diese gerade auch nach milde verlaufenden Infektionen auftreten können. Dies ist sogar der häufigere Fall: Nach einer leichten bis mittelschweren Covid-Infektion mit grippeartigen Symptomen entwickeln sich lang anhaltende Gesundheitsprobleme. Vorher waren die Betroffenen in der Regel fit und hatten keine wesentlichen Einschränkungen ihrer Gesundheit. Viele Betroffene haben daher das Gefühl, dass sie wie »aus heiterem Himmel« die Probleme von Long Covid bekommen. Typisch dafür ist folgende Krankheitsgeschichte:

> »***Im Herbst erkrankte ich*** an einem grippalen Infekt, der Corona-Abstrich war positiv. Ich reagierte darauf gelassen. Ich hatte wenig Angst vor der Erkrankung. Ich behandelte mich mit Tees und Hausmitteln, wie ich es bei anderen Infekten auch getan habe. Allerdings hatte ich als alleinerziehende Mutter nicht die Möglichkeit, mich viel auszuruhen. Ich hatte nur ein paar Tage mildes Fieber, dann beschlich mich eine seltsame Kraftlosigkeit. Ich kämpfte mit einer merkwürdigen inneren Unruhe, konnte nachts nicht mehr schlafen. Dazu kamen Panikattacken mit Beklemmungsgefühl und Herzklopfen. In der Folge erholte ich mich schlecht. Ich fühlte mich kraftlos, musste mich nach kleinsten Tätigkeiten im Haushalt hinlegen oder bekam Schweißausbrüche. Vor allem die nächtlichen Panikattacken sind belastend. Ich fühle mich gar nicht mehr so, wie ich mich kenne. Es ist, als hätte mir jemand den ›Energie-Stöpsel‹ herausgezogen. Das geht jetzt schon einige Monate so und verändert sich kaum.«[5]

Es gibt jedoch auch viele Long-Covid-Betroffene, die schon vor der Covid-Infektion mit bestimmten Krankheiten oder gesundheitlichen Einschränkungen gekämpft haben. Diese können im Rahmen einer Covid-Erkrankung destabilisiert werden.

Destabilisierung von Vorerkrankungen

Diese Dynamik kann verschiedene Erkrankungen betreffen. Beispielsweise gibt es Patientinnen und Patienten mit autoimmunen Erkrankungen, zum Beispiel der rheumatoiden Arthritis, bei denen im Rahmen einer Covid-Erkrankung ein Schub ausgelöst wird. Auch Menschen mit vorbestehenden Herz- oder Lungen-Erkrankungen können nach Covid eine Zunahme ihrer bekannten Symptome erfahren. Aber auch chronische Erschöpfung, Depressionen und andere seelische Erkrankungen können sich nach einer Corona-Infektion verschlechtern. Eine Betroffene berichtet:

> ***»Ich kämpfte schon seit Jahren*** mit einer chronischen Erschöpfung. Zeitweise musste ich Psychopharmaka wegen einer Depression einnehmen. Kurze Zeit nach einer milde verlaufenden Corona-Infektion ging dann nichts mehr. Die Erschöpfung nahm zu, seelisch war ich tief unten. Mir scheint es, als würde die Infektion ganz gnadenlos ihren Finger in meine wunden Punkte legen. Alles, womit ich schon vorher zu kämpfen hatte, wiegt jetzt noch viel schwerer.«

Die Forschung über die Ursachen

Erklärungsmodelle

Trotz großer wissenschaftlicher Anstrengungen kann man bislang recht wenig über die Ursachen oder Auslöser von Long Covid sagen. Es existieren verschiedene Erklärungsmodelle, die sich auf Untersuchungsergebnisse einzelner Studien beziehen. Die gängigsten Hypothesen über mögliche Entstehungsmechanismen von Long Covid sind:

- *Verbleiben von Virusbestandteilen im Körper:* Diese stören die normalen Körpervorgänge und führen zur verzögerten Ausheilung der Infektion.
- *Anhaltende Immunaktivierung:* Möglicherweise bleiben Teile des Immunsystems auch nach Ende der Infektion aktiv und führen zu einem dauerhaften Krankheitszustand. So zeigt sich bei Menschen mit chronischer Müdigkeit häufig, dass bestimmte Entzündungsmediatoren im Gehirn vermehrt aktiv sind. Diese Entzündungsprozesse sind nicht so ausgeprägt, dass sie mit üblichen Diagnostikmethoden (wie Blutbild oder MRT) erfasst werden könnten. Insbesondere im Nervensystem scheinen sich solche Immunvorgänge abzuspielen. Im wissenschaftlichen Fachjargon spricht man diesbezüglich von der sogenannten »chronischen Neuroinflammation«.

- *Bildung von Autoantikörpern:* Durch das Virus kann die Bildung von Antikörpern angeregt werden, die sich gegen körpereigene Strukturen richten. Dadurch kann es passieren, dass das Immunsystem bestimmte Zellen, Rezeptoren oder körpereigene Signalstoffe angreift, die dann in ihrer Funktion eingeschränkt sind.
- *Durchblutungsstörungen:* Diese können durch kleine Blutgerinnsel, Eiweißablagerungen oder durch Fehlfunktion der kleinsten Blutgefäße in den Organen hervorgerufen werden. Im Fachjargon spricht man von der sogenannten »endothelialen Dysfunktion«, die durch eine Corona-Infektion ausgelöst werden kann und sich manchmal danach nicht mehr ordentlich regeneriert.
- *Organschäden durch Entzündungsprozesse:* Diskutiert wird auch, ob Long-Covid-Symptome durch Organschäden hervorgerufen werden, die von Entzündungsprozessen durch das Coronavirus ausgelöst wurden.

Die Schwierigkeit bei der Forschung über die Ursachen von Long Covid ist, dass sich die genannten Veränderungen in der Regel nur bei einem Teil der Betroffenen nachweisen lassen. Manche der Veränderungen findet man darüber hinaus auch bei Menschen, die eine Corona-Infektion durchgemacht haben, aber keine Long-Covid-Beschwerden aufweisen. Insofern besteht immer die Frage, ob eine Veränderung wirklich die Ursache der Beschwerden oder eine unspezifische Begleiterscheinung ist. Dies alles führt dazu, dass man bislang keine einheitliche biologische Erklärung für die Beschwerden geben kann.

Ursache oder Begleiterscheinung?

Habe ich Post Vac?

Nicht nur nach der Infektion, auch nach Impfungen gegen das Coronavirus kann es zu lang anhaltenden gesundheitlichen Problemen kommen. Betroffene merken oft unmittelbar nach der Impfung Veränderungen wie Unwohlsein, Kreislaufprobleme oder starke Erschöpfung. Daraus können sich Symptome entwickeln, die vor der Impfung noch nicht da waren und über längere Zeit bestehen bleiben können. Manchmal vergeht zwischen Impfung und Auftreten von Symptomen auch einige Zeit, was die Zuordnung der Symptomatik erschweren kann. Inzwischen hat sich für das Phänomen schwerwiegender gesundheitlicher Beeinträchtigungen nach einer Corona-Impfung der Begriff

schwierige Zuordnung der Symptomatik

»Post-Vac-Syndrom« etabliert. Es gibt dafür bislang jedoch keine allgemein gebräuchlichen diagnostischen Definitionen oder Leitlinien.

ähnliches Vorgehen wie bei Long Covid

Ein vernünftiges Vorgehen scheint darin zu liegen, hier ähnlich vorzugehen, wie es die wissenschaftlichen Leitlinien zum Long-Covid-Syndrom empfehlen.[6] Demnach könnte man drei Kriterien anwenden, um von einem Post-Vac-Syndrom zu sprechen:

- Symptome, die direkt im Rahmen einer Corona-Impfung aufgetreten sind und weiter fortbestehen,
- neue Symptome, die erst nach der Impfung aufgetreten sind, aber als Folge der Impfung verstanden werden können,
- Verschlechterung einer vorbestehenden Erkrankung in Folge einer Impfung.

verschiedene Ursachen möglich

Hier sei noch einmal betont, dass Beschwerden nach einer Impfung, beispielsweise Fatigue und Leistungsminderung, verschiedene Ursachen haben können. Ehe man solche Beschwerden als Post-Vac-Syndrom bezeichnet, muss ärztlich abgeklärt werden, ob Organschädigungen vorliegen, welche eine spezifische Behandlung benötigen.

Welche Symptome können bei Post Vac auftreten?

relativ seltene Organschädigungen

Die Symptomatik von Post-Vac-Betroffenen kann sehr vielfältig sein. Eine Gruppe von Betroffenen leidet an direkten Organschädigungen durch die Impfung. Bekannte Beispiele sind Impf-Myokarditiden (Herzmuskelentzündungen) oder Gerinnungsstörungen, durch die Thrombosen oder Lungenembolien ausgelöst werden können. Diese Störungen treten zum Glück relativ selten auf.

Eine weitere Gruppe von Post-Vac-Betroffenen hat ganz ähnliche Symptome, wie sie oben im Kapitel über das Long-Covid-Syndrom beschrieben wurden. Hierzu können Fatigue, Brainfog (»Gehirnnebel«) und Belastungsintoleranz zählen. Bei diesen Betroffenen findet man, ebenso wie bei Long Covid, keine erklärende körperliche Ursache für ihre Beschwerden. Hier ein Beispiel:

> *»Im Frühsommer 2021* erhielt ich die erste Impfung mit dem mRNA-Impfstoff Comirnaty. Danach ging es mir einige Zeit schlecht, ich war müde und erschöpfbar. Ich ging aber weiter zur Arbeit und dachte mir nichts dabei. Nach der zweiten Impfung wurden die Symptome stärker, ich lag für zwei Wochen mit star-

kem Krankheitsgefühl im Bett. Seither hat sich eine bleierne Erschöpfung in mir eingenistet, meine Belastbarkeit ist stark reduziert. Ich kann keinen Sport mehr treiben. Bei starken Anstrengungen klopft mein Herz wie wild. Der Kardiologe hat gesagt, es sei alles in Ordnung. Man hat mir zur Behandlung Antidepressiva angeboten. Aber ich fühle mich nicht depressiv und denke nicht, dass das die Lösung ist. Ich bewege mich jeden Tag, soweit es meine Belastungsgrenzen zulassen. Ganz langsam lässt diese merkwürdige Erschöpfung nach.«

Verschlechterung gesundheitlicher Schwachstellen

Eine weitere Gruppe von Post-Vac-Betroffenen hatte schon vor der Impfung gesundheitliche Schwachstellen, die sich dann in Folge der Impfung verschlechterten. Dabei kann es sich um eine Vielzahl von Erkrankungen handeln, unter anderem der Herz-Kreislauf-Organe sowie des Immunsystems. Aber auch ganz andere Erkrankungen können in zeitlicher Folge der Impfung auftreten und bei den Betroffenen den Eindruck erwecken, dass es einen ursächlichen Zusammenhang gibt. Dieser ist häufig nicht eindeutig zu beweisen. Dennoch sollte das Empfinden der Betroffenen eines ursächlichen Zusammenhangs von ärztlicher Seite ernst genommen werden. Eine Krankengeschichte aus dieser Gruppe sei hier beispielhaft wiedergegeben:

»Ich hatte schon länger mit gesundheitlichen Beschwerden zu kämpfen, was vor allem am erhöhten Körpergewicht und auch an meinem Alkoholproblem lag. Immerhin habe ich es nach einer Entzugsbehandlung 2015 geschafft, lange Jahre keinen Alkohol mehr zu trinken.

Im Sommer 2021 habe ich meine erste Corona-Impfung bekommen. Unmittelbar danach fühlte ich mich total kaputt, irgendwas war anders. Ich ging in die Klinik, dort wurde eine Herzrhythmusstörung diagnostiziert, ein Vorhofflimmern. Es trat immer wieder auf, trotz der Medikamente, die ich bekam. Ich war vorher ziemlich fit und habe viel Krafttraining absolviert, das kann ich seit der Impfung überhaupt nicht mehr machen. Ich war sehr am Zweifeln, ob ich mich noch mal impfen lassen soll, aber habe es schließlich auf Anraten meines Betriebsarztes doch getan. Danach ging es mir wieder sehr schlecht. Ich bekam schlecht Luft, musste wieder ins Krankenhaus. Das Herz war diesmal nicht das Problem, aber es gab eine neue Diagnose: Asthma.

Ich habe mich lange nicht von diesem Einbruch erholt. Ich fühlte mich total komisch in meinem Körper. Ich war erschöpft und konnte mich kaum bewegen. In der Folge habe ich über 30 Kilogramm zugenommen, lag viel rum und wurde depressiv. Weil ich mit meinem Leben nicht mehr klarkam, gab es einen

Alkoholrückfall. Zum Glück habe ich die Reißleine gezogen und sofort eine Entzugsbehandlung gemacht. Ich beginne wieder damit, mich etwas zu bewegen, ernähre mich bewusst und habe schon wieder viele Kilo abgenommen. Auch das Vorhofflimmern ist schon lange nicht mehr aufgetreten. Langsam finde ich ins Leben zurück. Irgendwie bin ich nach der Impfung total aus dem Gleis gekommen.«

labiles gesundheitliches Gleichgewicht

Hier gab es ganz eindeutige Vorbelastungen: Übergewicht und eine Alkoholabhängigkeit. Alkohol kann das Herz schädigen und Rhythmusstörungen verursachen. Diese sind aber nach einigen Jahren Alkoholabstinenz erst in direkter zeitlicher Folge der Impfung aufgetreten. Man kann die Leidensgeschichte dieses Betroffenen so verstehen, dass sein labiles gesundheitliches Gleichgewicht in Folge der Impfung stark gestört wurde.

Die Forschung über die Ursachen

Erklärungsmodelle

Ebenso wie bei Long Covid existiert bezüglich des Post-Vac-Syndroms keine einheitliche Erklärung zur genauen Ursache des Syndroms. Es gibt auch hier Erklärungsmodelle, die jeweils Teilaspekte zum Verständnis der Erkrankung liefern können, die offensichtlich sehr komplex und vielschichtig ist.

- *Immunologische Störungen:* Bei sogenannten mRNA-Impfstoffen werden immunologisch wirksame Moleküle künstlich so modifiziert, dass das körpereigene Immunsystem diese nicht eliminieren kann. Möglicherweise können diese Einflüsse dazu führen, dass im Immunsystem größere Regulationsstörungen auftreten, zum Beispiel überschießende oder lang anhaltende Entzündungsvorgänge.
- *Autoimmunphänomene*: Die immunologische Antwort auf die Impfung kann auch dazu führen, dass das Immunsystem körpereigene Strukturen angreift. Ähnlich wie man es sich bei Long Covid denkt, können durch spezielle Autoantikörper Zellen, Rezeptoren oder körpereigene Signalstoffe angegriffen werden, die dann in ihrer Funktion eingeschränkt sind.
- *Zurückbleiben von Impfbestandteilen:* Durch die Impfung gelangen sogenannte Spike-Proteine in den Körper oder werden von körpereigenen Zellen produziert. Diese können entzündliche Reaktionen an Herz und

Blutgefäßen auslösen, die wiederum lang anhaltende Beeinträchtigungen nach sich ziehen können. Auch mRNA- oder DNA-Bruchteile aus der Impfung können zum Teil noch Monate nach der Impfung im Körper nachgewiesen werden, und es ist denkbar, dass dies zu gesundheitlichen Beeinträchtigungen führt.

- *Durchblutungsstörungen:* Ähnlich wie bei Long Covid kann man bei Post-Vac-Betroffenen manchmal Durchblutungsstörungen in den kleinen Blutgefäßen (den sogenannten Kapillaren) finden. Diese können durch kleine Blutgerinnsel oder Eiweißablagerungen hervorgerufen werden und verursachen Fehlfunktionen verschiedener Organe.

Die beschriebenen Veränderungen sind nicht bei allen Betroffenen gleichermaßen nachzuweisen. Offensichtlich handelt es sich bei Post Vac um eine komplexe Störung von physiologischen Abläufen, bei denen häufig das Immunsystem und die Durchblutung beteiligt sind. Ähnlich wie bei Long Covid ist es aber schwer herauszufinden, welche der Veränderungen ursächlich für die gesundheitliche Beeinträchtigung sein können und welche nur als Begleiterscheinung zu werten sind.

komplexe Störung physiologischer Abläufe

Das Problem der gesellschaftlichen Wahrnehmung von Post Vac

Post-Vac-Betroffene kämpfen mit der Besonderheit, dass sie an einer Problematik leiden, die in großen Teilen von Wissenschaft und Politik nur am Rande wahrgenommen wird. Es gibt bisher – anders als bei Long Covid – keine wissenschaftliche Leitlinie oder anderweitig gültige Empfehlung zur Diagnostik. Während in Deutschland an jeder größeren Universitätsklinik eine Post-Covid-Ambulanz eingerichtet wurde, existieren bis zum Redaktionsschluss dieses Buches bundesweit nur zwei offizielle Anlaufstellen für Post-Vac-Betroffene, beide mit riesigen Wartelisten.

mangelnde Wahrnehmung

Der Hintergrund für diese Situation ist unter anderem, dass in der extrem aufgeladenen politischen Debatte während der Corona-Pandemie die Impfung vielfach als einziger Ausweg aus der Pandemie gesehen wurde. In dieser Situation war es nicht einfach, einzugestehen, dass diese Impfung auch gesundheitliche Probleme nach sich ziehen kann. Von höchster politischer Stelle wurde sogar von einer »nebenwirkungsfreien Impfung« gesprochen.[7]

Dies schuf ein Bewusstseinsklima, in dem viele Ärztinnen und Ärzte den möglichen Zusammenhang zwischen neu aufgetretenen gesundheitlichen Störungen und der Impfung nur zögernd in Betracht ziehen wollen. Oft ist es auch einfach Zeitmangel im hektischen medizinischen Alltag, der dazu führt, dass mögliche Zusammenhänge nicht wahrgenommen oder kommuniziert werden.

Zeitmangel

Als Beispiel sei hier die Geschichte einer Notfallbehandlung wiedergegeben, durch die der Autor dieses Buches erstmalig auf das Post-Vac-Problem aufmerksam geworden ist:

Anfang März 2021, kurz nach dem Beginn der Covid-Impfkampagne, wird der Notarzt von einem städtischen Altenheim alarmiert. Auf dem Melder steht: Krampfanfall. Die Patientin ist etwa 70 Jahre alt, beim Eintreffen des Rettungsdienstes ist der Krampfanfall vorbei, die Patientin ist nicht bei Bewusstsein. Während der notfallmäßigen Erstversorgung berichtet das Pflegepersonal, dass sie Multiple Sklerose habe. Das ist eine entzündliche Gehirnerkrankung, die sehr schwerwiegend verlaufen kann. Sie sei aber in den letzten Jahren stabil gewesen, konnte sich relativ gut bewegen, selbstständig essen, am Alltag teilnehmen. Heute Morgen, so das Pflegepersonal, konnte sich die Patientin kaum mehr bewegen und klagte insbesondere über eine Schwäche beider Beine. Auf Nachfrage wird berichtet, dass sie in der vorigen Woche ihre zweite Impfung mit dem Biontech/Pfizer-Impfstoff erhalten und seither geschwächt gewirkt habe.

Die Patientin wird eilig ins nächste neurologische Krankenhaus gebracht. Hat sie einen akuten Schub der Multiplen Sklerose erlitten, was in diesem Alter sehr untypisch wäre?

Nach einigen Tagen telefoniert der Notarzt mit der zuständigen Oberärztin. Sie kann Entwarnung geben. Das Gehirn sei in Ordnung, die Patientin habe lediglich einen Harnwegsinfekt. Die neurologischen Ausfälle seien in Zusammenhang mit dem Infekt aufgetreten und hätten sich inzwischen im Rahmen einer antibiotischen Behandlung wieder zurückgebildet. Etwas erstaunlich sei, dass die Patientin bislang wohl sehr häufig Harnwegsinfekte hatte, die aber immer sehr milde verlaufen seien. Ob die Episode im Rahmen einer überschießenden Immunreaktion nach der zurückliegenden Impfung erklärbar sei? Die Neurologin hält dies durchaus für möglich.

Ob eine Verdachtsmeldung beim Register für Impfnebenwirkungen beim Paul-Ehrlich-Institut abgegeben wurde? Dies wurde verneint. Die Begründung war vor allem, dass bisher noch niemand dazugekommen sei, wegen Zeitmangels. Außerdem könne man ja nicht sicher wissen, ob es einen Zusammenhang mit der Impfung gibt. Insofern wird im Entlassbrief der mögliche Zusammenhang nicht weiter erwähnt.

Dass mögliche Impfnebenwirkungen nicht kommuniziert werden, ist kein Einzelfall. Auch bei der oben wiedergegebenen Geschichte von Herzrhythmusstörungen und Asthma in Folge der Impfung (siehe Seite 31 f.) wurde nach Information des Betroffenen keine Verdachtsmeldung einer Impfnebenwirkung abgegeben. In den vielen Arztbriefen seiner Krankenhausaufenthalte wird noch nicht einmal erwähnt, dass die Beschwerden jeweils in direktem zeitlichem Zusammenhang mit der Impfung aufgetreten sind. Auf solche Erfahrungen stützen sich Vermutungen, wonach die sehr geringen offiziellen Angaben über die Häufigkeit des Post-Vac-Syndroms möglicherweise auch durch ein »underreporting« zustande kommen. Dies bedeutet, dass mögliche Impfnebenwirkungen oft nicht von ärztlicher Seite als solche wahrgenommen werden.

»underreporting«

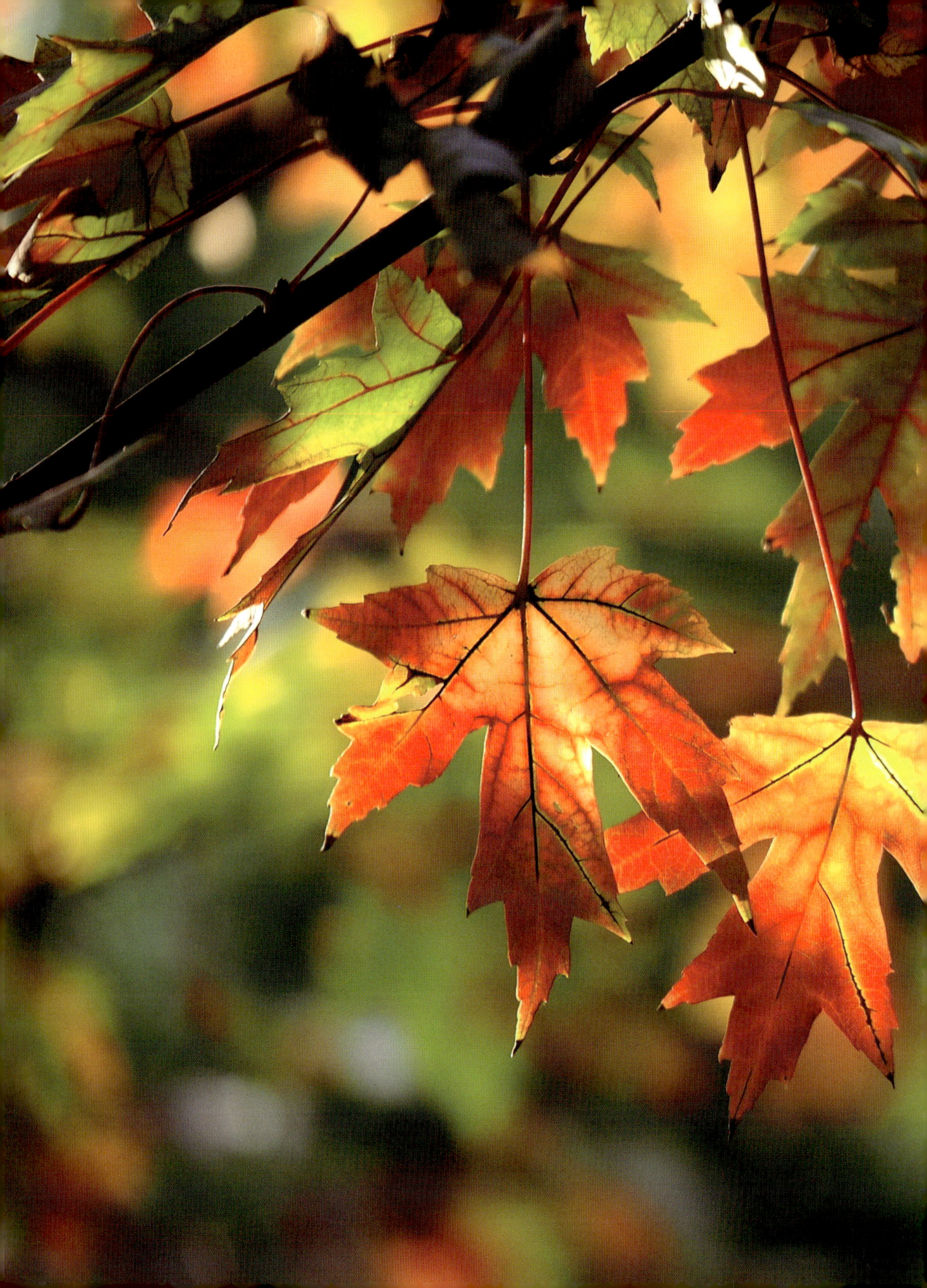

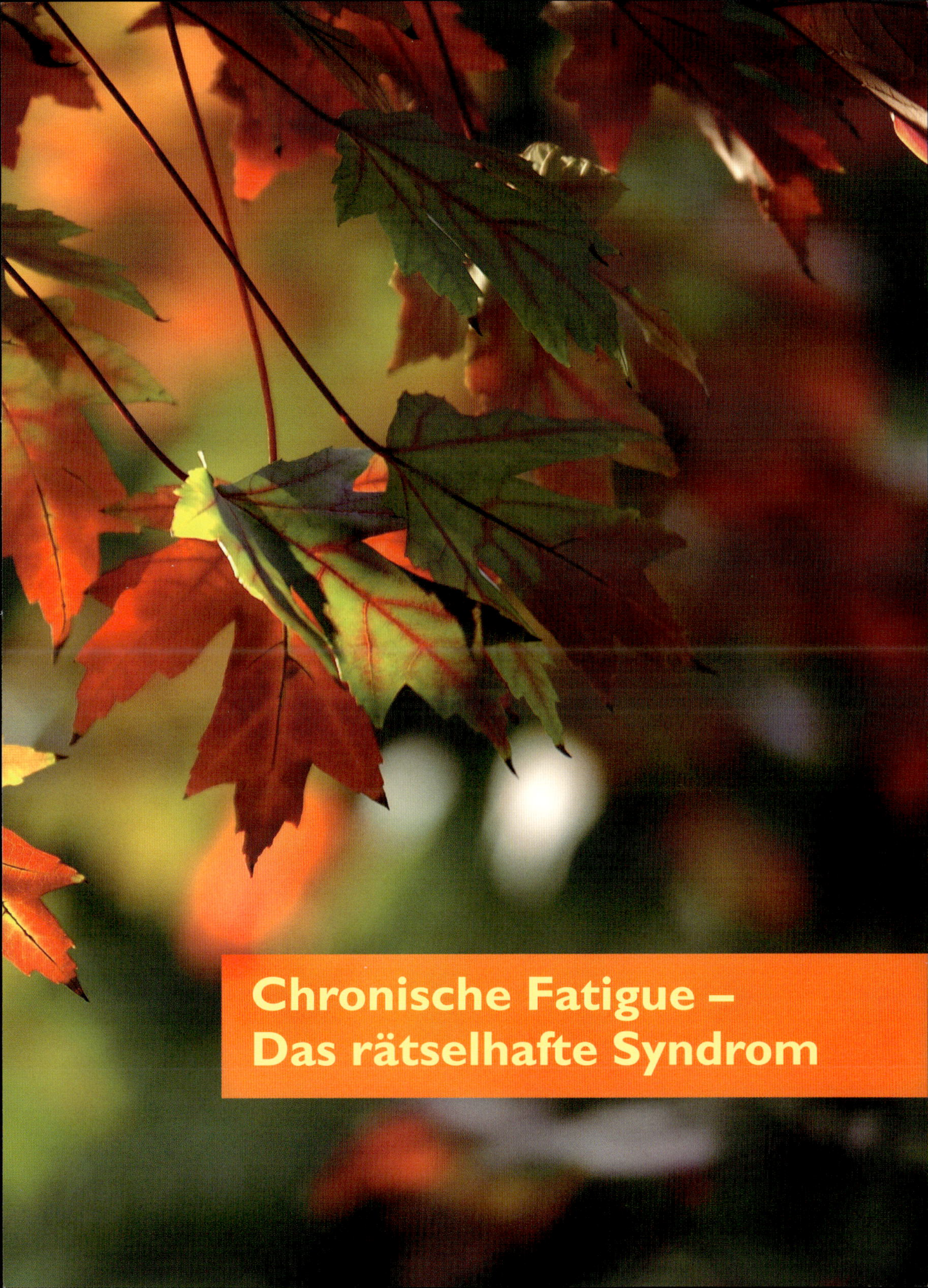

Chronische Fatigue – Das rätselhafte Syndrom

Mit dem Begriff »Fatigue« bezeichnet man einen Zustand von dauerhafter, abnormer Müdigkeit und Erschöpfung, der sich auch durch ausreichende körperliche Ruhe und Schlaf nicht bessert. Dies ist das zentrale Symptom von Long Covid und Post Vac.

Dass Menschen an Fatigue leiden, ohne dass hierfür die Erklärung in einer organischen Erkrankung gefunden werden kann, ist kein neues Phänomen. Die Medizin beschäftigt sich seit Langem mit verschiedenen Fatigue-Erkrankungen, deren genaue Ursachen unklar sind und deren zugrunde liegende Mechanismen oft nur wenig verstanden werden. Einige dieser Fatigue-Syndrome können denen von Long Covid und Post Vac sehr ähneln. Das wirft die Frage auf, was bei Fatigue eigentlich im Körper passiert. Zu dieser Frage liefert die Betrachtungsweise der Anthroposophischen Medizin die Möglichkeit eines ganzheitlichen Verständnisses. So sollen in diesem Kapitel zunächst einige Fatigue-Erkrankungen beschrieben werden, die Ähnlichkeiten mit Long Covid und Post Vac aufweisen. Danach wird auf das Verständnis dieses Phänomens aus dem Blickwinkel der Anthroposophischen Medizin eingegangen.

Was passiert bei Fatigue im Körper?

Das Postvirale Fatigue-Syndrom

Beschwerden nach viralen Infekten

Lange andauernde Beschwerden nach viralen Infekten kannte man auch schon vor der Corona-Pandemie. Insbesondere nach viraler Grippe oder Infektionen mit dem sogenannten Epstein-Barr-Virus (dem Auslöser des Pfeiffer'schen Drüsenfiebers) können sich sehr lange anhaltende Phasen mit Müdigkeit und Leistungseinbruch anschließen. Dieses Phänomen wird als »Postvirale Fatigue« oder »Postvirales Syndrom« bezeichnet.

Die Ursachen dieses Syndroms sind weitgehend unklar. Vermutet wird eine nachhaltige Beeinflussung des Immunsystems durch einen nicht ausreichend ausgeheilten Infekt. Zudem scheinen Störungen der autonomen (also unterbewusst ablaufenden) Steuerung der inneren Organe eine Rolle zu spielen, ebenso wie Schädigungen des Nervensystems. Damit geht es hier um ähnliche Mechanismen, wie sie auch in Bezug auf Long Covid diskutiert werden. Genaue Erkenntnisse über Ursachen, Risikofaktoren oder spezifische Therapien existieren nicht.

ME / CFS: Das Chronische Fatigue-Syndrom

Das Vollbild einer Fatigue-Erkrankung ohne fassbare Ursache wird »Chronic-Fatigue-Syndrome« (CFS) genannt. Die Bezeichnung »Myalgische Enzephalomyelitis« (ME) verbindet die Begriffe Myalgie (schmerzhafte Muskeln) und Enzephalomyelitis (Entzündung von Gehirn und Rückenmark). Dem liegt die Annahme zugrunde, dass es sich bei der Erkrankung um einen chronischen Entzündungsprozess von Nerven und Muskeln handelt, was sich nur zum Teil bestätigen lässt. Die beiden Bezeichnungen werden in dem Kürzel ME/CFS zusammengenommen.

keine eindeutige Ursache

Letztlich kann man keine eindeutige Ursache für dieses Syndrom feststellen, es handelt sich auch nach wie vor um eine umstrittene Diagnose. Das hängt sicher auch damit zusammen, dass es keine Laborwerte oder sonstigen Untersuchungsergebnisse gibt, welche typisch für diese Erkrankung sind.

Die Hauptsymptome von ME/CFS sind Erschöpfung, die über mindestens sechs Monate anhält, sowie mangelnde körperliche und geistige Leistungsfähigkeit. Sehr typisch für die Erkrankung ist die sogenannte Postexertionelle Malaise« (PEM), die auch bei Long-Covid und Post Vac ein bestimmendes Symptom sein kann. Damit wird ein starker, oft tagelang anhaltender Krafteinbruch bezeichnet, der selbst nach leichten körperlichen oder gedanklichen Anstrengungen auftreten kann. Betroffene kommen bei solchen Einbrüchen kaum aus dem Bett, haben Grippesymptome, Kreislaufbeschwerden oder starke Übelkeit.

Gemeinsamkeiten mit Long Covid und Post Vac

Ebenso typisch für die Erkrankung sind vegetative Regulationsstörungen, zum Beispiel Schwindel oder Herzrasen bei kleinsten Anstrengungen. Eine Sonderform davon ist das Posturale Tachykardie-Syndrom (POTS), das sich durch Herzrasen nach dem Aufstehen bemerkbar macht.

Alle diese Symptome können auch bei Long Covid und Post Vac auftreten. Insofern scheint es sich um verwandte Krankheiten zu handeln. Dafür spricht auch, dass ME/CFS-Betroffene häufig berichten, dass ihre Symptome nach einem viralen Infekt begonnen haben oder deutlich schlechter geworden sind. Unter gewissen Gesichtspunkten kann man sagen, dass ein schweres Long-Covid-Syndrom in einen Verlauf münden kann, der einem ME/CFS sehr ähnelt.

Der Begriff ME/CFS ist manchmal mit starken Ängsten verbunden. Denn es gibt Berichte von Betroffenen, die komplett bettlägerig sind, gepflegt werden müssen und überhaupt nicht mehr am Leben teilnehmen können. Auch wird häufig von einer »unheilbaren« Erkrankung gesprochen. Hierbei ist wichtig zu wissen: Obwohl es sehr schwerwiegende Verläufe gibt, ist es für die meisten Betroffenen möglich, mit gewissen Einschränkungen am Leben teilzunehmen. Und trotz der ungünstigen Prognose ist nicht selten eine nachhaltige Besserung möglich. Die Angst, dass man als Betroffener von ME / CFS als bettlägeriger Pflegefall endet, ist also in den allermeisten Fällen unbegründet.

nachhaltige Besserung möglich

Das Fibromyalgie-Syndrom

Das Fibromyalgie-Syndrom bezeichnet ein Schmerzsyndrom der gesamten Muskulatur, für das sich keine spezifische Ursache findet. Insbesondere die Suche nach entzündlich-rheumatologischen oder orthopädischen Ursachen bleibt ohne Erfolg. Zu der Diagnose gehören neben weit verbreiteten Schmerzen (dem sogenannten »wide spread pain«) auch Symptome wie nicht erholsamer Schlaf, Tagesmüdigkeit und Konzentrationsstörungen. Insofern gibt es deutliche Überschneidungen zu anderen Fatigue-Erkrankungen.

Tatsächlich klagen Long-Covid- und Post-Vac-Betroffene häufig über Schmerzen am Körper, die in ihrer Qualität und Ausprägung große Ähnlichkeiten mit den Symptomen von Fibromyalgie-Betroffenen aufweisen können. Und umgekehrt berichten Fibromyalgie-Betroffene nicht selten über eine Beschwerdezunahme nach einem Corona-Infekt oder auch nach Corona-Impfungen.

Diagnose mit vielen Unbekannten

Wie bei den meisten hier besprochenen Diagnosen ist auch die Fibromyalgie eine Diagnose mit vielen Unbekannten. Zwar gibt es inzwischen allgemein anerkannte Diagnosekriterien,[8] aber eine spezifische Ursache ist nicht bekannt. Ebenso wenig findet man typische Laborveränderungen oder sonstige Untersuchungsergebnisse. Seelische Faktoren spielen bei vielen Betroffenen eine große Rolle, können die Beschwerden aber häufig nicht ausreichend erklären. Psychotherapie und Antidepressiva stellen oft einen Grundbaustein der Therapie dar, aber nur selten sind Fibromyalgie-Syndrome damit heilbar.

Fibromyalgie-Betroffene erfahren oft eine deutliche Besserung von therapeutischen Maßnahmen, die auch bei Fatigue-Erkrankungen eingesetzt werden. Im Zentrum der Therapie steht angemessene und regelmäßige Bewegung bei gleichzeitiger Vermeidung von Überanstrengung. Auch Wärmeanwendungen, bewusste Ernährung und Entspannungsverfahren sind wertvolle Therapiebestandteile.

Seelische Erkrankungen und Fatigue

Es gibt auch seelische Erkrankungen, die mit starken Fatigue-Beschwerden einhergehen. Dazu gehören vor allem depressive Erkrankungen. Neben Niedergeschlagenheit, gedrückter Stimmung, Freudlosigkeit und Interessensverlust kann eine ausgeprägte Müdigkeit ein führendes Symptom sein. Manche Betroffenen klagen aber auch über Fatigue, während mit der Stimmungslage noch »alles in Ordnung« erscheint. Das macht eine Abgrenzung zu anderen Fatigue-Erkrankungen für den diagnostizierenden Arzt oft sehr schwierig.

depressive Erkrankungen

Eine weitere seelische Erkrankung, die sich durch Fatigue zeigen kann, ist das sogenannte »Burnout-Syndrom«. Damit ist eine lang anhaltende Erschöpfung durch überlastende Situationen im beruflichen oder sozialen Umfeld bezeichnet. Betroffene erleben nicht selten eine bleierne Schwere und die Unfähigkeit, genügend Energie für alltägliche Aktivitäten zu finden. Man fühlt eine innere Distanz zu Tätigkeiten, für die vormals genügend Energie zur Verfügung stand, manchmal verbunden mit einer inneren Leere.

Burnout-Syndrom

Auch Folgen von Traumata oder Angsterkrankungen können sich den Betroffenen in Gestalt von schwerer Müdigkeit und Erschöpfung zeigen.

Traumata

Wer an Fatigue-Symptomen leidet, ist grundsätzlich gut damit beraten, sich offen und unvoreingenommen die Frage zu stellen, ob eine psychische Erkrankung für die Beschwerden mitverantwortlich sein könnte. Manche Betroffenen scheuen sich davor, weil sie nicht als psychisch krank stigmatisiert werden möchten. Viele haben auch schlechte Erfahrungen damit gemacht, dass jemand ihre Beschwerden nicht ernst nahm und in die »psychische Schublade« gesteckt hat. Aber es kann sehr wertvoll sein, auch seelische Belastungen in den Blick zu nehmen, wenn es um die Ursachensuche der eigenen Erkrankungen geht. Denn eventuell ergeben sich dadurch therapeutische Möglichkeiten, die einem sehr weiterhelfen können! Hiervon handelt folgende Geschichte einer 55-jährigen Patientin:

therapeutische Möglichkeiten

»***Seit Jahren leide ich*** an starken Schmerzen am ganzen Körper. Ich habe schon verschiedenste Schmerzmittel ohne Erfolg ausprobiert und war auch schon mehrfach in Schmerzkliniken, ohne dass mir etwas helfen konnte. Mit der Zeit kam zu den Schmerzen eine ausgeprägte Erschöpfung hinzu. Auch kann ich nachts kaum schlafen, ich quäle mich durch die Nacht und schlafe erst in den frühen Morgenstunden ein. Mein Puls spielt oft verrückt und ist viel zu schnell. Wenn ich mich überanstrenge, fühle ich mich häufig tagelang, als hätte ich eine

schwere Grippe, und muss im Bett bleiben. So ein Crash kann schon nach leichten Haushaltstätigkeiten oder nach dem Einkaufen auftreten. Ich komme daher im Alltag immer weniger klar.
Ein Arzt hat bei mir ME/CFS diagnostiziert. Ich habe mich über die Erkrankung im Internet informiert und erkenne mich bei den geschilderten Symptomen gut wieder. Ich fand aber keine Therapie, die mir weiterhalf. Nach langem Leidensweg habe ich mich schließlich auf Anraten meines Hausarztes bei einem Psychotherapeuten vorgestellt. Dieser hat viele diagnostische Tests durchgeführt und mir schließlich eine Angsterkrankung diagnostiziert. Ich war erst mal überrascht, aber tatsächlich habe ich schon lange bemerkt, dass Sorgen und Angst mich seit Jahren ständig begleiten. Bei meinem Mann wurde vor Jahren eine schwere Erkrankung festgestellt, seither habe ich unglaublich viele Ängste durchstehen müssen. Wenn ich nachts nicht schlafen kann und mein Herz pocht, dann erlebe ich eine unbestimmte Angst vor dem nächsten Tag – auch wenn ich gar nicht sagen kann, wovor ich mich eigentlich fürchte.
Die Gespräche mit dem Therapeuten sind sehr entlastend. Ich entdecke mit der Angst einen ›blinden Fleck‹ in mir, der mich in den letzten Jahren unglaublich viel Kraft und Energie gekostet hat. Ich hoffe, nun durch die Therapie mit diesem Energiefresser besser umgehen und dadurch langsam aus der Erschöpfung herausfinden zu können.«

Ist Fatigue ein seelisches oder körperliches Phänomen?

Wie lassen sich Erkrankungen mit Fatigue-Symptomatik verstehen? Es wurde schon angedeutet, dass die Forschung bezüglich dieser Frage vielfach im Dunkeln tappt. Es gibt keine Laborwerte, keine Röntgen- oder MRT-Befunde und auch keine anderen Untersuchungsergebnisse, welche dieses Symptom einfach erklären könnten. Daher wird von Ärzten manchmal vorschnell eine psychische Erkrankung vermutet, wenn sich jemand mit Fatigue-Beschwerden vorstellt.

oft vorschnelle Diagnosen

Auf der Seite der Betroffenen entsteht dabei häufig das Gefühl, nicht ernst genommen zu werden. Viele wehren sich mit nachvollziehbaren Gründen dagegen, dass ihre Symptome nur auf psychische Konflikte oder seelische Ursachen geschoben werden. Denn die generelle Klassifizierung von Fatigue-Syndromen als psychische Erkrankung suggeriert eine vermeintliche Kontrollierbarkeit der Symptome durch das eigene (psychische) Verhalten. Das kann Betroffene sehr unter Druck setzen. Zwar gibt es immer wieder Fatigue-Betroffene, bei denen psychische Probleme im Vordergrund stehen (wie im vorherigen Fallbeispiel dargestellt), aber das lässt sich nicht pauschal auf alle Fälle übertragen.

vermeintliche Kontrollierbarkeit der Symptome

Bei unvoreingenommener ärztlicher Beschäftigung mit Fatigue-Betroffenen zeigt sich immer wieder, dass seelische Spannungen eine Ursache von Fatigue-Symptomen sein *können*, aber umgekehrt nicht alle Fatigue-Erkrankungen einzig von dieser Seite erklärbar sind. Man kann dabei zu dem Schluss kommen, dass der alte Streit darüber, ob Fatigue nun eine körperliche *oder* seelische Ursache hat, an der Oberfläche des Phänomens bleibt. Es scheint so zu sein, dass neben objektiv-körperlichen Befunden und der psychosozialen Ebene noch andere Phänomene in Betracht gezogen werden sollten, um das Rätsel der Fatigue-Erkrankungen besser zu verstehen.

Fatigue im Verständnis der Anthroposophischen Medizin

Die ganzheitliche Betrachtungsweise der Anthroposophischen Medizin bietet eine Möglichkeit, das Verständnis von Fatigue zu erweitern. Denn neben der körperlichen und der seelischen Ebene, die im weit verbreiteten biopsychosozialen Modell Beachtung finden, werden hier noch zwei weitere Organisationsstufen des Menschen in Betracht gezogen: die Lebenskräfteorganisation und die Ich-Organisation. Auf diese Weise werden insgesamt vier Ebenen differenziert, die im Folgenden kurz dargestellt werden:

erweitertes Verständnis von Fatigue

- *Die physische Organisation:* Damit wird die Gesamtheit aller Stoffe und Stoffverbindungen bezeichnet, aus denen der Organismus physisch zusammengesetzt ist.
- *Die Lebenskräfteorganisation:* Der menschliche Leib besteht nicht nur aus toten Stoffen. Alle stofflichen Vorgänge werden zu einem *lebendigen* Organismus geformt und permanent zusammengehalten. Einzelne Stoffbestandteile werden ausgetauscht, der Organismus selber behält seine Form und Funktion. Es muss also eine Kraft oder Tätigkeit geben, welche die Stofflichkeit des Körpers so ordnet und koordiniert, dass sich darin Leben abspielen kann. Dies wird der Lebenskräfteorganisation zu-

geschrieben. Sie ist der »Dirigent« aller physiologischen Vorgänge im Leib und sorgt beständig für Aufbau und Regeneration des Organismus. Alle Heilungsvorgänge sind mit ihr verbunden.

- *Die Empfindungsorganisation:* Nicht nur Leben spielt sich im Leib ab, sondern er bietet auch die Möglichkeit von Empfindung und Bewusstsein. Durch seine »Empfindungsorganisation« ist der Mensch ein fühlendes Wesen, das den eigenen Leib spürt und über die Sinnesorgane die Umwelt wahrnimmt. Durch diese Organisationsstufe wird der Mensch zu einem beseelten Wesen, das in vielfältige Beziehung mit seiner sozialen Umwelt treten kann.
- *Die Ich-Organisation:* Über das Empfinden von Körper- und Sinneseindrücken hinaus ist der Mensch auch befähigt, ein Bewusstsein von sich selbst zu haben. Dies vermittelt die sogenannte Ich-Organisation. Alle Prozesse der bewussten Reflexion, der Selbstbeobachtung, der Erkenntnisfindung sind damit verbunden. Vermittels seiner Ich-Organisation wird der Mensch zu einem Kulturwesen erhoben, das mehr im Leben verwirklichen kann als nur das, was in seinen unmittelbaren seelischen Bedürfnisse liegt.

Das in der Medizin häufig gebräuchliche biopsychosoziale Modell[9] (links) im Vergleich zum viergliedrigen Menschenverständnis der Anthroposophischen Medizin (rechts).[10]

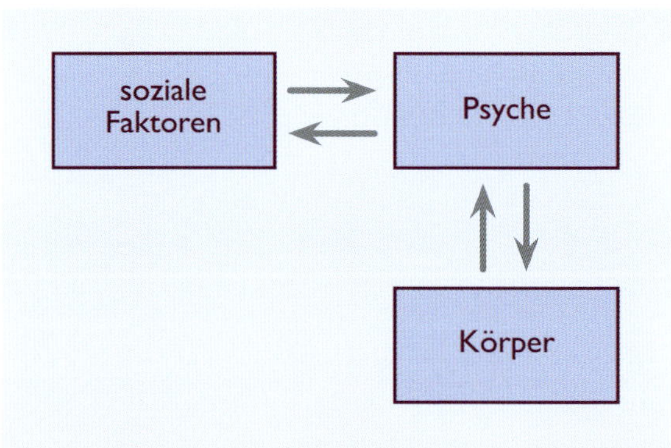

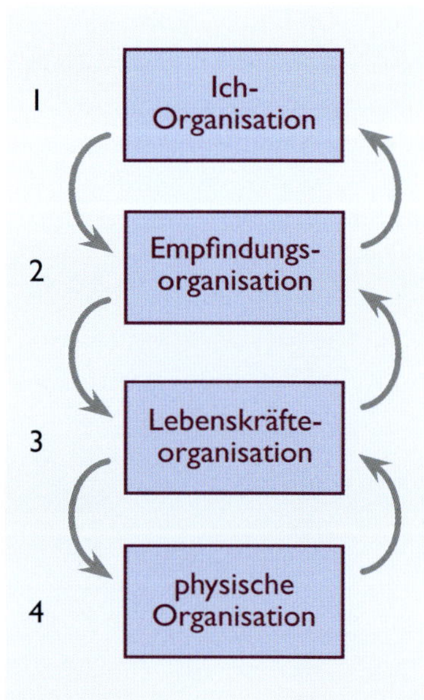

Ein wichtiger Bereich der menschlichen Ich-Wirkung ist das bewusste Wollen. Durch sein Wollen erwirkt der Mensch seine Fähigkeit zur Reflexion, zum Denken und zu allen anderen Kulturleistungen. Ausdruck des menschlichen Wollens ist auch seine Bewegung und die aufrechte Körperhaltung: Dass der Mensch aufrecht gehen und damit die Schwerkraft in seinen Bewegungen weitestgehend überwinden kann, verdankt er der Wirkung seiner Ich-Organisation.

bewusstes Wollen

Fatigue und die Lebenskräfteorganisation

Auf welcher der vier dargestellten Ebenen der menschlichen Organisation spielt sich Fatigue ab? Es wird schnell deutlich, dass es sich um ein Phänomen auf der Ebene der Lebenskräfteorganisation handelt. Denn die physische Ebene ist meistens nicht oder nur unwesentlich betroffen. Dies äußert sich in unauffälligen Ultraschall-, MRT- und CT-Untersuchungen. Auch unauffällige oder allenfalls unspezifisch veränderte Laborwerte zeigen an, dass wesentliche Bestandteile des Körpers unverändert sind.

physische Ebene meist nur unwesentlich betroffen

Gestört ist hingegen die Fähigkeit, die leiblichen Organe in das Zusammenspiel einer lebendigen und regenerationsfähigen Organisation zu bringen. Es sind nicht die *Bestandteile* des Körpers, sondern die *physiologischen Prozesse*, die nicht mehr in geeigneter Weise ablaufen. Das können Betroffene von Fatigue an ihren eigenen Erlebnissen studieren: Der Körper fühlt sich grundsätzlich nicht mehr so belebt an. Er kann als lastend oder schwer empfunden werden, was darauf hinweist, dass die Lebenskräfte-Ebene (die den ganzen Körper belebt und bewegt) an Kraft verloren

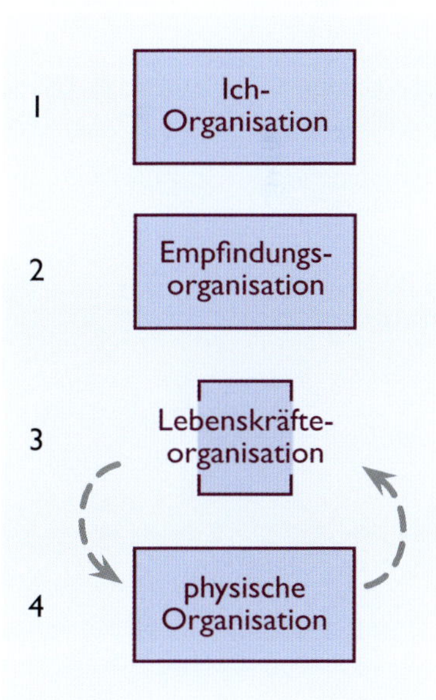

Fatigue entsteht dadurch, dass die Lebenskräfteorganisation geschwächt ist und die physische Organisation nicht mehr in geeigneter Weise zu einem funktionierenden Organismus gestalten kann.

hat. Verdauungs- und Stoffwechselvorgänge können durcheinandergeraten, ebenso wie die Koordination von Blutdruck und Puls. Die angemessene Bereitstellung von Energie in der Muskulatur läuft nicht richtig, obwohl hierfür genug Stoffe im Blut zur Verfügung stehen. Der rhythmische Wechsel zwischen Leistungsphase am Tag und Erholungsvorgängen in der Nacht kann durcheinanderkommen. Auch die Regenerationsfähigkeit des Nervensystems kann deutlich leiden, was sich in Müdigkeit, Konzentrationsverlust und Brainfog (»Gehirnnebel«) zeigt. In all diesen Symptomen drückt sich eine geschwächte Lebenskräfteorganisation aus, die die physische Leiblichkeit nicht mehr so organisieren kann, dass Gesundheit entsteht.

geschwächte Lebensorganisation

Das Beispiel Bewegung

Bei Fatigue ist nicht nur die Beziehung der Lebenskräfteorganisation zur physischen Organisation gestört, sondern auch die Beziehung von Empfindungs- und Ich-Organisation zu den Lebenskräften. Dies zeigt sich an der reduzierten Möglichkeit, Willensimpulse körperlich umzusetzen. Es ist ein zentrales Problem vieler Fatigue-Betroffenen: Sie wollen etwas, aber die Kraft reicht nicht für die Umsetzung. Der Körper hat nicht die Energie für die Bewegung, die man zur Bewältigung des Vorhabens bräuchte.

reduzierte Möglichkeit, Willensimpulse körperlich umzusetzen

In der Perspektive der Viergliederung ausgedrückt, läuft ein gesunder Bewegungsimpuls so ab: Jede bewusste Bewegung hat ihren Ursprung in einem Willensimpuls, der von der Ich-Organisation (1) und der Empfindungsorganisation (2) ausgehen muss. Der Willensimpuls regt die Lebenskräfteorganisation an (3), die physiologische Prozesse so gestaltet, dass eine physische Bewegung (4) stattfindet. Zu den Prozessen, die die Lebenskräfteorganisation für eine physische Bewegung anstoßen und koordinieren muss, gehört unter anderem die Regelung der Durchblutung in der Muskulatur, die dafür erforderliche Abstimmung des Gefäßtonus sowie des Blutdrucks und des Pulses. Darüber hinaus muss in den entsprechenden Muskeln die Energieproduktion gelenkt und die Energie zum rechten Augenblick freigesetzt werden, sodass sich die Eiweißfilamente der Muskulatur zusammenziehen, gleichzeitig aber andere Muskeln im Tonus nachlassen etc. Erst wenn es zu diesem Zusammenspiel kommt, kann eine abgestimmte Bewegung der Gliedmaßen entstehen, und der Mensch bewegt sich.

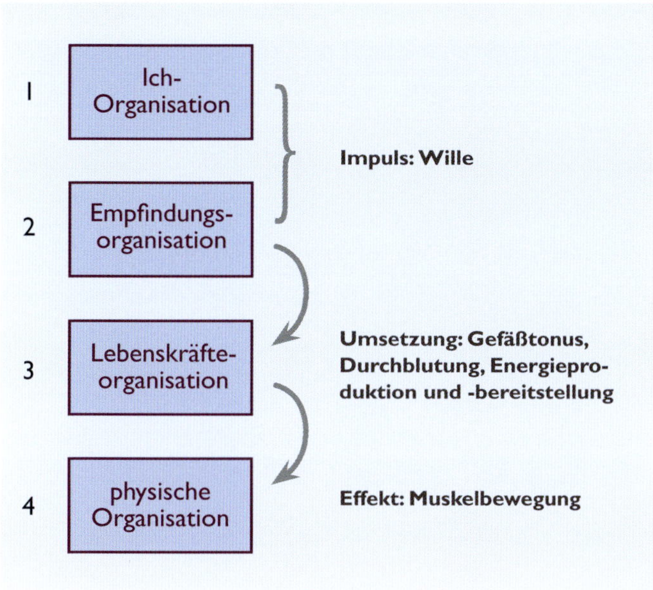

Gesunder Ablauf einer Bewegung: Bewusste Bewegungen entstammen dem Willensimpuls der Ich-Organisation (1) und der Empfindungsorganisation (2). Diese regen die Lebenskräfteorganisation (3) an, damit die physiologischen Prozesse so koordiniert werden, dass eine Muskelbewegung (4) stattfinden kann.

gestörtes Zusammenspiel der Wesensglieder

Bei Fatigue-Betroffenen ist das Zusammenspiel der vier Wesensglieder häufig in der Weise gestört, dass der Bewegungsimpuls von Ich-Organisation (1) und Empfindungsorganisation (2) nicht zu einer genügend koordinierten Aktion der Lebenskräfteorganisation (3) führt. Als Folge davon kann unter anderem die Durchblutung möglicherweise nicht richtig gesteuert werden, gleichzeitig kommt es zu überschießenden Regulationsphänomenen wie einer überstarken Erhöhung der Pulsfrequenz. Der Energiestoffwechsel und die Energiebereitstellung sind nicht in ausreichendem Maße koordiniert. Auch das feine Zusammenspiel zwischen Muskelanspannung und -entspannung kann gestört sein. Dies führt zu einer raschen muskulären Ermüdung und teilweise auch zu Schmerzen im Bewegungsapparat. Der physische Effekt – die Bewegung – ist zwar da, aber unter Inkaufnahme einer raschen Ermüdung.

rasche Ermüdung

Wenn nun Ich-Organisation und Empfindungsorganisation den Effekt nicht akzeptieren und durch Willensimpulse die Lebenskräfteorganisation weiter energisch antreiben, kann das zu einer völligen Verausgabung führen, die sich tagelang nicht regeneriert – das Bild der Postexertionellen Malaise (PEM).

völlige Verausgabung

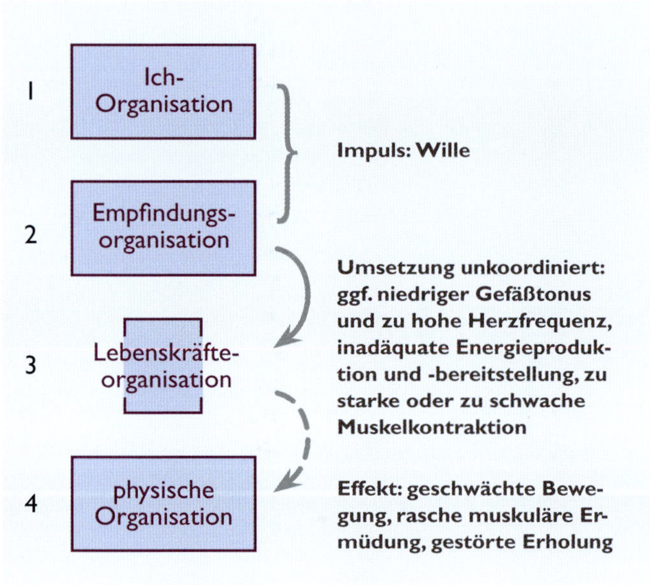

Gestörter Ablauf einer Bewegung bei Fatigue: Bewusste Bewegungen entstammen dem Willensimpuls der Ich-Organisation (1) und der Empfindungsorganisation (2). Die Lebenskräfteorganisation (3) kann aber die notwendigen physiologischen Prozesse nicht so koordinieren, dass Muskelbewegung (4) ohne inadäquate Ermüdung stattfinden kann. Das zeigt sich in Störungen der Durchblutung, des Pulses, der Energiebereitstellung und der Regeneration.

Fatigue: Eine bleibende Überlastungsreaktion?

Woher kommt die Schwäche der Lebenskräfteorganisation, die sich in der Fatigue ausdrückt? Auf diese Frage gibt es keine einfache Antwort. Meistens liegt eine Mischung von Gründen vor, die sich auf allen Ebenen der vier Wesensglieder abspielen. Die Gemeinsamkeit ist eine Überlastung der Lebenskräfteorganisation, von der sich diese nicht ausreichend erholen kann.

Ursachen der Überlastung

Die ursächliche Überlastung kann von der Seite der Ich-Organisation und der Empfindungsorganisation kommen, beispielsweise beim Burnout, bei dem durch dauerhafte psychosoziale Überanspannung die Lebenskräfteorganisation ausgezehrt wird. Beim Long-Covid-Syndrom, Post Vac und den Postviralen Syndromen kommt die Überlastung durch einen Reiz auf der physischen Ebene (ein Virus/ein Impfstoff), der physiologische Prozesse hervorbringt (zum Beispiel eine Dysregulation des Immunsystems), die wiederum die Lebenskräfteorganisation nachhaltig überfordern. Das Gemeinsame vieler Fatigue-Erkrankungen ist, dass die Schwäche der Lebenskräfteorganisation auch bleibt, wenn der ursprüngliche Reiz gar nicht mehr vorhanden ist.

In der Therapie geht es nun darum, die Lebenskräfte zu stärken, zu fördern und anzuregen, dass sie wieder in ihre gesundheitsspendende Funktion zurückfinden.

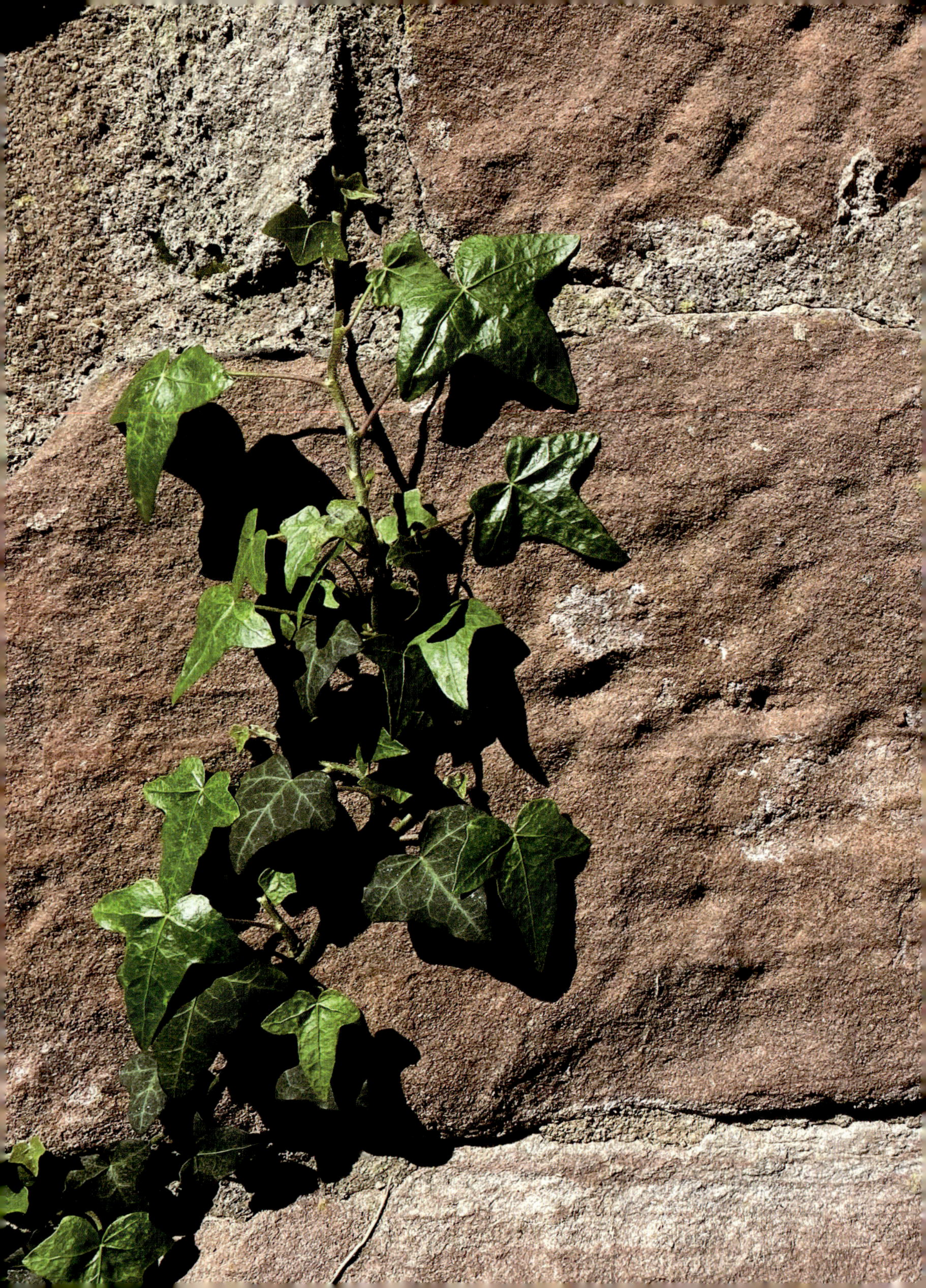

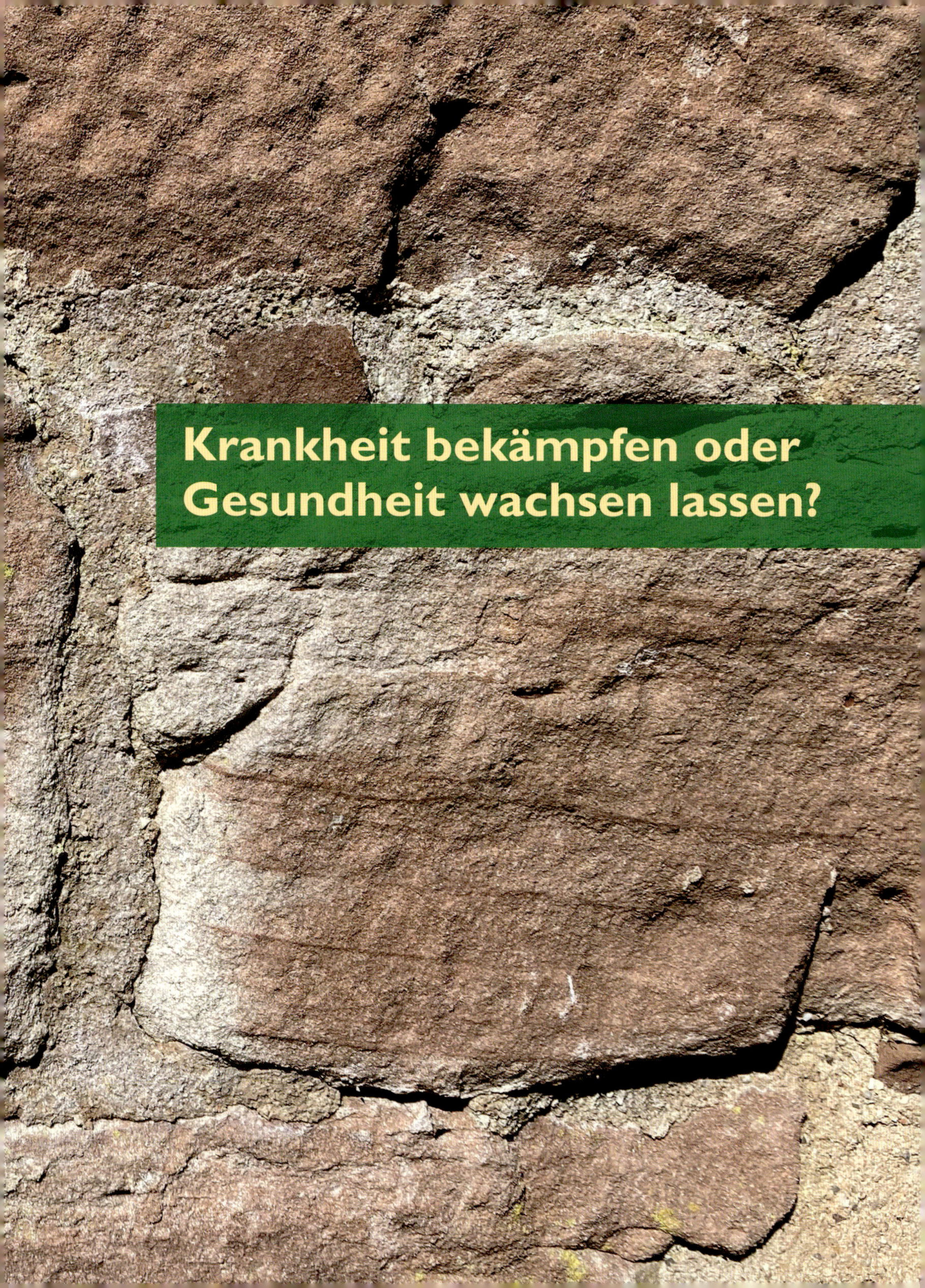

Krankheit bekämpfen oder Gesundheit wachsen lassen?

Suche nach einer angemessenen Therapie

Auf der Suche nach einer angemessenen Therapie für ihr Leiden begegnet den meisten Betroffenen von Long Covid oder Post Vac viel Ratlosigkeit. Das liegt daran, dass es eine ursächliche Behandlung dieser Leiden bislang nicht gibt. Denn trotz intensiver Forschung findet man keinen einheitlichen Schlüssel, keinen biologischen Mechanismus, womit man diese Zustände therapieren könnte.

Dies führt zu der Frage, ob man sich überhaupt Hilfe für eine Besserung der Symptome erhoffen kann.

Wie sich in diesem Kapitel zeigen wird, kann man sehr viel gewinnen, wenn man sich nicht nur darauf fokussiert, etwas *gegen* die quälenden Symptome zu tun, sondern den Blick darauf richtet, was *für* die eigene Gesundheit getan werden kann.

An den Grenzen der Krankheitsbekämpfung

In der konventionellen Medizin wird in der Regel versucht, Gesundheit dadurch wiederherzustellen, dass man einen biologischen Krankheitsauslöser identifiziert und ausschaltet. Man nennt dies den »pathogenetischen Ansatz«.

pathogenetischer Ansatz

Dieser stößt bislang bei Long Covid und Post Vac an deutliche Grenzen. Denn man kann ja keinen erklärenden Krankheitsmechanismus identifizieren. Man findet bei der Ursachenforschung möglicherweise einzelne biologische Veränderungen, welche aber die Symptome der Betroffenen nur teilweise erklären können. Zudem treten einzelne Veränderungen gar nicht bei allen Betroffenen in gleichem Maße auf.

Die Medizin steht bei Long Covid und Post Vac also trotz intensiver Forschung vor einem Rätsel. Es gibt beispielsweise Versuche, die Fehlfunktion des Immunsystems, die zumindest bei einem Teil der Betroffenen nachzuweisen ist, mithilfe von sogenannten Immunsuppressiva zu behandeln, also mit Medikamenten, welche die Funktion des Immunsystems unterdrücken. Andere Versuche konzentrieren sich darauf, eine Besserung durch antivirale Medikamente, sogenannte Virostatika, zu erzielen. Noch viele weitere Medikamente werden aktuell intensiv auf eine mögliche positive Wirkung auf

Covid-Langzeitfolgen untersucht.[11] Keines davon konnte bislang einen durchschlagenden Erfolg in der Behandlung der Beschwerden erzielen.

Es gab auch Versuche, Long-Covid-Beschwerden durch eine (erneute) Corona-Impfung zu lindern. Diese stützen sich auf entsprechende Hypothesen, nach denen Long Covid durch eine unzureichende Antwort des Immunsystems mitverursacht wird, was dazu führen kann, dass Bestandteile des Virus lange im Organismus verbleiben. Durch eine Corona-Impfung soll das Immunsystem so stimuliert werden, dass der Organismus die ungenügend ausgeheilte Infektion komplett überwinden kann. Die Ergebnisse der entsprechenden Untersuchungen sind aber eher ernüchternd.[12]

Stimulierung des Immunsystems durch Impfung

Es gibt zwar Berichte von Long-Covid-Betroffenen, die nach einer Impfung eine Besserung ihrer Symptome erfahren. Aber auf die große Masse der Betroffenen kann dies nicht übertragen werden. Aus der täglichen Erfahrung in der Praxis lässt sich sagen, dass leider häufig die gegenteilige Entwicklung zu beobachten ist – dass Long-Covid-Betroffene nach einer (Booster-)Impfung eine deutliche Verschlechterung ihrer Symptome erleben. Dies nennt man in der Fachsprache einen »Symptom-Recall«, der wahrscheinlich darauf zurückzuführen ist, dass die immunologische Fehlsteuerung im Organismus durch eine Impfung erneut angestoßen wird. Insofern ist Long-Covid-Betroffenen zu einem sehr sorgfältigen Abwägen der Vor- und Nachteile einer (Booster-) Impfung geraten, eine Besserung der Symptome kann man nicht regelhaft erwarten. Bei Betroffenen des Post-Vac-Syndroms versteht es sich von selbst, dass von weiteren Impfungen abzuraten ist.

Andere Therapieversuche beziehen sich darauf, gesundheitsbelastende Eiweißstoffe, Virusbestandteile und Mikrogerinnsel mittels einer »Blutwäsche« aus dem Körper zu entfernen. Dieses aufwendige Verfahren nennt sich »Immunopherese« oder »Apherese« und wird im Rahmen experimenteller Studien sowie in privaten Kliniken und Praxen angeboten – zu recht hohen Kosten. Bei einigen Menschen führt eine solche Blutwäsche zu einer deutlichen Symptombesserung, aber der Effekt ist nicht so eindeutig, dass dies bislang in großen Studien klar belegt werden konnte.[13] Auch ist schwer vorherzusagen, wie lange ein positiver Effekt im Einzelfall anhält. Zudem sind die hohen Kosten, welche von den Krankenkassen in der Regel nicht übernommen werden, eine große Hürde für eine solche Behandlung.

Immunopherese

Zusammenfassend lässt sich sagen, dass trotz intensiver Forschung aus der Perspektive der Krankheitsbekämpfung keine zufriedenstellenden Therapiemöglichkeiten gefunden werden konnten. Die deutschsprachige Post-Covid-Leitlinie kommt daher zu dem ernüchternden Resultat: »Gesicherte medikamentöse therapeutische Interventionen bei PCS [Post-Covid-Syndrom, d. Verf.] sind bisher nicht bekannt.«[14]

Hilflosigkeit und Resignation

Betroffene müssen nicht selten Sätze hören wie: »Man kann gegen Ihre Erkrankung nichts tun, Sie müssen lernen, Ihre Symptome zu akzeptieren.« Dies verstärkt häufig das Gefühl von Hilflosigkeit und Resignation.

Hilfe beim Umgang mit den Symptomen

Trotz des Fehlens von ursächlichen Behandlungsmethoden verfügt unser Gesundheitssystem über Therapieangebote, die eine große Hilfe für Betroffene sein können. Sie zielen meistens darauf, den Umgang mit den Symptomen zu verbessern. Für die Betroffenen ist es wichtig, diese Therapieangebote zu kennen. Besonders erwähnenswert sind:

- *Physiotherapie:* Sie kann Betroffene bei der Verbesserung der Beweglichkeit unterstützen und muskuläre Schmerzen reduzieren. Zudem können Physio- und Sporttherapeuten beim graduellen Aufbau der körperlichen Leistungsfähigkeit helfen.
- *Ergotherapie* kann dabei unterstützen, trotz krankheitsbedingter Beschränkungen und Behinderungen im Alltag besser klarzukommen. Kraftreserven und Fähigkeiten können gezielt aufgebaut werden.
- *Entspannungsverfahren* können helfen, Stress abzubauen, zur Ruhe zu kommen und dadurch Kraftreserven wieder aufzubauen.
- *Psychologische Unterstützung:* Psychotherapie kann helfen, krankheitsbedingtes Leid zu bewältigen oder depressive Symptome zu behandeln. Durch spezielle Verfahren der Neuropsychologie können kognitive Defizite erkannt und verbessert werden.

ambulante und stationäre Möglichkeiten

Solche Therapiemöglichkeiten gibt es sowohl ambulant als auch stationär im Rahmen von Rehabilitationsmaßnahmen. Wenn Sie von Long Covid oder Post Vac betroffen sind und von solchen Hilfsangeboten bislang noch keinen Gebrauch gemacht haben, sollten Sie unbedingt Ihre Ärztin oder Ihren Arzt auf verfügbare und einsetzbare Maßnahmen ansprechen.

Leider sind die dargestellten Methoden oft nicht ausreichend, um eine nachhaltige Besserung der Symptome zu erzielen. Das ist für viele Betroffene schwer zu ertragen. Sie erleben, dass sie ihrem Leid hilflos gegenüberstehen, und fühlen sich der Krankheit ausgeliefert. Schlimmer noch: Wenn man sich gegen die Symptome wehrt und mit zu großem Druck versucht, das Leistungsniveau zu steigern, mündet das manchmal in einen umso größeren Kräfteeinbruch.

Salutogenese: Kann Gesundheit wieder wachsen?

aus der Hilflosigkeit herauskommen

Wie kann man aus dieser Hilflosigkeit herauskommen? Wie mit dem Frust umgehen, dass es keine direkte Behandlungsmöglichkeit gibt? Ein wichtiger Schlüsselgedanke hierfür lautet: »Ich kann zwar wenig *gegen* die Krankheit tun, aber sehr viel *für* meine Gesundheit.«

Wer diesen Gedanken tief in sich verankert und zur Richtschnur seines Umgangs mit Long Covid oder Post Vac macht, hat sehr viel gewonnen. Man kann aufhören, seine Kraft dafür zu verbrauchen, mit seinem Zustand zu hadern. Man kann Momente der Ruhe finden, in denen der Blick nach vorne frei wird: Was kann ich tun, damit meine gesunden Kräfte zur Geltung kommen? Aus welchen Quellen kann ich Möglichkeiten für die Entwicklung neuer Gesundheit schöpfen?

Mit diesem Blickwinkel beschäftigt sich die Gesundheitswissenschaft unter dem Stichwort »Salutogenese«. Im Unterschied zum oben dargestellten »pathogenetischen Ansatz« geht es hier nicht um die Bekämpfung von Krankheitsursachen, sondern darum, was die Bedingungen für das Wachsen unserer Gesundheitskräfte sind.

Aaron Antonovsky, der Begründer der modernen Salutogeneseforschung,[15] ging davon aus, dass man niemals ganz gesund oder ganz krank ist. Vielmehr bewegt man sich während des gesamten Lebens auf einer Linie zwischen Extremen: absoluter Gesundheit auf der einen Seite und absoluter Krankheit auf der anderen. Diese Pole werden nie ganz erreicht, das Leben spielt sich in einer pendelnden Bewegung dazwischen ab. Das bedeutet: Auch wenn man sich sehr krank, abgeschlagen und kraftlos fühlt, also wenn sich das Leben weit in Richtung des kranken Pols entwickelt hat, hat man dennoch auch weiterhin gesunde Kräfte in sich. Und man kann sie fördern und zum Wachsen bringen! So wird deutlich, dass man sich trotz einer Krankheit, die nicht »auszuschalten« oder »wegzumachen« ist, dennoch in Richtung von Gesundheit entwickeln kann.

gesunde Kräfte sind immer vorhanden

Antonovsky forschte intensiv, welche Voraussetzungen es gibt, um sich trotz aller krank machenden Einflüsse möglichst weit in Richtung Gesundheit entwickeln zu können. Seine Antwort war, dass die innere Haltung zum Leben darüber entscheidet, wie es mit der Gesundheitsfähigkeit bestellt ist. Er nannte diese Haltung das »Kohärenzgefühl«. Dieses besteht aus drei Komponenten:

- *Verstehbarkeit:* das Vertrauen, dass die Ereignisse des Lebens grundsätzlich begreifbar sind,
- *Bedeutsamkeit:* das Vertrauen, dass in den Ereignissen des Lebens Sinn und Bedeutung gefunden werden kann,
- *Handhabbarkeit:* das Vertrauen, dass die Ereignisse des Lebens mit den zur Verfügung stehenden Mitteln zu bewältigen sind.

Aufbruch zu neuen Gesundheitskräften: Den eigenen Kohärenzsinn entwickeln

Was kann man nun als Betroffener von Long Covid oder Post Vac tun, dass sich trotz der Erkrankung Gesundheitskräfte entwickeln können?

Haltung des Vertrauens

Im Sinne von Antonovsky geht es darum, seiner Krankheitssituation gegenüber einen starken Kohärenzsinn zu entwickeln. Dieser gründet sich auf eine Haltung des Vertrauens: das Vertrauen, dass das, was einem da zugestoßen ist, verstehbar, bedeutsam und handhabbar sein kann. Es kann wachsen, wenn man sich auf den Weg zur Beantwortung folgender Fragen macht:

- *Verstehbarkeit:* Kann aus dem schwer fassbaren, belastenden Übel von Long Covid oder Post Vac etwas werden, das mir innerlich verständlich ist? Fügt sich das, was ich subjektiv erlebe, in ein stimmiges Bild, das ich von der Erkrankung habe?
- *Bedeutsamkeit:* Was kann das Durchmachen dieser Erkrankung für einen Bezug zum eigenen Leben haben? Weist sie vielleicht auf positive Veränderungsmöglichkeiten hin? Erschließt sich darin eine Bedeutung, ein verborgener Sinn?
- *Handhabbarkeit:* Welche konkreten Möglichkeiten habe ich in der Hand, um mich aktiv am eigenen Gesundungsprozess zu beteiligen? Was kann ich tun, um meine Symptome zu bewältigen?

Die folgenden Kapitel dieses Buches sollen Sie darin unterstützen, lebenspraktische Antworten auf diese Fragen zu bekommen. Um Verstehbarkeit geht es im direkt anschließenden Kapitel. Hier soll anhand eines Märchens ein vertieftes Verständnis aufgebaut werden für das, was man als Betroffener von Long Covid und Post Vac durchmacht. Im darauf folgenden Kapitel (Seite 89 ff.) wird die Bedeutsamkeit in den Vordergrund gestellt. Es geht um die Frage, ob das Durchmachen der Erkrankung auch Sinn oder Bedeutung für das eigene Leben haben kann. Alle weiteren Kapitel dieses Buches widmen sich schließlich der Handhabbarkeit: Es geht um zwölf Schritte, um neue Gesundheitskräfte wachsen zu lassen.

lebenspraktische Antworten

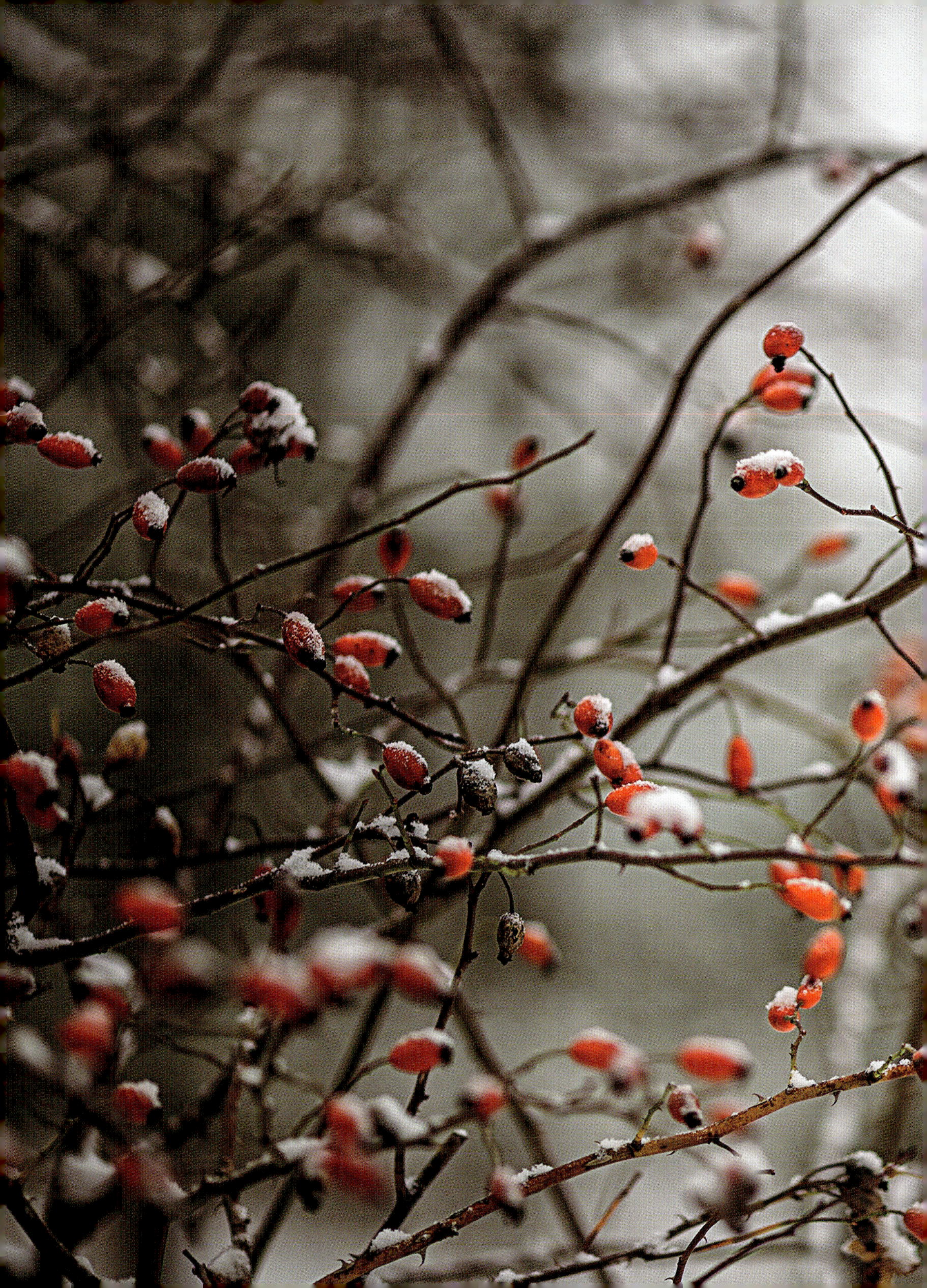

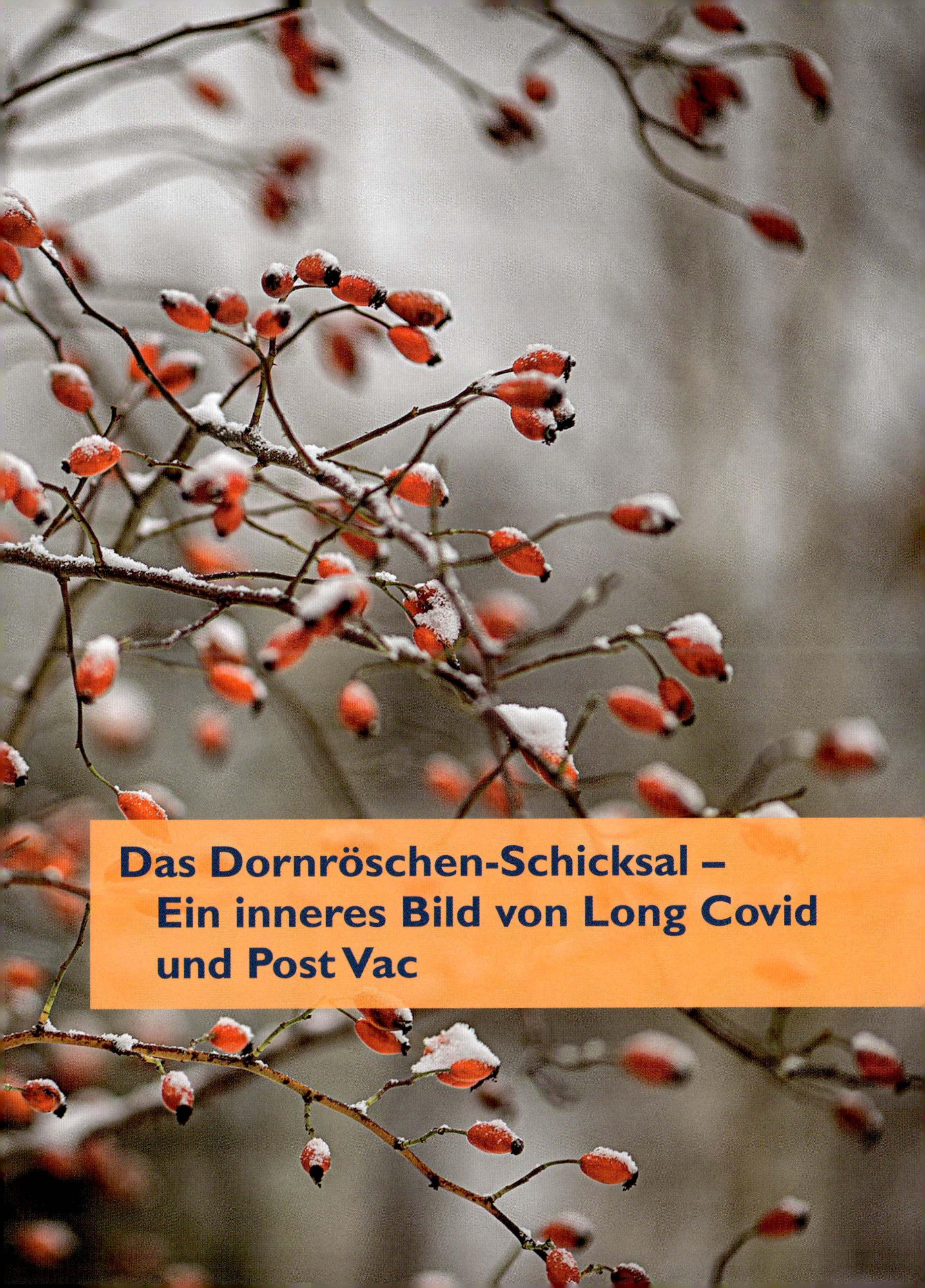

Das Dornröschen-Schicksal – Ein inneres Bild von Long Covid und Post Vac

Betroffene von Long Covid und Post Vac müssen eine doppelte Last tragen. Einerseits kämpfen sie mit den Symptomen ihrer Erkrankung. Und andererseits sind sie damit konfrontiert, dass niemand ihre Krankheit so richtig begreifen kann. Sie selber nicht, und auch das Umfeld nicht. Von Angehörigen, Freunden, aber auch Therapeuten und Ärzten kommt ihnen oft Unverständnis entgegen: Ist das wirklich eine Erkrankung? Da hilft doch sicher etwas Konditionstraining! Oder will da jemand einfach nicht? Hat sie oder er vielleicht doch nur ein psychisches Problem?

Unverständnis aus dem Umfeld

Vonseiten des Umfelds, aber auch von einem selbst können solche Fragen kommen. Zwar hat sich in letzter Zeit gesellschaftlich viel getan, und Fatigue als Erkrankung ist mehr ins öffentliche Bewusstsein gerückt. Aber dennoch kämpfen viele Betroffene mit Zweifeln an ihrem Krankheitsschicksal, mal von außen, mal von innen. Das führt häufig zu einem Erleben von Einsamkeit. Das Grundgefühl vieler Betroffener ist: Mein Umfeld versteht mich nicht, ich selber verstehe mich aber auch nicht ...

Aus salutogenetischer Sicht ist das eine denkbar schwierige Voraussetzung, um Gesundheitskräfte zu erschließen. Wie im vorigen Kapitel erläutert, ist *Verstehbarkeit* eine von drei Komponenten, aus denen sich der gesundheitsfördernde Kohärenzsinn speist. Daher ist die erste Frage für den Weg zu neuer Gesundheit: Wie kann ich mich selbst in meiner Erkrankung verstehen? Was brauche ich, damit es mir besser geht?

Im Folgenden soll auf diese Fragen anhand der bildlichen Sprache eines Märchens eingegangen werden.

Warum uns Märchen etwas über Krankheit und Heilung erzählen können

Bedeutung eines inneren Bildes der Erkrankung

In der ärztlichen Begleitung von Patientinnen und Patienten zeigt sich immer wieder, wie wichtig es ist, ein inneres *Bild* von dem zu erhalten, was die Erkrankten erfahren. So ein Bild ist dann heilsam, wenn es die durchgemachten Erfahrungen in einen größeren Zusammenhang bringen kann.

Eine sehr reiche Quelle für heilsame Bilder sind Märchen. In ihrer symbolischen Sprache bringen sie menschliche Entwicklungswege zur Darstellung.

Sie zeigen auf, wie jemandem ein Leid zustößt und wie dieses durch Verwandlung und Entwicklungen hindurch überwunden werden kann. Insofern können Märchen Motive vermitteln, um zu verstehen, wie in einer leidvollen und schier ausweglosen Krankheitssituation eine Entwicklung zum Guten, zu neuer Gesundheit möglich ist.

Verwandlung und Entwicklung

Schon seit Langem werden die therapeutischen Kräfte von Märchen bei der Behandlung kranker Menschen genutzt.[16] Der Psychotherapeut Heinz-Peter Röhr, der in seiner Arbeit regelhaft Märchen einsetzte, um komplexe Erkrankungen verstehbar zu machen, schrieb dazu: »Märchen haben einen unschätzbaren Wert – sie sind Antworten der Seele auf die Probleme des Menschen. Mithilfe der Bildersprache, die die Sprache des Unbewussten ist, findet eine dramatische Inszenierung statt, die menschliche Probleme beschreibt. Die Helden der Märchen müssen immer viele Prüfungen bestehen, Hindernisse überwinden und mitunter hartes Leid ertragen, bis sie zum Ende hin so etwas wie Erlösung erleben. Aus all dem darf geschlossen werden, dass diese Umwege und Rückschläge mit zu einer Entwicklung zum Guten dazugehören, denn jedes Märchen findet für das geschilderte Problem ein Happy-End, also eine Lösung, die die Seele für geeignet hält.

Märchen als Projektionsflächen

Märchen sind daher keineswegs nur eine Lektüre für Kinder. Sie sind wie Projektionsflächen und führen in eine fremde und doch vertraute Welt. [...] Das Unbewusste wird durch die Lektüre tief berührt und angesprochen, da Märchen wie Träume und Imaginationen ihren Ursprung in der Seele haben und dieselbe bildhafte Sprache sprechen. [...]

Märchen können Wegweiser in scheinbar ausweglosen Situationen sein. Sie fördern konstruktive Prozesse und Neuorientierungen und weisen einen eigenen Weg zur Lösung von Problemen. Diesen Weg gilt es zu entschlüsseln, damit sich die höchst wichtige Frage beantwortet, welche Mittel und Wege das Märchen zur Heilung vorschlägt, mit anderen Worten, welche Lösung die Seele, die Weisheit des Unbewussten, findet.«[17]

Das Märchen von Dornröschen

Wir wollen nun das Grimm'sche Märchen *Dornröschen* dahingehend anschauen, welches Verständnis der Symptome von Long Covid und Post Vac es ermöglicht. Das Märchen wurde ausgewählt, weil es in einer sehr präzisen Art ein Drama beschreibt, das Betroffene von Long Covid oder Post Vac auf je eigene Weise durchleben. Es handelt sich um das Erlebnis, wie von einer Dornenhecke eingeschlossen im eigenen Körper zu sein, der sich in einem verzauberten Schwächezustand befindet. Das Märchen schildert zunächst die Voraussetzungen dieses Unglücks, dann die Katastrophe selbst und alle ihre Folgezustände. Am Schluss wird auch aufgezeigt, von welcher Seite Hilfe und Heilung kommen kann. Denn so wie viele andere Märchen auch vermittelt *Dornröschen* seelische Bilder eines Problems in einer solchen Weise, dass die Möglichkeiten zur Heilung bereits darin enthalten sind. Auf diese Weise werden Märchen zum Schlüssel für ein positives, gesundheitsförderndes Krankheitsverständnis: dass man im Verstehen des Leides gleichzeitig auch Wege sehen kann, die zu neuer Gesundheit führen.

seelische Bilder eines Problems

Dornröschen

Vor Zeiten war ein König und eine Königin, die sprachen jeden Tag: »Ach, wenn wir doch ein Kind hätten!« und kriegten immer keins. Da trug sich zu, als die Königin einmal im Bade saß, dass ein Frosch aus dem Wasser ans Land kroch und zu ihr sprach: »Dein Wunsch wird erfüllt werden, ehe ein Jahr vergeht, wirst du eine Tochter zur Welt bringen.«

Was der Frosch gesagt hatte, das geschah, und die Königin gebar ein Mädchen, das war so schön, dass der König vor Freude sich nicht zu lassen wusste und ein großes Fest anstellte. Er ladete nicht bloß seine Verwandte, Freunde und Bekannte, sondern auch die weisen Frauen dazu ein, damit sie dem Kind hold und gewogen wären. Es waren ihrer dreizehn in seinem Reiche, weil er aber nur zwölf goldene Teller hatte, von welchen sie essen sollten, so musste eine von ihnen daheim bleiben.

Das Fest ward mit aller Pracht gefeiert, und als es zu Ende war, beschenkten die weisen Frauen das Kind mit ihren Wundergaben: die eine mit Tugend, die andere mit Schönheit, die dritte mit Reichtum, und so mit allem, was auf der Welt zu wünschen ist. Als elfe ihre Sprüche eben getan hatten, trat plötzlich die dreizehnte herein. Sie wollte sich dafür rächen, dass sie nicht eingeladen war, und ohne jemand zu grüßen oder nur anzusehen, rief sie mit lauter Stimme: »Die Königstochter soll sich in ihrem fünfzehnten Jahr an einer Spindel stechen und tot hinfallen.« Und ohne ein Wort weiter zu sprechen, kehrte sie sich um und verließ den Saal. Alle waren erschrocken, da trat die zwölfte hervor, die ihren Wunsch noch übrig hatte, und weil sie den bösen Spruch nicht aufheben, sondern nur ihn mildern konnte, so sagte sie: »Es soll

aber kein Tod sein, sondern ein hundertjähriger tiefer Schlaf, in welchen die Königstochter fällt.«
Der König, der sein liebes Kind vor dem Unglück gern bewahren wollte, ließ den Befehl ausgehen, dass alle Spindeln im ganzen Königreiche sollten verbrannt werden. An dem Mädchen aber wurden die Gaben der weisen Frauen sämtlich erfüllt, denn es war so schön, sittsam, freundlich und verständig, dass es jedermann, der es ansah, lieb haben musste.
Es geschah, dass an dem Tage, wo es gerade fünfzehn Jahr alt ward, der König und die Königin nicht zu Haus waren und das Mädchen ganz allein im Schloss zurückblieb. Da ging es allerorten herum, besah Stuben und Kammern, wie es Lust hatte, und kam endlich auch an einen alten Turm. Es stieg die enge Wendeltreppe hinauf und gelangte zu einer kleinen Türe. In dem Schloss steckte ein verrosteter Schlüssel, und als es umdrehte, sprang die Türe auf, und saß da in einem kleinen Stübchen eine alte Frau mit einer Spindel und spann emsig ihren Flachs.
»Guten Tag, du altes Mütterchen«, sprach die Königstochter, »was machst du da?« – »Ich spinne«, sagte die Alte und nickte mit dem Kopf. »Was ist das für ein Ding, das so lustig herumspringt?«, sprach das Mädchen, nahm die Spindel und wollte auch spinnen. Kaum hatte sie aber die Spindel angerührt, so ging der Zauberspruch in Erfüllung, und sie stach sich damit in den Finger. In dem Augenblick aber, wo sie den Stich empfand, fiel sie auf das Bett nieder, das da stand, und lag in einem tiefen Schlaf.
Und dieser Schlaf verbreitete sich über das ganze Schloss: Der König und die Königin, die eben heimgekommen waren und in den Saal getreten waren, fingen an einzuschlafen und der ganze Hofstaat mit ihnen. Da schliefen auch die Pferde im Stall, die Hunde im Hofe, die Tauben auf dem Dache, die Fliegen an der Wand, ja, das Feuer, das auf dem Herde flackerte, ward still und schlief ein, und der Braten hörte auf zu brutzeln, und der Koch, der den Küchenjungen, weil er etwas versehen hatte, in den Haaren ziehen wollte, ließ ihn los und schlief. Und der Wind legte sich, und auf den Bäumen vor dem Schloss regte sich kein Blättchen mehr. Rings um das Schloss aber begann eine Dornenhecke zu wachsen, die jedes Jahr höher ward und endlich das ganze Schloss umzog und darüber hinauswuchs, dass gar nichts davon zu sehen war, selbst nicht die Fahne auf dem Dach.
Es ging aber die Sage in dem Land von dem schönen schlafenden Dornröschen, denn so ward die Königstochter genannt, also dass von Zeit zu Zeit Königssöhne kamen und durch die Hecke in das Schloss dringen wollten.

Es war ihnen aber nicht möglich, denn die Dornen, als hätten sie Hände, hielten fest zusammen, und die Jünglinge blieben darin hängen, konnten sich nicht wieder losmachen und starben eines jämmerlichen Todes.
Nach langen langen Jahren kam wieder einmal ein Königssohn in das Land und hörte, wie ein alter Mann von der Dornenhecke erzählte, es sollte ein Schloss dahinter stehen, in welchem eine wunderschöne Königstochter, Dornröschen genannt, schon seit hundert Jahren schliefe und mit ihr der König und die Königin und der ganze Hofstaat. Er wusste auch von seinem Großvater, dass schon viele Königssöhne gekommen wären und versucht hätten, durch die Dornenhecke zu dringen, aber sie wären darin hängen geblieben und eines traurigen Todes gestorben. Da sprach der Jüngling: »Ich fürchte mich nicht, ich will hinaus und das schöne Dornröschen sehen.« Der gute Alte mochte ihm abraten, wie er wollte, er hörte nicht auf seine Worte.
Nun waren aber gerade die hundert Jahre verflossen, und der Tag war gekommen, wo Dornröschen wieder erwachen sollte. Als der Königssohn sich der Dornenhecke näherte, waren es lauter große schöne Blumen, die taten sich von selbst auseinander und ließen ihn unbeschädigt hindurch, und hinter ihm taten sie sich wieder als Hecke zusammen. Im Schlosshof sah er die Pferde und scheckigen Jagdhunde liegen und schlafen, auf dem Dache saßen die Tauben und hatten das Köpfchen unter den Flügel gesteckt. Und als er ins Haus kam, schliefen die Fliegen an der Wand, der Koch in der Küche hielt noch die Hand, als wollte er den Jungen anpacken, und die Magd saß vor dem schwarzen Huhn, das sollte gerupft werden.
Da ging er weiter und sah im Saale den ganzen Hofstaat liegen und schlafen, und oben bei dem Throne lag der König und die Königin. Da ging er noch weiter, und alles war so still, dass einer seinen Atem hören konnte, und endlich kam er zu dem Turm und öffnete die Türe zu der kleinen Stube, in welcher Dornröschen schlief. Da lag es und war so schön, dass er die Augen nicht abwenden konnte, und er bückte sich und gab ihm einen Kuss.
Wie er es mit dem Kuss berührt hatte, schlug Dornröschen die Augen auf, erwachte und blickte ihn ganz freundlich an. Da gingen sie zusammen herab, und der König erwachte und die Königin und der ganze Hofstaat und sahen einander mit großen Augen an. Und die Pferde im Hof standen auf und rüttelten sich; die Jagdhunde sprangen und wedelten; die Tauben auf dem Dache zogen das Köpfchen unterm Flügel hervor, sahen umher und flogen ins Feld; die Fliegen an den Wänden krochen weiter; das Feuer in der Küche erhob sich, flackerte und kochte das Essen; der Braten fing wieder an zu

brutzeln; und der Koch gab dem Jungen eine Ohrfeige, dass er schrie; und die Magd rupfte das Huhn fertig.
Und da wurde die Hochzeit des Königssohns mit dem Dornröschen in aller Pracht gefeiert, und sie lebten vergnügt bis an ihr Ende.

Der Zauber des Neuen

Beginnen wir bei der Entschlüsselung des Dornröschen-Märchens mit dem ersten Motiv: Da wünschen sich eine Königin und ein König ein Kind. Jeden Tag sprechen sie davon. Und nach langem Warten bekommen sie endlich eine Tochter. Wie groß ist da die Freude! »Das Mädchen war so schön, dass der König vor Freude sich nicht zu lassen wusste.«

symbolische Sprache

Was spricht sich hier in symbolischer Sprache aus? Man könnte sagen: Jeder Mensch hat in sich ein Königspaar. Es repräsentiert das eigene souveräne Selbst. So wie König und Königin über ihr Reich herrschen, kann unser inneres Selbst die Seele regieren. Das Schloss kann dabei sinnbildlich für den eigenen Körper stehen und das Königreich dafür, was man im Leben erreicht hat.

Kind als Zukunftswesen

Nun ist unser Leben aber etwas öde, wenn es neben dem Gewordenen nicht noch ein Entwicklungspotenzial für die Zukunft hat. Danach sehnen sich König und Königin. Im Märchen wird das so ausgedrückt, dass sie sich von ganzem Herzen ein Kind wünschen. Alles, was man noch werden kann, was als liebenswürdiger, zarter und unfertiger Keim in einem Menschen liegt, kommt im Bild des Kindes zum Ausdruck. Es ist eben ein Zukunftswesen. Und das macht seine Anmut und Liebenswürdigkeit aus. In den ersten Zeilen des Märchens können wir uns an seiner Schönheit freuen, an seiner Reinheit. Der König ist so voller Freude, dass er ein großes Fest veranstaltet. Im Bild dieser ungetrübten Freude über das Kind erleben wir den »Zauber des Anfangs«, den Hermann Hesse so schön in Worte fasste: »Und jedem Anfang wohnt ein Zauber inne, der uns beschützt und der uns hilft zu leben.«[18]

Die Erschütterung

Leider kann der anfängliche Zauber nicht lange währen, denn es kommt zu einem Konflikt. Der König lädt die »weisen Frauen« seines Königreiches zum Fest ein. Diese sollen dem kleinen Kind wie gute Patinnen zur Seite stehen.

Was für Kräfte haben diese Frauen eigentlich? Gehen wir einmal dem Begriff der Weisheit nach. Als weise wird jemand bezeichnet, der einen reifen und tiefgehenden Einblick in das Leben hat und daher auch über besondere Fähigkeiten verfügt. Der Wortursprung steht sowohl mit dem griechischen »oida« (sehen bzw. wissen) als auch mit dem lateinischen »videre« (sehen) im Zusammenhang, woraus man herleiten kann, dass es sich bei der Weisheit um ein »wissendes Sehen« oder »sehendes Wissen« handelt. Die weisen Frauen verfügen über Einblicke in die Kräfte des Lebens und des Schicksals. Sie sollen dem Kind gute Wünsche mitgeben, als Gabe für seine zukünftige Entwicklung.

Weisheit als »wissendes Sehen«

Doch der König trifft eine folgenreiche Entscheidung: Er lädt nur zwölf von den dreizehn weisen Frauen ein, die es in seinem Reich gibt. Der Grund ist ein ganz pragmatischer – er hat nur eine begrenzte Zahl von goldenen Tellern für das große Festbankett. Also dürfen eben nur so viele Frauen kommen, wie er Teller zu ihrer Bewirtung hat.

Diese zwölf beschenken das Mädchen mit wunderbaren Gaben des Schicksals – die eine mit Tugend, die andere mit Schönheit, die dritte mit Reichtum und so mit allem, was auf der Welt zu wünschen ist. Die dreizehnte Frau, so können wir annehmen, hätte dem Kind auch ein gutes Geschenk mit auf den Lebensweg geben können. Aber sie war ausgeschlossen, der König räumte ihr keinen Platz ein. Daher rächt sie sich mit einem dramatischen Fluch.

Begrenztheit des Lebens

Was spricht sich hier aus? Es ist ein Konflikt zwischen der Begrenztheit des Lebens und dem »Zauber des Anfangs«, den das Kind mitbringt. Der Anfangszauber des Kindes bedarf der guten Wünsche aller weisen Frauen. Die Tatsachen des Lebens sind begrenzt: Es gibt eben nur zwölf Teller. Und der König entscheidet sich, die zukünftige Entwicklungsmöglichkeit seines Kindes in ein pragmatisches Korsett zu pressen: Er lädt nur zwölf Frauen ein. Man kann sich einmal fragen: Wäre es dem König nicht möglich gewesen, das Fest in seinem Schloss so zu gestalten, dass alle weisen Frauen einen Platz bekommen? Er hätte beispielsweise einen Goldschmied bestellen können, der ihm einen weiteren goldenen Teller fertigt. Aber er entschied sich für einen anderen Weg und nahm damit der zukünftigen Entwicklung des Kindes einen Teil seiner Entfaltungsmöglichkeiten.

Das Märchen macht uns hier darauf aufmerksam, wie etwas prinzipiell Gutes sich zum Bösen wandeln kann. Dies passiert häufig dort, wo Veranlagungen nicht richtig gedeihen, nicht ins Leben integriert werden können. Und so verwandeln sie sich in etwas Ungutes. Es gehört zu den Geheimnissen unseres Schicksals: Was nicht ins Leben integriert ist, wendet sich oft gegen uns. So passiert es auch hier: Die dreizehnte Frau dringt in das Fest am Königshof ein – wie ein Blitz sprengt sie die heitere Stimmung. In aller Heftigkeit formuliert sie ihren Fluch: Das Mädchen soll sich in ihrem fünfzehnten Lebensjahr an einer Spindel stechen und sterben.

Noch ist das nur eine düstere Zukunftsvision. Und zum Glück hat eine der wohlmeinenden Frauen ihren Wunsch noch nicht ausgesprochen. So kann sie den Fluch abmildern: Nicht sterben soll das kleine Mädchen, sondern hundert Jahre schlafen. Der Schatten des Fluches lastet weiter über der Zukunft des Kindes, aber nicht mehr mit tödlichem Ausgang. Der Tod ist das jähe Ende eines irdischen Lebensweges, alle menschliche Entwicklungsmöglichkeit wäre damit beendet. Der Schlaf hingegen ist nur eine periodische Unterbrechung des Daseins. Der »hundertjährige Schlaf« ist nicht unbedingt wörtlich zu nehmen, er steht eher für eine zeitlich lange anhaltende Hemmung der Entfaltungsmöglichkeit, bei der das Leben selber aber nicht beendet wird.

anhaltende Hemmung der Entfaltungsmöglichkeit

Welche Beziehung besteht zwischen diesem Märchenbild und der Erfahrung von Long Covid und Post Vac? Zunächst einmal können wir eine Dynamik wiedererkennen, mit der die Pandemie in unser Leben getreten ist. Wie der Fluch der dreizehnten Frau ist auch die Covid-19-Erkrankung blitzartig in unsere Welt gekommen. Plötzlich tauchte Ende 2019 eine neuartige Erkrankung auf, die eine globale, medial vermittelte Panikreaktion auslöste. Vor dieser Erkrankung konnte scheinbar niemand sicher sein. Ihren Schrecken hatte die Erkrankung in nicht geringem Maße durch die teils heftigen Krankheitsverläufe und die Gefahr, daran zu sterben. Auf den Schrecken des Todes, den diese Erkrankung mit sich brachte, fokussierte sich die gesamte gesellschaftliche Aufmerksamkeit zu Beginn der Pandemie. Manche Menschen fühlten sich auf nie dagewesene Weise in ihrem Leben bedroht und mit der Möglichkeit eines plötzlichen Todes konfrontiert.

Im weiteren Verlauf der Pandemie nahm die kollektive Angst vor einem tödlichen Ausgang der Erkrankung ab. Jedoch wurde deutlich, dass diese Erkrankung auch bei leichten Verläufen einen dunklen Schatten haben kann: die langwierigen Folgeerscheinungen des Post-Covid-Syndroms, das sich vor allem durch bleibende Schwäche und Müdigkeit äußert. Hierfür mag der »hundertjährige Schlaf« aus dem Märchen ein Sinnbild sein. Müdigkeit und Schlaf ist ein normaler Lebensvorgang, aber nach einigen Stunden wechselt man normalerweise wieder in den aktiven Wachzustand. Der »hundertjährige Schlaf« ist die symbolische Umschreibung eines enorm verlängerten Zustan-

langwierige Folgeerscheinungen

des, bei dem man nicht die volle, tagwache Präsenz im Körper hat. Mit der Bezeichnung wird auf eine zeitliche Dimension hingewiesen, die sehr deutlich mit dem *Erleben* von Long Covid und Post Vac zu tun hat. Denn unabhängig von der tatsächlichen Dauer der Erkrankung – diese kann zwischen einigen Wochen bis mehreren Jahren variieren – fühlt sie sich für die Betroffenen oft wie ein »hundertjähriger«, also kaum enden wollender Zustand an.

Gefühl eines kaum enden wollenden Zustands

Die Vorsichtsmaßnahmen des Königs

Kehren wir zurück zum Märchen. Tief muss der Schock des Königspaars über den unerwarteten Fluch sitzen. Ein Freudenfest sollte es werden, mit dem das neue Kind begrüßt wird. Nun endet es auf diese schockierende Weise. Der König reagiert mit allen Mitteln der Macht, um dem Unglück vorzubeugen. Er verbietet alle Spindeln im ganzen Reich. Damit soll verhindert werden, dass sich die Drohung des Fluches in ein manifestes Unglück verwandelt.

Die Folgen des königlichen Erlasses werden im Märchen nicht weiter ausgeführt. Man muss aber annehmen, dass sie sehr weitreichend waren: Ohne Spinnräder keine Produktion von Wolle zu Garn, damit keine Stoffherstellung. Man fragt sich, womit sich die Menschen in dem Königreich in den Jahren des Spindel-Verbots einkleiden konnten. Die Möglichkeit, sich in eine wärmende Hülle zu kleiden, gehört in unseren Breitengraden zu den zentralen Lebensbedürfnissen. Dieses wird durch die Maßnahme des Königs auf heftige Weise gestört.

Eindämmungsversuche

Hier erleben wir ein Motiv, das uns seit Beginn der Corona-Pandemie in vielfältiger Weise begegnet ist: wie mit Mitteln der Macht versucht wird, das Unglück einer Erkrankung einzudämmen. Die sich ausbreitende Viruserkrankung sollte mit Schulschließungen, mit Besuchsverboten in Altenheimen und Krankenhäusern, mit »social distancing«, Maskenpflicht und vielem mehr eingedämmt werden. Die Maßnahmen gingen bis hin zur Stilllegung weiter Teile des öffentlichen Lebens durch die Lockdowns. Sie griffen tief in die Grundrechte jedes Einzelnen ein. Und in der aufgeheizten Stimmung wurde vielfach übersehen, welch großen Schaden die Maßnahmen verursachten – beispielsweise bei Kindern und Jugendlichen und bei vereinsamten alten Menschen. Erst am Ende der Pandemie wurde es möglich, in der breiten Öffentlichkeit über die schädlichen Wirkungen der Maßnahmen zu reflektieren.

Das ist wichtig zu erwähnen, weil die Erlebnisse während der Pandemie zum Umfeld von Long Covid und Post Vac ebenso dazugehören wie der königliche Spindel-Bann zum Märchen von Dornröschen. Wer heute an den genannten Erkrankungen leidet, kämpft häufig direkt oder indirekt mit den bis heute andauernden Folgen der Pandemie-Bekämpfung – beispielsweise durch Erfahrungen von Einsamkeit, durch mangelnde Therapiemöglichkeiten während der Pandemie oder durch weggebrochene Strukturen sozialer Unterstützung. Und nicht zuletzt spürte fast jeder in seinem Bekannten- oder Freundeskreis die gesellschaftlichen Schatten, welche die Auseinandersetzungen über den Umgang mit Corona auf die Menschen geworfen haben.

soziale Veränderungen während der Pandemie

Interessanterweise gibt es auch Studien, die darauf hindeuten, dass die sozialen Veränderungen während der Pandemie möglicherweise einen viel größeren Einfluss auf Long Covid haben als bislang angenommen (Post Vac wurde bei diesen Studien leider nicht untersucht). Eine französische Studie zeigte, dass während der Pandemie auch viele Menschen an Long-Covid-Symptomen litten, die gar keine nachweisbare Covid-Infektion durchgemacht haben.[19] Zu ähnlichen Ergebnissen kam eine Studie aus Norwegen, die das erhöhte Vorkommen von Long-Covid-Symptomen auch bei Menschen ohne Covid-Infektion unter anderem auf die sozialen Maßnahmen wie zum Beispiel die Lockdowns zurückführte.[20]

Dass gute soziale Bindungen ein entscheidender Einflussfaktor für die Gesundheitskräfte sind, weiß man schon lange. Besonders prägnant wurde dies vor einigen Jahren durch die »Harvard Study of Adult Development« belegt.[21] In dieser Studie wurde eine Gruppe von Menschen über Jahrzehnte begleitet und viele Daten über ihre Gesundheit gesammelt. Sie förderte zu Tage, dass die Gesundheit von Menschen im Alter viel stärker von der Qualität ihrer sozialen Beziehungen abhängt als von körperlichen Faktoren wie beispielsweise der Genetik oder Blutwerten. Kurz gesagt: Wer gute soziale Beziehungen hat, lebt im Durchschnitt gesünder und auch länger. Wer einsam und unglücklich lebt, ist auch kränker. Damit spielt soziale Einsamkeit eine ähnlich gefährdende Rolle für die allgemeine Gesundheit wie beispielsweise Rauchen oder Alkohol.[22]

Bedeutung guter sozialer Beziehungen

Will man Long-Covid- und Post-Vac-Zustände ganzheitlich verstehen, kann es überaus hilfreich sein, diese Dimension mit einzubeziehen. Wenn soziale Bindungen eine so starke gesundheitliche Ressource sind, dass sie sogar zu einem längeren Leben verhelfen, dann haben sie auch einen wichtigen Einfluss auf Entstehung und Verlauf von Long Covid und Post Vac.

Neben der Frage, wie man mit den Symptomen seiner Erkrankung umgeht, kann es daher hilfreich sein, sich Gedanken über die gesundheitsförderlichen Seiten von sozialer Unterstützung zu machen:

- Wie viel Zeit, Aufmerksamkeit und Interesse schenke ich Menschen, die mir innerlich nahe sind?
- Gibt es Beziehungen, denen ich mehr Aufmerksamkeit schenken könnte?
- Gibt es Differenzen zwischen mir und nahestehenden Menschen, die wieder aufgelöst werden könnten?

Der Spindelstich: Ein kleines Ereignis mit großer Wirkung

Kehren wir zurück zum Märchen. Es erzählt detailliert den Höhepunkt des Dramas. Wie vom Fluch vorhergesagt, geschieht es im fünfzehnten Jahr des Mädchens. Dieses Alter markiert in vielen Kulturen den Moment, in dem das Kind eine gewisse Reife erlangt hat. Es beginnt der Übergang ins Leben der Erwachsenen. Noch heute feiert man beispielsweise in den Ländern Lateinamerikas den fünfzehnten Geburtstag von Mädchen mit einem großen Fest, der sogenannten »Quinceañera«. Die kleine Königstochter ist in diesem Alter angekommen und damit kein reines Zukunftswesen mehr. Der Himmel der Kindheit hat sich ein wenig geschlossen, nun beginnt die Zeit der Erdenreife. Der Zauber des Neuen lässt nun in seiner Wirksamkeit nach. Und somit beginnt Dornröschen verwundbar zu werden für destruktive Kräfte des Lebens.

verwundbar für destruktive Kräfte

Genau an diesem Geburtstag sind König und Königin nicht zu Hause, es handelt sich also um einen Moment der Unaufmerksamkeit. Ob sich der König zu sehr auf seine politischen Maßnahmen verlassen hat? Ob der Fluch in Vergessenheit geraten ist? Wir wissen es nicht. Das Mädchen geht nach Lust und Laune durch das Schloss, findet ein verborgenes Stübchen, und dort sitzt eine Frau und spinnt Flachs. Der Spindel-Bann des Königs konnte bis hierher nicht wirken.

Es ist doch ein merkwürdiges Bild: Weit hinaus in das Reich ging das königliche Verbot, aber tief im eigenen Schloss, also im Bereich des eigenen Lebens, da hat das politische Machtinstrument keine Wirksamkeit.

Durchdringung der Grenze

Unvorbereitet auf das, was sie da sieht, geht das Mädchen auf die Spindel zu – und sticht sich. Bei einem Stich durchdringt etwas die äußere Grenzschicht des Leibes. Ein Fremdkörper kommt gewalttätig in einen Bereich, in dem nur die Vorgänge des eigenen Organismus herrschen dürfen. Die Spindel verursacht eine kleine, aber bedeutsame Wunde. Nun kann der Fluch in Erfüllung gehen: »In dem Augenblick aber, wo sie den Stich empfand, fiel sie auf das Bett nieder, das da stand, und lag in einem tiefen Schlaf.«

Mit Kontrollverlust umgehen

Was fällt auf, wenn man das Bild auf sich wirken lässt? Der König ist nicht da. Der souveräne Herrscher über Hof und Reich ist abwesend. Er hat die Dinge nicht in der Hand. Weder kann er seine Tochter in diesem Moment daran hindern, ihren Weg durch das Schloss zu gehen, noch hat sein machtvolles Verbot dazu geführt, dass in seinem eigenen Schloss nicht doch ein Spinnrad stünde. Es wird in dem Märchen sehr deutlich, dass Kontrollversuche keinen relevanten Einfluss auf das Geschehen ausüben können.

Kontrollverlust

Kontrollverlust ist auch ein Motiv, das im persönlichen Erleben von Long-Covid-Betroffenen sehr häufig eine Rolle spielt. Das beginnt schon damit, dass sich der Moment der Ansteckung in der Regel der eigenen Kontrolle entzieht. Es passierte einfach. Man mochte sich noch so penibel an Hygieneregeln halten – es gab einfach keine vollkommene Sicherheit, dass man sich nicht doch einmal mit dem Virus infizierte.

Gravierend ist das Erleben des Kontrollverlustes auch dann, wenn sich die ersten Symptome von Long Covid oder Post Vac entwickeln. Man bemerkt starke Müdigkeit, Abgeschlagenheit, reduzierte Leistungsfähigkeit. Man wartet ein paar Wochen, es geht nicht wieder so aufwärts, wie man es von sich erwartet. Irgendwann wird klar: Da stimmt etwas nicht mit mir.

Kraft und Kontrolle helfen nicht

Das Quälende ist, dass man durch Zähigkeit und zusammengebissene Zähne die Symptome nicht kontrollieren kann. Wer sich »durchboxt«, erntet oft eine umso größere Erschöpfung. Man kommt zu der Einsicht: *Durch eigene Kraft und Kontrolle komme ich aus diesem Zustand nicht allein wieder heraus.* Das mag folgende Krankengeschichte illustrieren:

»*Als Einzelhandelskauffrau* war ich beruflich und privat immer sehr leistungsorientiert, ich ging mehrmals pro Woche ins Fitnessstudio. Es machte für mich ein gutes Stück meines positiven Lebensgefühls aus, meinen Körper mit Disziplin zu Hochleistung anzuspornen. Seit einer milde verlaufenden Corona-Erkrankung litt ich an Müdigkeit, Erschöpfbarkeit und rascher Luftnot.

Ich war völlig unfähig, an das Leistungsniveau vor der Erkrankung anzuknüpfen. Mehrere Versuche, wieder ins Fitnessstudio zu gehen, schlugen fehl und führten zu starken Krafteinbrüchen. Dies wiederum steigerte die Frustration. Denn je mehr ich mich zusammenzureißen versuchte, desto stärker wurde die Erschöpfung.«

In der therapeutischen Arbeit ging es bei dieser Patientin zunächst darum, das quälende Gefühl des Kontrollverlustes zu bewältigen. Der erste Schritt bestand darin, zu akzeptieren, dass sie an dieser Stelle mit ihrer bisherigen Leistungsorientierung nicht weiterkam. Sie begann nach anderen Wegen des Umgangs mit ihrer Symptomatik zu suchen, als sich zusammenzureißen und sich dagegen zu sträuben.

Die Patientin profitierte sehr von der Heileurythmie, einer Bewegungstherapie der Anthroposophischen Medizin. Hier lernte sie bewusste Bewegungsformen, die nicht auf Leistung zielten, sondern »atmend« und gleichmäßig ausgeführt wurden. Diese Erfahrung konnte sie auch auf ihre anderen Aktivitäten übertragen, die ihr dadurch wesentlich besser gelangen.

Der hier skizzierte Entwicklungsprozess gelingt in der Regel am besten, wenn die Betroffenen Neugierde empfinden, Neues kennenzulernen:

- Wo kann ich Anknüpfungspunkte für das Leben finden, ohne auf bewährte Muster von »Kraft durch Leistung« zu setzen?
- Gibt es Momente, in denen ich mich getragen fühle, ohne dass ich die Situation kontrolliere oder »mache«?

Die Frage der Vulnerabilität

Das Bild vom Stich mit der Spindel aus dem Dornröschen-Märchen ist ein Motiv, das auch helfen kann, mit der Frage nach den Hintergründen des eigenen Long-Covid- oder Post-Vac-Zustands umzugehen. Warum wurde ich krank durch eine Infektion oder Impfung, die andere Menschen ohne außergewöhnliche Beschwerden überstanden haben?

Multikausalität

Bei dieser Frage sollte man im Blick behalten, dass fast nichts im Leben nur eine einzelne Ursache hat. Meistens kommen verschiedene Veranlagungen und Auslöser zusammen. Wissenschaftlich spricht man von der sogenannten Multikausalität.

Auch im Dornröschen-Märchen treffen verschiedene Dinge zusammen, die den hundertjährigen Schlaf verursachen. Zum einen ist da der Stich mit der Spindel, worin man schon ganz bildlich eine Analogie zur Infektion mit einem Virus oder der Impfung sehen kann. Das ist der *Auslöser* des Zustands. Der allein könnte aber noch nicht den hundertjährigen Schlaf verursachen. Das passiert, weil Dornröschen eine bestimmte Verletzlichkeit mitbrachte. Diese Verletzlichkeit ist im Märchen symbolisch dargestellt im Fluch der dreizehnten weisen Frau. Und dieser Fluch hat wiederum seine eigene Vorgeschichte, nämlich die fehlende Einladung des Königs. Wir stehen also einem Netzwerk von Ursachen gegenüber, welche die *Vulnerabilität* (d.h. Verletzlichkeit) von Dornröschen bilden. Der Spindelstich und ihre vorbestehende Verletzlichkeit verursachen gemeinsam den Dornröschenschlaf.

vorbestehende Verletzlichkeit

Um die eigene Erkrankungssituation besser verstehen zu lernen, kann es wertvoll sein, sich mit der eigenen Vulnerabilität zu beschäftigen. Man kann sich fragen: Inwieweit gab es vor der Infektion oder Impfung Einflüsse, die meinem Organismus Kraft und Lebensenergie geraubt haben? Hatte meine Gesundheit eventuell schon vorher bestimmte Schwachstellen, welche mich anfällig machten für einen solch dauerhaften Einbruch? Waren Infektion oder Impfung möglicherweise ein letzter Tropfen, der ein schon vorher gefülltes Fass zum Überlaufen gebracht hat?

Bei diesen Fragen sollte man beachten, dass Long Covid bzw. Post Vac eine sehr individuelle Erkrankung ist. Daher sind keine verallgemeinerten Aussagen möglich, welche Arten von Vulnerabilität bei Long Covid oder Post Vac zur Krankheit beitragen. Die Wissenschaft hat zwar einige Merkmale identifiziert, die mit einem etwas höheren Krankheitsrisiko einhergehen. Hierzu gehören ein weibliches Geschlecht und eine vorbestehende Angst- oder depressive Erkrankung, in leichtem Maße auch vorbestehendes Übergewicht, Diabetes oder Asthma. Aber es gibt viele Menschen mit den genannten Risikofaktoren, die kein Long-Covid-Syndrom bekamen.

sehr individuelle Erkrankungen

Bei der persönlichen Auseinandersetzung mit der Frage der Vulnerabilität ist es ratsam, sehr offen zu sein, ohne sich mit Vorurteilen zu belasten. Vor allem ist es wenig hilfreich, irgendwo eine Schuld zu suchen. Wenn man das beachtet, kann man auf der Suche nach der eigenen Vulnerabilität zu Erkenntnissen gelangen, die auf dem Weg zur Gesundheit von großer Wichtigkeit sind.
Gut ist es, wenn man seine diesbezüglichen Erkenntnisse als *Möglichkeiten* sieht, die eine Rolle spielen können.

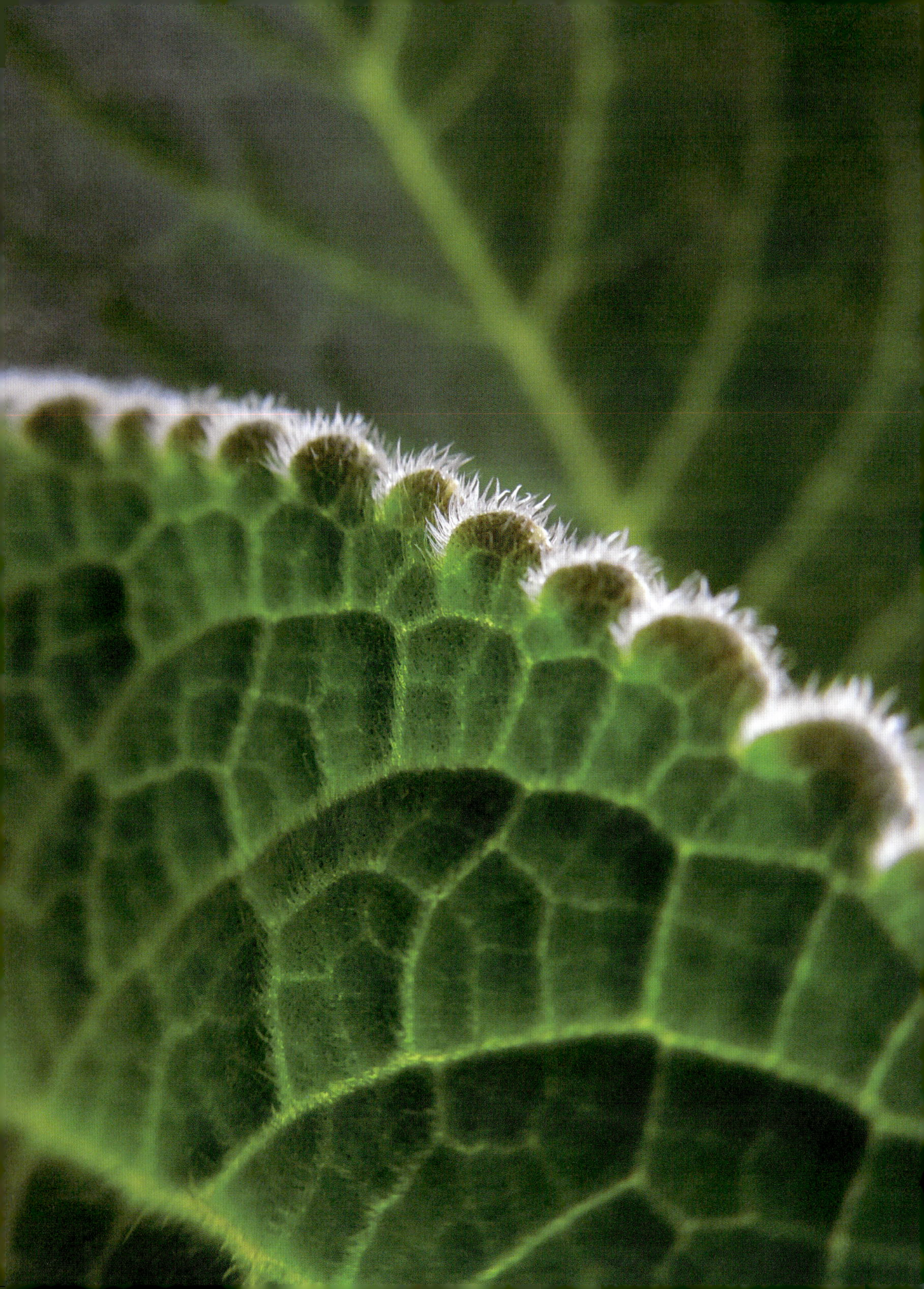

Drei Varianten von Vulnerabilität seien im Folgenden beispielhaft vorgestellt.

Vulnerabel durch aufgebrauchte Kraftreserven

Bei der ersten Art von Vulnerabilität kommt die Erkrankung in einer Lebensphase, in der die Kraftreserven deutlich reduziert sind. Beispielsweise lag schon vorher ein dauerhafter Erschöpfungszustand vor, vielleicht gar eine Depression oder ein Burnout-Syndrom.

Manche Long-Covid-Betroffenen erholen sich also schlecht von einer Infektion, die zu einer Zeit kam, als sie überarbeitet oder am Rande ihrer Kräfte waren. Die Betroffenen dieser Art von Vulnerabilität erleben die Post-Covid-Erkrankung häufig wie einen Finger, der in eine schon existierende Wunde gelegt wurde. Man war schon vorher belastet, konnte diese Belastung aber gerade noch kompensieren. Die Infektion (oder die Impfung) hat dann das System zum Kippen gebracht. Dies verdeutlicht folgende Krankengeschichte:

keine Kompensation mehr möglich

»***Ich litt in den letzten Jahren*** unter einer länger anhaltenden depressiven Episode. Im Vordergrund standen Ängste, Kraftlosigkeit und eine sehr gedrückte Stimmungslage. Ich war über Jahre nicht arbeitsfähig gewesen. Durch eine Psychotherapie konnte ich mich so weit aus der Erkrankung herausarbeiten, dass ich wieder einen normalen Alltag hatte. Ich kehrte auch in meinen Beruf in einem Kindergarten zurück.

Nach einer milde verlaufenden Corona-Infektion litt ich plötzlich unter starker Kraftlosigkeit und einer gedrückten Stimmungslage. Ich bin nun wieder seit Monaten krankgeschrieben. Für mich fühlen sich die Symptome anders an, als ich es von der Depression kenne. Daher ist es mir wichtig, dass meine Erkrankung als Post-Covid-Syndrom und nicht als Rückfall der Depression gesehen wird.«

In vertiefenden Gesprächen wurde deutlich, dass nun auch wieder Ängste, eine gedrückte Stimmungslage und ein Gefühl von Hoffnungslosigkeit bestanden. Insofern konnte man durchaus von einer erneuten depressiven Episode sprechen. Zunächst verspürte die Patientin darüber eine große Enttäuschung. Sie interpretierte ihren Zustand so, dass all die Mühe, mit der sie sich aus ihrer Depression herausgearbeitet hatte, umsonst gewesen sei.

In weiteren Gesprächen konnte sie für sich das Bild finden, dass sie trotz erfolgreicher Psychotherapie vor ihrer Covid-Erkrankung eben vulnerabel geblieben war. Und dass der Rückfall, der durch Long Covid ausgelöst wurde, nicht ein Misserfolg ihrer bisherigen Bemühungen darstellt, sondern eine Aufgabe für die Zukunft: nämlich Stärke und Offenheit zu entwickeln, um sich erneut auf einen therapeutischen Weg zu machen.

Vulnerabel durch Härte

Eine andere Gruppe von Betroffenen trifft Long Covid oder Post Vac wie aus heiterem Himmel. Es sind oft jüngere Menschen, die fit und nicht selten sportlich aktiv sind. Sie nehmen intensiv am Leben teil, und aus diesem werden sie plötzlich durch die Post-Covid-Erkrankung herausgerissen.

hoher Leistungsanspruch

Nicht immer kann man hier erkennen, was zur Vulnerabilität bezüglich der Erkrankung beigetragen haben könnte. Manchmal stellt sich heraus, dass die Leistungsfähigkeit mit innerer Härte und einem sehr hohen Leistungsanspruch einherging. Manchmal entdecken Betroffene, dass schon vorher ganz leise Signale da waren, dass der Bogen überspannt war, dass man zu hart zu sich selber war – obwohl nach außen hin noch alles »funktionierte«. Das verdeutlicht folgende Geschichte eines Patienten, der sich vor seiner Erkrankung zwar komplett gesund gefühlt, seine Ressourcen aber durch pausenlose Überspannung deutlich geschwächt hatte:

»***Für mich war sportliches Leistungsvermögen*** immer ganz wichtig. In meiner Freizeit trainierte ich mehrere Kampfsportarten. Nach einer Corona-Infektion, die mit hohem Fieber und schweren Symptomen einherging, erholte ich mich nicht mehr. Mein Problem dabei ist, dass man mir äußerlich gar nichts ansieht. Aber ich schaffe es nicht mehr, eine Etage die Treppe hochzugehen. Nach dem Duschen fühle ich mich so erschöpft, dass ich mich manchmal lieber abföhne anstatt mich abzutrocknen.
Dieser Zustand rüttelt zutiefst an meinem Selbstwertgefühl, denn ich bin eigentlich der Ansicht, dass man fast alles schaffen kann, wenn man es nur will und genügend Durchhaltevermögen hat. Doch all meine trainierte Kraft ist nun nutzlos wegen der bodenlosen Erschöpfung. Häufig komme ich in einen Zustand von innerer Unruhe und Rastlosigkeit, während der Körper selbst für alltägliche Tätigkeiten unbrauchbar ist.«
Im therapeutischen Gespräch ging es zunächst einmal darum, eine Haltung der Akzeptanz zu finden, um den Körper und seine Bedürfnisse wahrnehmen zu können. Das Ziel war, sich besser im Hier und Jetzt zu spüren, anstatt sich nach der Leistungsfähigkeit vor der Corona-Erkrankung zurückzusehnen. Hier

half auch der Austausch mit anderen Betroffenen. Dabei wurde dem Patienten deutlich, dass seine Symptome nicht ein Produkt von Einbildung oder innerer Schwäche waren.
Er profitierte sehr von Wärmeanwendungen, die ihm ein positives Körperempfinden verschafften. Sie ermöglichten ihm, sich wieder im eigenen Leib verwurzelt zu fühlen. Ganz langsam fing er ein körperliches Aufbautraining an, das er im Rahmen einer stationären Reha-Maßnahme intensivieren konnte. Dadurch gelang es ihm, nach vielen Monaten wieder bei der Leistungsfähigkeit anzukommen, die er von sich kannte.
Rückblickend auf seine Krankheitsphase sagte er später, dass er jetzt die Signale seines Körpers besser wahrnehmen könne und besser verstanden habe, was der Unterschied sei zwischen »Stärke« und »Härte«.

Vulnerabel durch Krankheitsanlagen

Es gibt auch Erkrankte, deren Vulnerabilität vor allem in einer körperlichen Krankheitsanfälligkeit besteht und bei denen diese stärker zutage tritt, nachdem das Immunsystem durch eine Covid-Infektion oder eine Impfung irritiert wurde. Beispielsweise gibt es Betroffene, bei denen sich ein latentes Asthma bronchiale nach einer Corona-Infektion oder Impfung verschlechterte und zu länger andauernden Atemproblemen führte. Es kommt auch nicht selten vor, dass sich eine zuvor schlummernde rheumatische Erkrankung auf diese Weise manifestiert. Auch weitere körperliche Krankheitsanlagen können wachgerufen werden, wie die folgende Krankengeschichte verdeutlicht:

Irritation des Immunsystems

»***Vor etwa zehn Jahren*** bekam ich Herzrhythmusstörungen. Der Arzt diagnostizierte Vorhofflimmern. Das Herzklopfen und das Gefühl der Unruhe in der Brust plagten mich sehr. Ich musste einige Zeit Medikamente nehmen und bekam zweimal eine Elektrostoß-Therapie für den Herzrhythmus (eine sogenannte Cardioversion). Danach blieb das Herz im normalen Rhythmus und ich konnte unbeschwert leben.
Im Frühsommer 2021 ließ ich mich gegen Corona impfen und fühlte mich unmittelbar danach sehr unwohl. Ich war schwach auf den Beinen und das Herz pochte immer wieder wie wild. Ich wusste nicht, wo meine Kraft geblieben war.
Das Herzklopfen hielt manchmal tagelang an, daher ging ich zum Arzt. Er diagnostizierte einen Rückfall des Vorhofflimmerns. Obwohl ich wieder Medi-

kamente nehme, tritt es immer wieder anfallsartig auf. Und ich kämpfe mit körperlicher Schwäche, Müdigkeit und bin sehr niedergeschlagen.«
Die Therapie im anthroposophischen Krankenhaus hatte das Ziel, zunächst die geschwächten Lebenskräfte wieder anzuregen. Insbesondere in der Herzregion fühlte die Patientin eine durchdringende Schwäche, daher wurden hier verschiedene therapeutische Auflagen angewendet. Bei Bewegungstherapien und morgendlichen Fußbädern konnte sie fühlen, dass sie langsam wieder Anschluss an ihre Kräfte bekam. Die Episoden von Herzrhythmusstörungen wurden nicht mehr als so gravierend erlebt. Und sie erlernte Möglichkeiten und Anwendungen, um ihre empfindliche Herzregion immer wieder zu kräftigen.

an der Vulnerabilität lernen

Das Thema Vulnerabilität ist wichtig, weil es viele Betroffene erfahrungsgemäß im Verständnis und auch beim Bewältigen ihrer Situation weiterbringt. Manchmal ist die Vulnerabilität etwas, an dem man lernen und sich entwickeln kann. In anderen Fällen entdeckt man etwas, das einem wie eine unliebsame, aber doch ganz klar mit dem eigenen Leben zusammenhängende Aufgabe gegeben ist. So ging es der oben geschilderten Patientin mit ihrer Depression.

Auch eine rein körperliche Vulnerabilität muss nicht in Hilflosigkeit münden. Bei der Beschäftigung damit kann man bemerken, dass der Long-Covid- oder Post-Vac-Zustand nicht aus heiterem Himmel auf einen hereingestürzt kam, sondern mit dem eigenen Leben, den eigenen Schwächen zu tun hat, um die man sich kümmern kann und darf. Wenn es gelingt, das aufzugreifen, ist man ein Stück weniger Opfer der Erkrankung, dafür umso mehr ein aktiver Mitgestalter seiner Gesundung.

Fatigue: Der Schlaf und die Dornenhecke

inneres Erleben von Fatigue

Kehren wir wieder zum Dornröschen-Märchen zurück. Nach dem Spindelstich fällt das Mädchen an Ort und Stelle in einen tiefen Schlaf. Mit ihrem Hinwegsinken kommt der böse Zauber über das ganze Schloss, und alles schläft ein: König und Königin, dazu alle Bediensteten, selbst der Koch, der gerade seinen Küchenjungen ohrfeigen wollte. Auch alle Tiere schlafen ein. Eine gespenstische Ruhe senkt sich über alles.

Das Märchen gibt hier eine sehr detaillierte Beschreibung des inneren Erlebens von Menschen mit Fatigue. Das Schloss kann man als symbolisches Bild für den Organismus sehen. Er fällt in einen merkwürdigen Schwebezustand, in dem zwar noch Leben ist, durch den man aber trotzdem nicht mehr richtig am Leben teilnehmen kann. Alles im Schloss bleibt am Leben, aber dennoch ist niemand wirklich lebendig.

merkwürdiger Schwebezustand

Man könnte einmal das gedankliche Experiment machen und einen Arzt ins Schloss schicken. Dieser würde König und Königin untersuchen, ebenso Koch und Küchenjungen und alle anderen: Er findet mit herkömmlichen Mitteln nichts, was ihren Zustand erklären könnte. Lunge in Ordnung, Herz und Kreislauf in Ordnung, keine strukturellen neurologischen Schäden. Keine abnormalen Laborbefunde.

Diese Erfahrung machen viele Betroffene von Long Covid und Post Vac: Sie gehen von Facharzt zu Facharzt, nirgends wird etwas wirklich Erklärendes für ihren Zustand gefunden. Es kommt die bohrende Frage auf, ob man sich das alles einbildet, ob es »nur psychisch« sei. Das Dornröschen-Märchen liefert hier ein sehr hilfreiches Bild, indem es einen Zustand beschreibt, der objektiv vorhanden und also *nicht eingebildet* ist und der sich dennoch bei augenscheinlich kompletter organischer Gesundheit entwickelt. Es gibt diesen Zustand deshalb so gut wieder, weil es das Statische und Unbewegliche hervorhebt, woran Menschen mit Fatigue-Symptomatik leiden. Es schildert die gespenstisch anmutende Stille, die das Schloss befällt. Nichts regt sich mehr.

statischer, unbeweglicher Zustand

Ein gesunder Zustand würde sich durch Beweglichkeit auszeichnen, durch munteres Treiben abends und erholsame Ruhe nachts. Aber im Schloss herrscht nur Ruhe. Hier kommen wir zum Unterschied zwischen Fatigue und einem gesunden Schlaf-Wach-Rhythmus. Ein gesunder Schlaf dauert normalerweise einige Stunden, und danach wacht man erfrischt und gestärkt auf, kann aktiv werden. Zum erholsamen Schlaf in der Nacht gehört die Aktivität des Tages. Wie Höhen und Tiefen einer großen Wellenbewegung wechseln sich diese Zustände rhythmisch ab.

Bei Fatigue flacht diese Wellenfigur ab, und es entsteht ein unbewegliches Mittelmaß. Einerseits ist der nächtliche Schlaf bei vielen Betroffenen nicht mehr erquickend, man wacht morgens erschöpft auf. Und tags wiederum ist man häufig nicht richtig wach, Sinnesfunktionen und Denkleistung sind wie im Nebel. Im Englischen bezeichnet man diesen Zustand dementsprechend als »brainfog«. Das bedeutet, dass das eigene Bewusstsein sich nicht ungehindert in die Aktivität des Nervensystems einschalten kann.

Abflachen der Wellenfigur

Die Abflachung der Welle zwischen Tag und Nacht kann so weit gehen, dass man trotz stärkster Erschöpfung während des Tages am Abend nicht einschlafen kann oder nachts dauernd aufwacht. Schlafstörungen sind häufige Begleiter von chronischer Fatigue.

Das Bild des Märchens geht noch weiter. Es beschreibt, dass rings um das Schloss eine große Dornenhecke wächst. Das ist das Bild für einen Lebensprozess, der einerseits wächst und wuchert, in der Dornenbildung aber gleichzeitig einen gehemmten, verhärteten und abschreckenden Charakter hat. Zusammen bilden diese wild wuchernden Gewächse einen undurchdringlichen Wall um das Schloss.

gefangen im eigenen Organismus

Menschen mit starker Fatigue fühlen sich manchmal wie Gefangene in ihrem Organismus. Das bedeutet: Die Lebendigkeit des Körpers ist zwar vorhanden, steht aber nicht ausreichend für Denken, Wachheit und Bewegung zur Verfügung. Der Organismus scheint in seinen Lebensprozessen wie gefangen zu sein. Das kann so weit gehen, dass man sich wie in sich selbst eingemauert fühlt. Das Märchen beschreibt es mit den Worten, dass selbst »die Fahne auf dem Dach« durch die wuchernde Dornenhecke nicht mehr sichtbar war.

Eine Fahne auf dem Dach, die niemand mehr sehen kann, wofür steht dieses Bild? Es steht für das Erlebnis, dass die Fatigue so stark ist, dass man komplett die Verbindung zum »Himmel« über sich und damit die Hoffnung verliert.

Man kann sich fragen, was mit der Dornenhecke eigentlich vor dem hundertjährigen Zauberschlaf war. Wahrscheinlich hatte der König einen tüchtigen Gärtner, der sich täglich um die Grünanlagen rings um das Schloss kümmerte. Er besorgte den richtigen Schnitt bei Rosensträuchern und anderen Gewächsen. So sorgte er dafür, dass das Grün in richtiger Art geformt war.

Form und Ordnung

Man kann das Bild auch auf den Organismus übertragen: Dieser benötigt nicht nur Lebenskraft, sondern auch Form und Ordnung. Durch den merkwürdigen Dornröschenschlaf fehlt die Instanz, die dem Leben die richtige Ordnung gibt. Die Ordnungskraft ist nicht aktiv, die Lebensprozesse im Organismus sind sich in gewisser Weise selbst überlassen.

Luftnot und die Einengung des Atemrhythmus

> *Und der Wind legte sich, und auf den Bäumen vor dem Schloss regte sich kein Blättchen mehr.*

Das Märchen beschreibt in vielen Facetten den merkwürdigen Zustand des Zauberschlafes. Es werden in bildhafter Sprache Erlebnisse angesprochen, die Fatigue-Betroffene häufig am eigenen Leib erfahren. Beispielsweise eine Veränderung des Verhältnisses zur Luft. Das Erlebnis von Luftnot kennen viele Long-Covid-Patienten. Auch bei Post Vac kann es auftreten, scheint hier aber seltener zu sein. Es kann sich auf verschiedene Arten zeigen. Manche Betroffenen spüren, dass sie bei körperlicher Anstrengung wesentlich schneller außer Atem geraten. Andere leiden unter einer beklemmenden Atemnot auch in körperlicher Ruhe. Wieder andere erleben, dass der Atem häufig »ins Stocken gerät«, also nicht mehr so flüssig ist. Manche bemerken auch, dass sie sich viel mehr bewusst auf das Atmen konzentrieren müssen.

anderes Verhältnis zur Luft

Einatmung und Ausatmung sind elementare Bewegungen des Lebens. Das Einatmen hat mit einer gewissen Anspannung zu tun, das Ausatmen wiederum mit innerer Entspannung. Im Einatmen werden wir wach und anwesend, das kann man beispielsweise bemerken, wenn man einen Schreck bekommt und reaktiv einatmet. Ausatmen hat mit Loslassen zu tun, das kann man nach einer überstandenen Anspannung feststellen, wenn einem ein tiefer Seufzer der Erleichterung entfährt. Im Atmen pendelt der Organismus ständig ganz leicht zwischen Anspannung und Loslassen.

Wie eine Welle fließt der gesunde Atemzyklus in rhythmischem Gleichmaß: einatmen-ausatmen, einatmen-ausatmen und so immer weiter. Bei Betroffenen von Luftnot durch Long Covid ist diese Wellenbewegung häufig abgeflacht, das freie Spiel zwischen Einatmen und entspannendem Ausatmen ist eingeengt. Wir begegnen hier einer wichtigen Signatur, die wir schon bei dem Symptom der Fatigue angesprochen haben: Die rhythmischen Pendelbewegungen des Lebens, sei es zwischen Schlafen und Wachen, sei es zwischen Einatmung und Ausatmung, werden durch die Erkrankung eingeengt, sie sind gewissermaßen zu fest.

Einengung der Atmung

Fatigue und der Wärmeorganismus

Das Feuer, das auf dem Herde flackerte, ward still und schlief ein.

Es ist schon ein merkwürdiges Bild in dem Dornröschen-Märchen, das uns vom »Einschlafen des Feuers« berichtet. Es wird nicht gelöscht, es brennt auch nicht fertig und geht dann aus, nein – es schläft. Damit wird angedeutet, dass alles da ist, damit das Feuer brennen könnte: ein Ofen, ein wenig Glut, frisch nachgelegtes Holz – aber es brennt dennoch nicht. Es wird also kalt im Schloss. Und mit der Kälte ist es kein richtig gut bewohnbarer Ort mehr.

Entwicklung und Verwandlungsfähigkeit

Was bringt dieses Bild zum Ausdruck? Feuer ist der Inbegriff von Wärme. Wärme ist die Basis von Entwicklung und Verwandlungsfähigkeit – im Menschen und in der Natur. Ein Blick in den Jahreslauf kann das verdeutlichen: Wenn im Frühjahr die Tage wärmer werden und die frostige Kälte des Winters vertrieben wird, beginnt die Natur überall, sich zu regen: Zwischen dem braunen Laub schauen die ersten grünen Triebspitzen hervor. Die kahlen Bäumen beginnen auszuschlagen. Erste Blüten zeigen sich. Je wärmer die Tage werden, desto größer entfaltet sich das sagenhafte Naturschauspiel. Überall wächst und sprießt es. Die wärmer werdende Sonne wirkt wie ein Quellpunkt für eine unglaublich impulsive und vielfältige Wachstumsdynamik.

Der Mensch ist nicht so abhängig von den Temperaturunterschieden und dem Jahreslauf wie die Pflanzen. Er hat seinen eigenen Wärmeorganismus, der eine konstante Körpertemperatur etwa zwischen 36 und 37 Grad Celsius aufrechterhält. So wie die Pflanzen die warme Sonne benötigen, um zu wachsen, braucht der menschliche Organismus seinen eigenen Wärmeorganismus, um zu leben. Von der Aktivität dieser inneren Wärme hängt viel ab: die Aktivität des Stoffwechsels, unserer Muskulatur, auch unseres Immunsystems. Und auch die Seele benötigt die innere Wärme, um sich gut im Leib zu verankern. Denn wir fühlen uns nur wohl im Körper, wenn dieser das richtige Maß an Wärme hat. Jede Bewegung hängt davon ab, dass genügend Wärme vorhanden ist. Ein Musiker beispielsweise kann noch so geschickt auf seinem Instrument sein – sobald er kalte Hände hat, kann er es nicht gut und flüssig spielen. Die kalten Hände »gehorchen« dem Willen nicht richtig, sie sind nicht beweglich. Gleichsam ist die Seele in einer kalten Hand nicht richtig präsent – kalte Hände fühlen sich taub und fühllos an. An diesem Beispiel sehen wir, dass es genügend Wärme braucht, um Seele und Leib zu einer lebendigen, beweglichen Einheit zu verbinden.

Verbindung von Seele und Leib

Sehr viele Long-Covid- und Post-Vac-Betroffene berichten über Veränderungen ihres Wärmehaushaltes. Viele leiden beispielsweise vermehrt an kalten Händen oder Füßen. Auch in anderen Körperregionen können Zonen existieren, die nicht richtig warm werden. Manche Betroffenen beklagen auch eine Art inneres Frösteln oder vermehrte Kälteempfindlichkeit seit ihrer Covid-Erkrankung. Seltener, aber ähnlich einschränkend sind Hitzewallungen oder vermehrtes Schwitzen auch bei kleinster Anstrengung – hier kann der

Körper zwar Wärme produzieren, aber die innere Ordnung der Wärmeorganisation ist nicht mehr vorhanden.

Oft werden Veränderungen im Wärmeempfinden als Randphänomene des Post-Covid-Syndroms gesehen. Doch die hier erwähnten Aspekte machen deutlich, dass Wärme eine zentrale Qualität des menschlichen Organismus darstellt. Daher ist es bei der Therapie enorm wichtig, den irritierten Wärmeorganismus zu unterstützen und zu stärken (siehe auch Seite 111 ff.).

Wärme als zentrale Qualität

Von der heilenden Tat des Prinzen

> *Ich fürchte mich nicht, ich will hinaus und das schöne Dornröschen sehen.*

Das Dornröschen-Märchen bleibt nicht bei der Beschreibung des hundertjährigen Zauberschlafes stehen. Es schildert auch die Wendung zum Guten. Die Erlösung wird personifiziert in einem Prinzen. Er bringt die Kraft zur Gesundung, durch seine Liebe und Willenskraft wird Dornröschen aus dem Zauberschlaf befreit.

Eigentümlicherweise treten in dem Märchen nicht nur ein Prinz, sondern mehrere auf: »Es ging aber die Sage in dem Land von dem schönen schlafenden Dornröschen«, so berichtet das Märchen, »also dass von Zeit zu Zeit Königssöhne kamen und durch die Hecke in das Schloss dringen wollten. Es war ihnen aber nicht möglich, denn die Dornen, als hätten sie Hände, hielten fest zusammen, und die Jünglinge blieben darin hängen, konnten sich nicht wieder losmachen und starben eines jämmerlichen Todes.« Eine sehr drastische Beschreibung von scheiternden Versuchen, den Zauberschlaf zu beenden.

Dann kommt der Prinz, der letztlich erfolgreich ist. Er ist dies nur, weil er in der richtigen Zeit eintrifft, also das Momentum der abgelaufenen hundert Jahre für seine Tat nutzen kann. Und er hat keine Furcht vor einem erneuten Scheitern. Er nimmt die Möglichkeit eines erneuten Scheiterns in Kauf und lässt sich von den Warnungen des alten Mannes nicht abhalten: »Da sprach der Jüngling: ›Ich fürchte mich nicht, ich will hinaus und das schöne Dornröschen sehen.‹ Der gute Alte mochte ihm abraten, wie er wollte, er hörte nicht auf seine Worte.«

der richtige Zeitpunkt

Scheitern gehört dazu

Schauen wir zunächst auf die Königssöhne, die so drastisch gescheitert sind. Sind das nur Randfiguren? Haben sie auch eine Bedeutung im Zusammenhang mit Long Covid und Post Vac?

essenzieller Teil des Geschehens

Zunächst kann man einmal sagen, dass die scheiternden Prinzen ganz essenziell zum Lauf des Dornröschen-Märchens dazugehören. Sie sind der komplementäre Teil des Dramas: Während im Schloss alles schläft und in Passivität verharrt, herrscht draußen umso drängendere Aktivität. Königssohn um Königssohn versucht, die Hecke zu durchdringen.

Wir können die Symbolsprache des Märchens so verstehen, dass es sich bei den einzelnen Königssöhnen nicht um verschiedene Personen handelt, welche die Dornenhecke durchdringen wollen, sondern um Versuche ein und derselben Person: des von Fatigue betroffenen Menschen. Dieser unternimmt immer wieder verzweifelte Versuche, um durch die Dornenhecke seiner Fatigue hindurch zum gefangenen Schloss (der eigenen Gesundheit) zu dringen und das Dornröschen (die darin gefangene Seele) zu befreien.

Das Motiv der scheiternden Prinzen kann uns sagen: Die unzählbaren Versuche, die man als Betroffener unternimmt, um die eigene Krankheit ungestüm zu durchbrechen, sind ein Teil des Geschehens. Ebenso die Erfahrung des Scheiterns dabei. Soll man wegen dieser Erfahrungen aufhören, weiter Anläufe in Richtung Gesundheit zu unternehmen?

Unterschied in der Haltung

Hier will das Märchen Mut machen. Es berichtet vom Erfolg eines Prinzen, den besondere Furchtlosigkeit, Willenskraft und Liebe auszeichnen. Und auch von einem feinen Unterschied in der Haltung, mit der er sich dem verwunschenen Schloss nähert.

Furchtlosigkeit, Willenskraft, Liebe

Was den erfolgreichen Prinzen auszeichnet, ist seine Unbeirrbarkeit. Obwohl so viele vor ihm schon gescheitert sind, obwohl ihm der Alte eindringlich abrät, will er den Versuch dennoch wagen. Er lässt sich nicht entmutigen. Dabei zeigt sein Wille keine Zeichen von Überheblichkeit oder egoistischer Härte. Er sagt nicht: »Ich will das schöne Dornröschen durch meine Stärke für mich erobern!« Er sagt auch nicht: »Mein Schwert ist so scharf und stark, ich werde schon mit den Dornen fertigwerden!« Stattdessen zeigt er eine Haltung, die gleichsam von Mut, Hoffnung und Liebe getragen ist. Sie führt zu seiner schlichten Äußerung: »Ich fürchte mich nicht, ich will hinaus und das schöne Dornröschen sehen.« Drei Aussagen sind in diesem Satz enthalten.

Mut, Hoffnung und Liebe

- *Ich fürchte mich nicht.* Ich folge meinem Impuls und lasse mich durch die Angst vor einem unguten Ausgang nicht vorab davon abbringen. Der warnende Alte ist dabei ein Sinnbild für alle Zweifel, die den Willen lähmen. Bei Fatigue-Betroffenen sagen diese Zweifel: Du hast es schon so oft versucht, du bist so oft gescheitert, lass es lieber bleiben. Versuche es erst gar nicht. Das Schloss (deine Gesundheit) ist eh verloren! Ganz genauso argumentiert der warnende Alte in dem Märchen.
- *Ich will.* Das sind zwei sehr schlichte, aber unglaublich tiefgründige Worte. Ich – das kann man nur zu sich selbst sagen. Es ist die Instanz, die immer nötig ist, wenn man etwas zur Besserung einer Situation unternehmen will. Es ist nicht das unpersönliche »man könnte« oder »man sollte«. Auch ein »Jemand muss sie doch retten« hilft hier nicht. Sondern nur dieses: »Ich will.«
- *Ich will ihr begegnen.* Die dritte Aussage des Prinzen ist eine sehr sonderbare: denn was will er eigentlich? Was ist Ziel und Inhalt seines Wollens? Er will das schöne Dornröschen, also die in der Fatigue gefangene Seele, *sehen.* Er will ihm also begegnen. Er will es wahrnehmen und Anteil an seiner Schönheit nehmen. Sein starker Wille ist also eingebunden in eine Geste der Anteilnahme. Er sagt nicht: Ich will das schöne Dornröschen *erobern.* Er will das schöne Dornröschen auch nicht gewaltsam *befreien.* Er will es auch nicht *haben.* Er will es zunächst einfach nur sehen. Hier zeigt sich die Bescheidenheit seines Anspruches, eine Signatur wahrer, freilassender Liebe.

Das Bemerkenswerte an dieser Haltung stellt sich noch deutlicher heraus, wenn man diese Worte vergleicht mit denen, die in dem Märchen verwendet werden, um die scheiternden Königssöhne zu beschreiben. Denn diese wollten, so die Sprache des Märchens, durch die Hecke des Schlosses *dringen.* Damit wird eine starke Zielgerichtetheit zum Ausdruck gebracht. Das Verb »dringen« ist verwandt mit dem Verb »drängen«, hierin spricht sich eine Ungeduld aus, die bis zur Zudringlichkeit reichen kann. Ein Wille, der eindringen will, kann nicht viel Rücksicht nehmen, weder auf sich selbst noch auf das, was links und rechts vom Weg liegt. Und so passiert es, dass die Dornen sich diesen Prinzen verweigern und sich ihrem Willen in den Weg stellen, »als hätten sie Hände«.

starke Zielgerichtetheit

warmer, offener Wille

Ganz anders reagieren die Dornen bei dem letzten Prinzen. Er kommt zu dem Zeitpunkt, als der hundertjährige Schlaf vorbei ist – er hat das Glück des richtigen Augenblickes. Und impulsiert von seinem warmen, offenen Willen geht er durch die Dornen, die aufblühen, sich freiwillig öffnen und hinter ihm wieder verschließen. Getragen von der Kraft des Augenblicks gelangt er durch den Dornenwall.

Das Märchen beschreibt danach detailliert, wie der Prinz durch das Schloss geht. Er sieht alles, was im Schloss schläft: die Pferde, die Jagdhunde, die Tauben auf dem Dach, König und Königin und den ganzen Hofstaat. Er geht ganz still und achtsam durch das Schloss, er greift nicht ein, rüttelt niemanden gewaltsam wach. »Da ging er noch weiter, und alles war so still, dass einer seinen Atem hören konnte«, so das Märchen. Seinen Atem hören – auch das kann man als Geste innerer Achtsamkeit verstehen. In dieser Haltung findet der Prinz endlich das schöne Dornröschen. Und es kommt zu dieser anrührenden Szene, dass er den Blick nicht mehr von ihr wenden kann und sie mit einem Kuss weckt.

»Und der Tag war gekommen, wo Dornröschen wieder erwachen sollte«

archetypisches Bild einer Liebestat

Mit dem Happy-End des Märchens fängt der Weg zur Gesundheit erst an. Das Märchen vermittelt ein archetypisches Bild einer Liebestat, welche Kraft zur Gesundung freisetzt. Aber so konzentriert sind die Vorgänge im wahren Leben freilich nicht. Es braucht in Wirklichkeit viele wiederholte Situationen, in welchen die in der Fatigue gefangene Seele den Kuss des Prinzen erlebt, um Stück für Stück neue Gesundheit zu erfahren.

> ***Die Schlüsselfrage ist:*** Wie kann ich selber in die Rolle des Prinzen kommen, der die Dornenhecke meiner Krankheit durchschreitet?
> Ein liebevolles und mutiges Zugehen auf das eigene Wesen, das zwar noch wachsen und gedeihen kann, aber durch die Erkrankung bisher daran gehindert wird, scheint dabei wesentlich zu sein.

Vielleicht entdecken Sie noch weitere Bezüge zwischen dem Märchen und Ihrem Umgang mit Ihrer Erkrankung. Es ist typisch für Märchen, dass sie *Angebote des Verstehens* machen, ohne definitive Erklärungen und eindeutige

Aussagen. Sie enthalten vielschichtige Bilder, die uns anregen können, Tiefe und Bedeutung in unserer persönlichen Situation zu entdecken.

vielschichtige Bilder

Es ist auch empfehlenswert, das Märchen immer wieder zu lesen. Beim wiederholten Gang durch die Geschichte nehmen die Bilder an Tiefe und Inspirationskraft zu, weit über das hinaus, was hier dargestellt werden konnte.

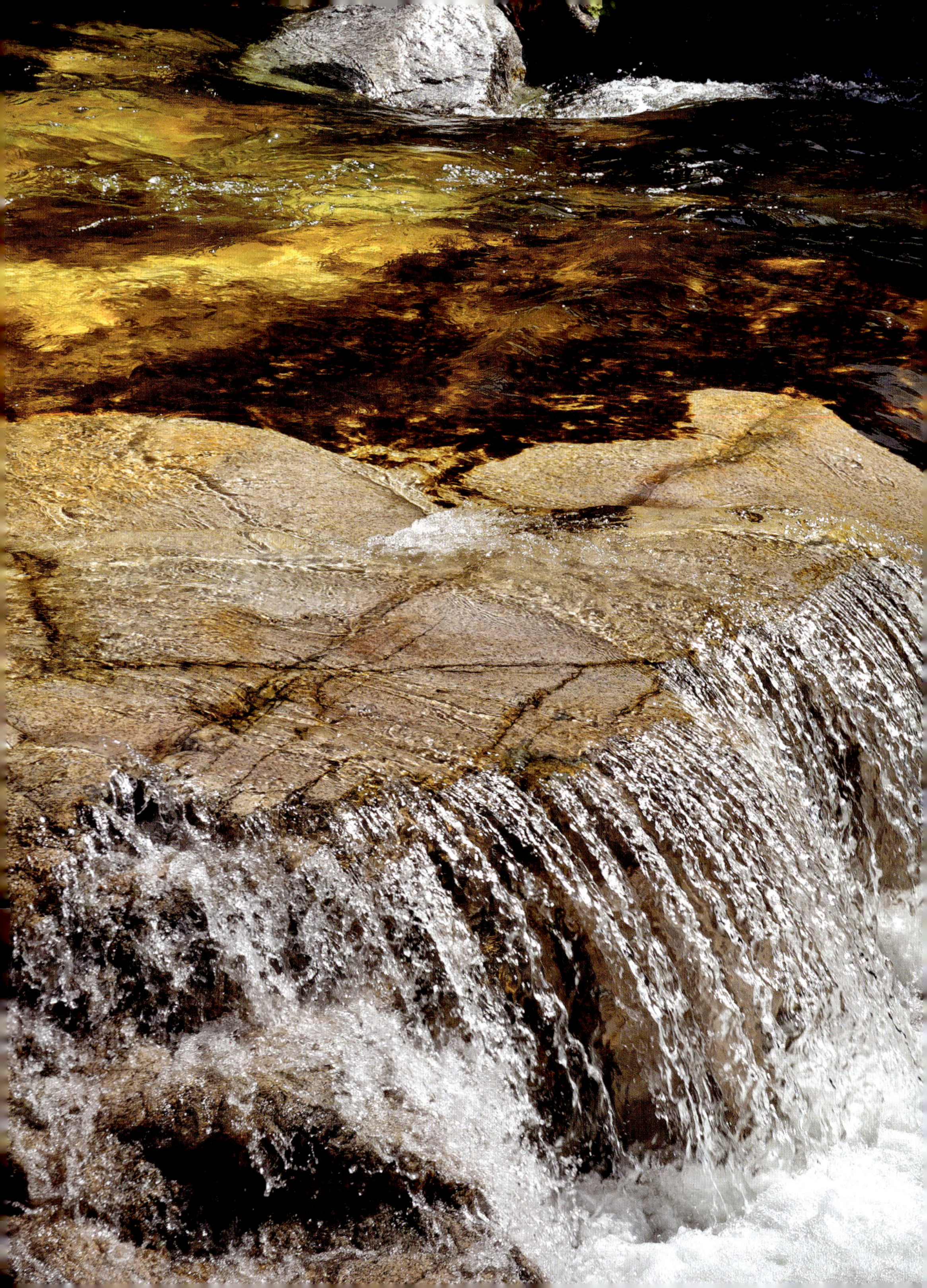

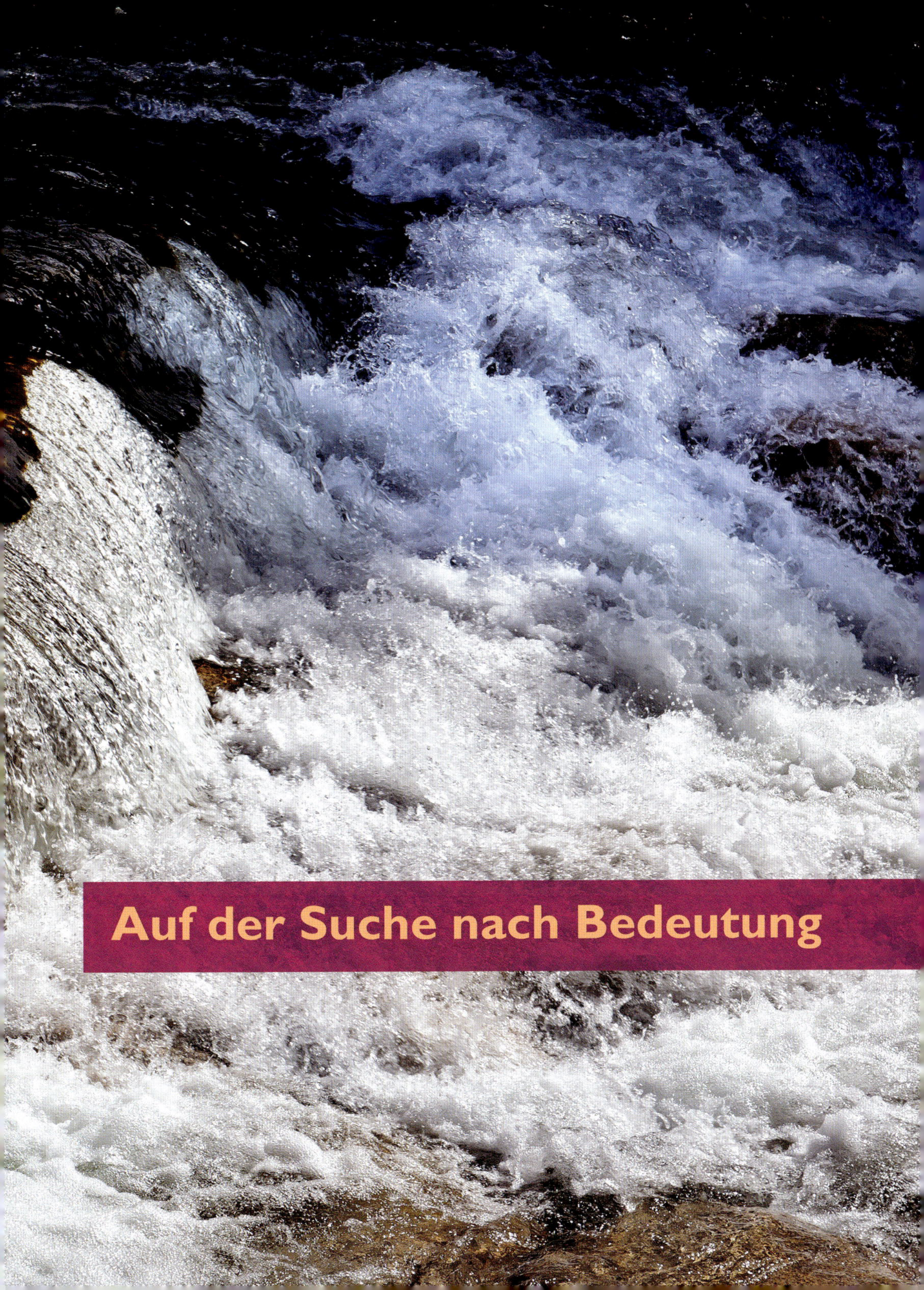
Auf der Suche nach Bedeutung

W*arum* ist mir diese Krankheit zugestoßen? Diese Frage stellen sich viele Betroffene von Long Covid oder Post Vac. Für viele wird die ungeklärte Warum-Frage ein Symbol ihres auszehrenden Kampfes mit dieser Erkrankung.

In diesem Kapitel soll versucht werden, diese Frage etwas zu modifizieren. Wenn man einmal probeweise aus dem *Warum* ein *Wofür* macht, schaut man in eine ganz neue Richtung. Man kann die Krankheit aus einem neuen Blickwinkel betrachten, nämlich: Könnte mir die Krankheit neben allem Schmerz und Leid vielleicht auch positive Entwicklungsimpulse geben?

neuer Blickwinkel

Die Krankheit kann nicht alles nehmen

Die Frage nach der Bedeutung ihrer Krankheitserfahrung ist für viele Long-Covid- oder Post-Vac-Betroffene ein kritischer Punkt. Denn gerade bei dem, was ihnen im Leben wichtig war, erleben sie einen herben Verlust. Die Erkrankung schneidet sie von vielem ab, was dem Leben Sinn und Inhalt gibt. Was geht den Betroffenen durch die Erkrankung nicht alles verloren! Die Erfüllung durch berufliches Engagement, durch Hobbys oder durch Sport kann ebenso verhindert sein wie das Zusammensein mit anderen Menschen. Long Covid oder Post Vac kann die Betroffenen herausreißen aus einem Leben voller lieb gewonnener Dinge. Das Dasein kreist dann um Symptome wie Erschöpfung, Konzentrationsstörungen, Schmerzen und vieles mehr. Wo soll man da Sinn und Bedeutung erleben?

Ein Weg könnte darin bestehen, sich einmal zu vergegenwärtigen, welche bedeutsamen Dinge die Krankheit einem *nicht* nehmen kann. Das klingt etwas banal, ist aber von enormer Wichtigkeit. Denn niemals kann eine Krankheit einem wirklich alles nehmen, was einen tiefen, inneren Wert hat. Manchmal wird auch gerade im Rahmen der Krankheitserfahrung deutlich, welchen großen Wert Dinge haben können, die man bislang mit einer gewissen Selbstverständlichkeit hingenommen hat.

Fähigkeit zu Interesse und Teilhabe

Eine sehr bedeutsame Fähigkeit, die selten durch eine Krankheit komplett verloren gehen kann, ist die *Fähigkeit zu Interesse und Teilhabe*. Selbst wenn man durch seine Erkrankung viel weniger aktiv sein kann, als einem lieb wäre, so kann man doch immer ein Interesse für die Umgebung haben. Sei es Interesse an schöner Musik, an einem guten Roman oder Film, sei es Interesse an geistigen und philosophischen Gedanken, sei es Interesse an dem, was ein nahestehender Mensch erlebt. Diese Art der inneren Anteilnahme kann auch dann bestehen bleiben, wenn man in seinen eigenen Aktivitäten sehr eingeschränkt ist.

innere Anteilnahme

In der ärztlichen Begleitung von kranken Menschen begegnen mir immer wieder beeindruckende Persönlichkeiten, die trotz schwerwiegender Erkrankungen eine große Fähigkeit zur Anteilnahme lebendig halten. Mir ist eine Patientin in Erinnerung geblieben, die durch eine neurologische Erkrankung über Jahre nahezu komplett ans Bett gefesselt war und die dennoch täglich mit großem Interesse Romane, wissenschaftliche TV-Sendungen oder ausgewählte Spielfilme verfolgte. Diese Fähigkeit, sich zu interessieren, so schien es, gab ihr ein großes Stück Lebenskraft. Sie nahm sehr lebendig Anteil an der Welt, obwohl sie sich durch die Lähmung nicht aus ihrem Bett bewegen konnte.

Wenn man sich aufmacht, bedeutsame Lebensinhalte zu suchen, die nicht von der Krankheit genommen werden konnten, dann eröffnet man sich den Blick auf lichte Stellen am manchmal so düsteren Himmel. Ab und zu ergeben sich durch so einen Bewusstseinsprozess auch Perspektiven, in welcher Hinsicht man sein Leben noch intensiver gestalten kann. Wenn man das Bedeutsame im Leben an den Stellen intensiviert, wo es die Krankheit einem nicht nehmen kann, so wiegt das, was man durch die Krankheit verloren hat, wesentlich leichter.

intensivere Lebensgestaltung

Entwicklung und Wachstum

Es gibt einen weiteren Lebensbereich von größter Bedeutsamkeit, der durch eine Krankheit nie verloren gehen kann. Das ist die Möglichkeit zu innerer Entwicklung, zu Wachstum und Reifung. Überall dort, wo man sich weiterentwickeln kann, wächst das Empfinden von Sinn und Bedeutung. Denn man erlebt dabei, dass die eigene Persönlichkeit in unterschiedlichen Dimensionen größer werden kann: nach innen, weil man Tiefe erlangt und sein ureigenes »inneres Sein« erschließen kann. Und nach außen, weil die eigenen Fähigkeiten wachsen, weil Erfahrung und Können größer werden.

Empfinden von Sinn und Bedeutung

Menschliche Entwicklung geschieht meist nicht kontinuierlich, sondern in bestimmten Schüben und Krisen. Und es gehört zu den Geheimnissen des Lebens, dass gerade die schmerzhaften Erfahrungen einer Krankheit gewisse »Entwicklungsschübe« auf dem Weg des inneren Wachstums auslösen können.

»Entwicklungsschübe«

Insofern ist es möglich, auch gerade *in der Auseinandersetzung mit seiner Erkrankung* einen sinnvollen Entwicklungsimpuls zu erleben. Die Grundfrage dabei lautet:

Ist es möglich, dass ich durch die Auseinandersetzung mit meiner Krankheit positive Entwicklungsanstöße gewinnen kann? Der Blick richtet sich damit nach vorne, in Richtung der im Entstehen begriffenen Zukunft.
Hierzu ein paar Fragen, die helfen können, seine Gedanken in diese Richtung zu wenden:

- Könnte es sein, dass ich gerade durch die Erkrankung neue Erfahrungen mache, die wichtig für mein Leben sein werden?
- Ist es möglich, dass ich im Umgang mit meiner Krankheit etwas lernen kann, was ich sonst nicht gelernt hätte?
- Bin ich vielleicht durch die Erkrankung auf etwas gestoßen worden, was sich in mir neu entwickeln möchte?

Auch das im vorherigen Kapitel besprochene Dornröschen-Märchen liefert wertvolle Bilder für positive Entwicklungsanstöße. Auf zwei davon soll im Folgenden eingegangen werden.

Der hundertjährige Schlaf oder Vom Sinn der Geduld

Geduld ist die heldenhafteste aller Tugenden,
weil sie eben kein Anzeichen von Heldentum trägt.
Giacomo Leopardi (1798–1837)

stillstehende Zeit

Das Grundmotiv des Dornröschen-Märchens ist die in völliger Reglosigkeit verharrende Zeit. Die »hundert Jahre« sind ja nicht wörtlich gemeint, sondern sollen einen unvorstellbar langen, kaum enden wollenden Zeitraum verdeutlichen. Unermesslich lang ist die Zeit des Wartens auf das Ende jenes geheimnisvollen Zauberschlafes im Dornröschenschloss.

Viele Betroffene von Long Covid oder Post Vac kennen dieses Erlebnis. Es kommt auf, wenn die Zeit beim Warten auf Besserung zäh dahinfließt. Es drückt sich aus im oft unerfüllten Warten auf eine Genesung von den Symptomen. Im Frust, wenn nach einem Fortschritt wieder ein Rückschlag kommt. All dies erfordert ein immenses Pensum an Geduld. Viele Betroffene erleben, dass ihre Fähigkeit, Geduld zu haben und warten zu können, durch die Krankheit auf sehr schmerzhafte Weise gefördert wird.

schmerzhafte Förderung von Geduld

Für manchen mag in dieser Tatsache gar nichts besonders Bedeutsames liegen. Worin kann schon der Wert bestehen, durch eine Krankheit zu Geduld und Langsamkeit verurteilt zu sein? Dabei ist zu beobachten, wie schnell es passiert, dass man bei der Suche nach Sinnhaftigkeit sich selbst im Weg steht. Denn häufig bewertet man den Sinn von Lebenserfahrungen vornehmlich anhand des äußerlich Sichtbaren: Wie viel Leistung erbringt man, wie hoch ist das angesehen? Was hat man »Sichtbares« davon?

Wir werden von einer medialen Öffentlichkeit geprägt, in der vor allem diejenigen Menschen hervorgehoben werden, die sportliche oder wirtschaftliche Hochleistungen erbringen, tolle Fahrzeuge fahren, teure Kleider anziehen, an ganz besondere Urlaubsorte fahren etc. Dabei gibt es doch auf der Welt schon so viele sportliche Hochleistungen, tolle Fahrzeuge und teure Kleider. Wenn man die Zerrüttung unserer Gesellschaft anschaut mit all ihren Konflikten und zwischenmenschlichen Zerwürfnissen, dann kann man sich fragen: Was braucht es eigentlich wirklich? Und man könnte beispielsweise darauf kommen, die Entwicklung von Geduld und Achtsamkeit als etwas ganz Wesentliches anzusehen, das für uns alle von existenzieller Bedeutung ist.

Was braucht es wirklich?

Möglicherweise liegt also der Wert dessen, was man durch die Erfahrung von Long Covid oder Post Vac lernen muss, gar nicht ausschließlich im persönlichen Wachstum. Vielleicht sind die Zusammenhänge ja noch größer. Es kann einem immerhin ins Auge springen, dass sich chronische Fatigue-Zustände gerade in unserer heutigen Zeit zu einer relevanten Erkrankung entwickeln. Gerade heute, wo sich das gesellschaftliche Streben nach mehr Tempo und Leistung zu einem immer stärkeren Selbstläufer entwickelt.

Long Covid und ähnliche Erkrankungen rütteln stark an der Werte-Ausrichtung unserer Leistungsgesellschaft. Sie lassen danach fragen, was eigentlich wirklich wichtig ist im Leben. Leidvoll stehen Fatigue-Betroffene vor einer Entwicklungsaufgabe, die eigentlich für die ganze Gesellschaft gelten sollte: nämlich Erfahrungen in Geduld zu machen und Langsamkeit zu akzeptieren.

Wenn man Geduld in ihrem positiven Wert begreift, kann man die Verzweiflung darüber, dass man als Fatigue-Betroffener in unserer schnelllebigen Gesellschaft häufig nicht mitkommt, in etwas Positives wandeln. Drehen Sie Ihr Langsamkeitsdefizit doch einmal um und machen Sie etwas Positives daraus! Beispielsweise, indem Sie sich zum »Botschafter der Langsamkeit«[23] erklären. Denn Langsamkeit ist eine ganz wichtige Qualität, von deren Entwicklung viele Menschen profitieren können. Warum also die eigene krankheitsbedingte Langsamkeit nicht als positive Chance dafür sehen, dass etwas mehr Entschleunigung in die Welt kommt?

Langsamkeit als wichtige Qualität

Das Aufwachen beginnt bei Dornröschen

Sehen wir uns noch ein weiteres Märchenmotiv an: Es gehört zu den anrührenden Details des Dornröschen-Märchens, wie der Prinz das schlafende Schloss weckt. Nachdem er einmal durch die Dornenhecke gekommen ist, sieht er alle schlafen, den ganzen Hofstaat mit König und Königin. Doch er lässt sie alle schlafen und sucht weiter, bis er das schöne Dornröschen findet. Sie weckt er dann mit seinem liebevollen Kuss.

Man könnte über die Szene schmunzeln. Denn der Prinz handelt ja nicht gerade nach korrekter Etikette! Sie gebietet es doch, sich als Fremder zuerst den Hausherren vorzustellen. Er hätte demnach durch den schlafenden Hofstaat zum Thron gehen sollen, König und Königin wachrütteln und in etwa sagen: Gestatten, ich bin der Prinz, ich darf Sie alle wecken, die hundert Jahre sind vorbei! Aber nein, er handelt anders, er erlaubt es sich, seinem Herzen zu folgen. Hier siegt die Liebe über die Vernunft.

Wie schon im vorigen Kapitel erläutert, kann man das Märchen so deuten, dass König und Königin für das bisher Erreichte stehen, während das Dornröschen den Entwicklungskeim der Zukunft repräsentiert. Und es ist in dieser Hinsicht doch bemerkenswert, dass die Erweckung des Schlosses bei Dornröschen beginnt. Wenn man die Bildlichkeit der Schlussszene des Märchens übersetzt, könnte dies so lauten: Indem das Potenzial der Zukunft liebevoll erweckt wird, kann auch das ganze Schloss aus dem Schlaf erwachen.

innere Anlagen »wachküssen«

Kann man darin einen Hinweis entdecken für den eigenen Umgang mit der Erkrankung? Man könnte beispielsweise danach suchen, welche innere Anlage und Entwicklungsmöglichkeit bei einem selbst die Rolle des Dornröschens hat, das wachgeküsst werden möchte. Denn das Leben ist, auch unter dem Eindruck einer schwierigen Erkrankung, die permanent sich bietende Gelegenheit einer positiven Entwicklung: zu werden, wer man noch nicht ist, aber sein könnte.

Gelegenheit positiver Entwicklung

Auch durch eine schwere Erkrankung wird niemals ganz unmöglich gemacht, dass man kontinuierlich die Gelegenheit zur Entwicklung der eigenen Potenziale bekommt. Und das Märchen kann in seiner Bildersprache dazu ermutigen, genau an der Stelle die Erweckung vom Zauberschlaf der Dauermüdigkeit zu versuchen, wo man die größte Liebe für einen schlafenden Entwicklungskeim in sich selbst erlebt.
Dafür ist es hilfreich, sich selber die Fragen zu stellen:

- Schlummern in mir vielleicht noch ganz unbewusste, persönliche Vorhaben?
- Wo fühle ich mich angesprochen, einen nächsten Entwicklungsschritt zu wagen?

Von diesem Schritt handelt die folgende Krankengeschichte:

»Ich arbeite als Abteilungsleiterin in einem größeren Unternehmen. In der Zeit der Pandemie musste ich unter hohem Druck arbeiten und große organisatorische Herausforderungen lösen. Nach einer Corona-Infektion erholte ich mich dann nicht mehr. Ich litt an ausgeprägter Fatigue und Schlaflosigkeit. Während eines Krankenhausaufenthaltes nahm ich an der Kunsttherapie teil. Im künstlerischen Umgang mit Farben, Schattierungen, Hell- und Dunkelmalereien konnte ich spürbar aufleben. Das freie kreative Arbeiten sprach etwas in mir an. Es ließ mich bemerken, dass ich hier ein Interesse habe, dem ich in meinem bisherigen Leben zu wenig nachgegangen war. Im Rückblick habe ich das Gefühl, dass meine künstlerische Ader wie ›vertrocknet‹ war. Ich nahm die Anregung mit nach Hause und gönne mir nun regelmäßig Zeit zum Malen. Im Alltag ist dies zu einem wesentlichen Kraftquell geworden.«

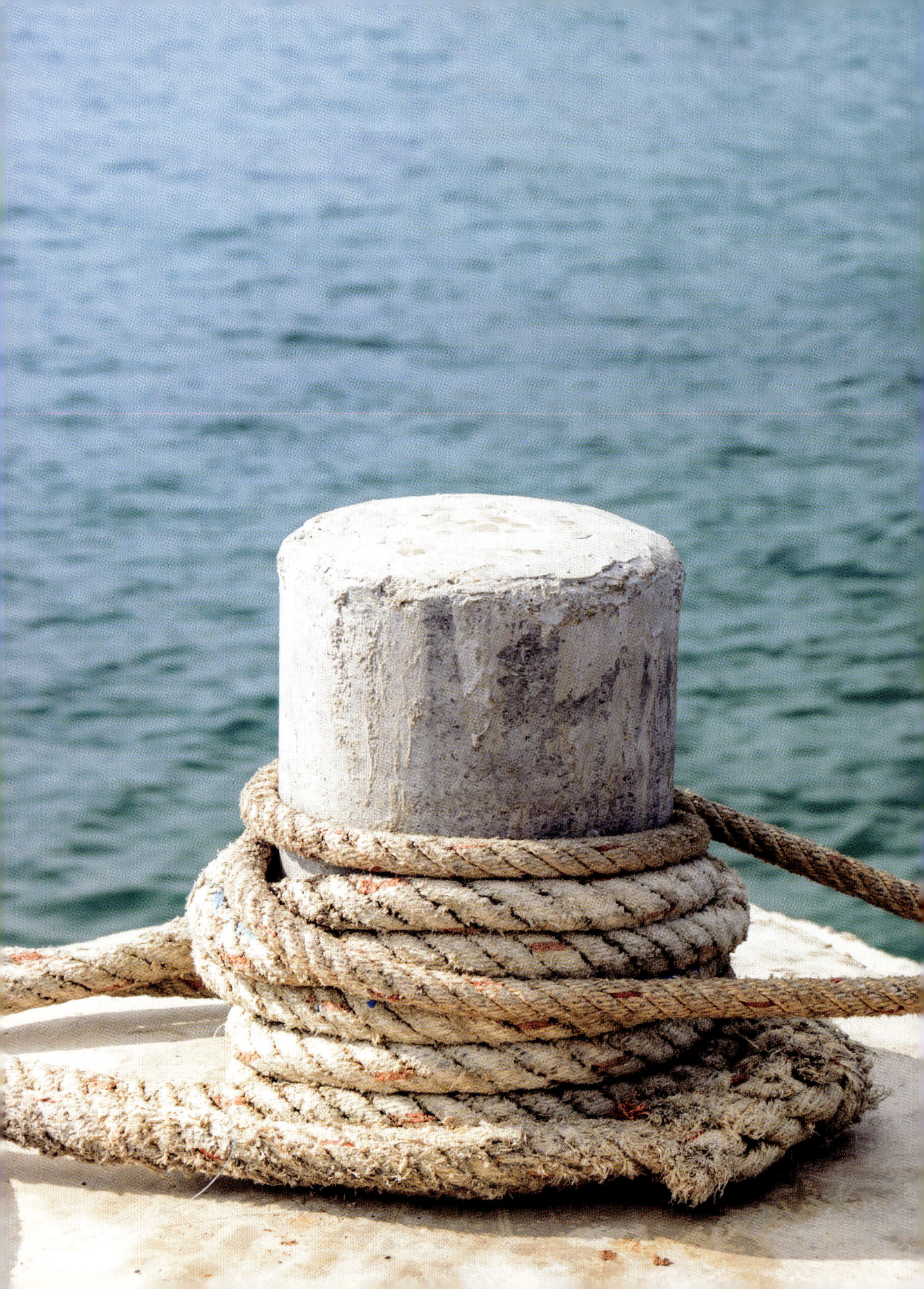

Von der Hilflosigkeit zur Handhabbarkeit – Zwölf Quellen für neue Gesundheitskräfte

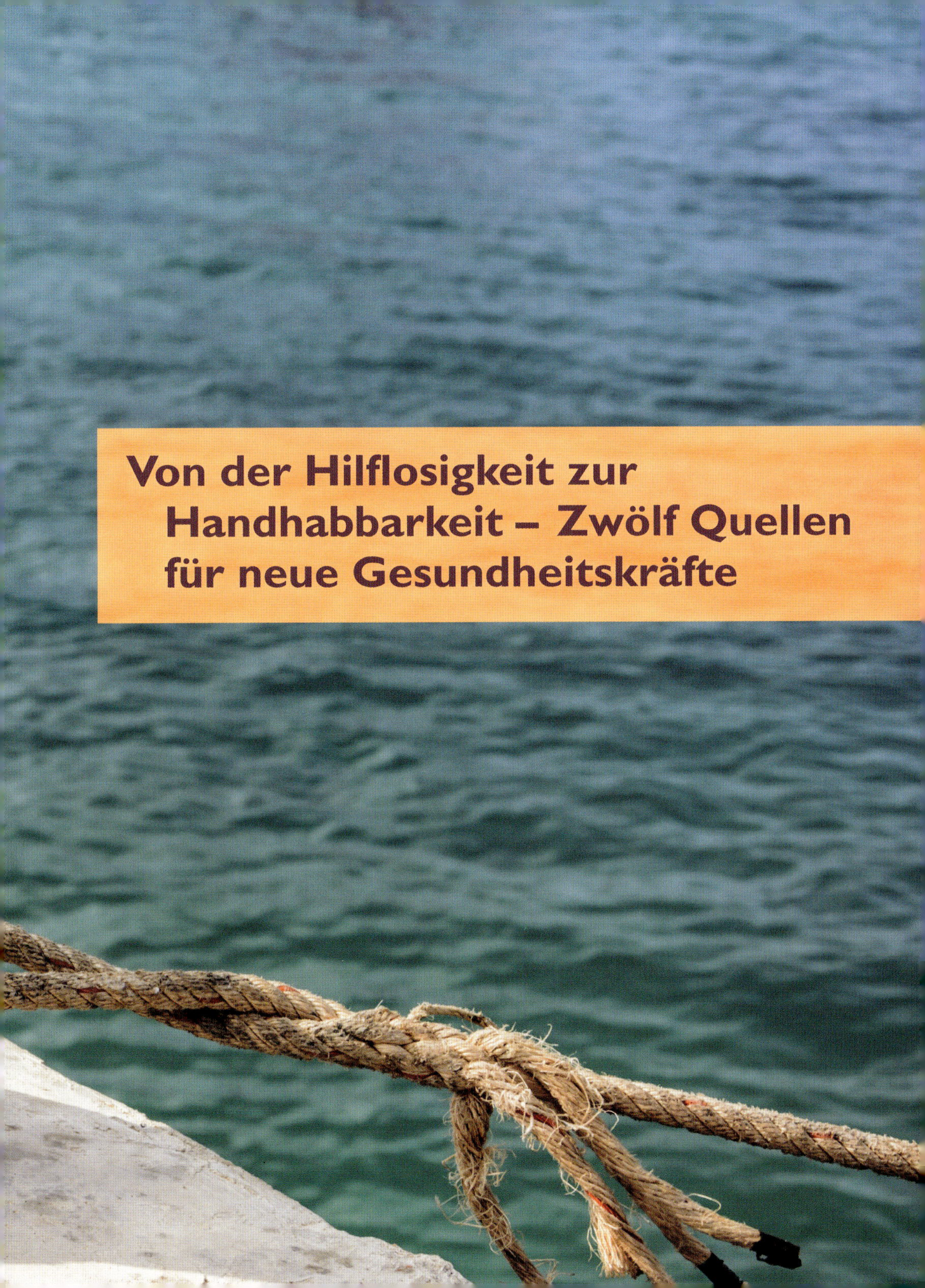

Basis für eine Entwicklung legen

In den folgenden Kapiteln werden erfahrungsbasierte Wege aufgezeigt, wie nach gesundheitlichen Einbrüchen durch Long Covid oder Post Vac neue Kräfte entstehen können. Es geht darum, die Basis für eine Entwicklung zu legen, die zu neuer Gesundheit führt. Das ist deshalb besonders wichtig, weil es sich bei Long Covid oder Post Vac nicht um Erkrankungen handelt, bei denen man einfach eine Ursache »ausschalten« könnte, um die alte Gesundheit wieder zurückzubekommen. Vielmehr geht es darum, eine neue Art von Gesundheit wachsen zu lassen.

Wo liegt Ihr Bedarf?

individuelle Erscheinungsbilder

Es werden Ihnen in den folgenden Kapiteln zwölf Elemente eines Weges zu mehr Gesundheit vorgestellt. Wenn Sie sich die Wirksamkeit dieser zwölf Elemente erschließen, dann können sie zu Quellen von neuen Gesundheitskräften werden. Um entscheiden zu können, welche der zwölf Elemente für Sie wichtig sein könnten, beginnen wir mit einer persönlichen Bedarfsanalyse. Denn die Erscheinungsbilder von Long Covid und Post Vac sind sehr individuell. Und entsprechend verschieden ist auch der therapeutische Bedarf.

Bedenken Sie dabei: Der wichtigste Maßstab für Ihren Weg zu neuer Gesundheit sind Sie selbst. Daher sind folgende Fragen sehr wichtig, um aus dem eigenen Bedarf heraus handeln zu können:

- Was ist momentan für mich wichtig?
- Was braucht mein Organismus?
- Welche gesundheitsfördernden Aktivitäten kann ich mit meinen reduzierten Kräften jetzt umsetzen?

eigenes Empfinden als Grundlage

Sie dürfen sich durch dieses Buch eingeladen fühlen, immer wieder Ihr eigenes Empfinden zur Grundlage der Entscheidung zu nehmen, welche Maßnahme für Sie die richtige ist. Werden Sie zur Expertin oder zum Experten Ihrer eigenen Gesundung!

1. Wärme – Das Kraftwerk des Körpers

Viele Betroffene von Long Covid oder Post Vac beobachten eine Schwächung ihres Wärmeorganismus. Das kann sich durch schnelles Frösteln oder Frieren sowie durch kalte Hände oder Füße ausdrücken. Viele Betroffene schenken diesen Phänomenen nur wenig Beachtung. Es handelt sich jedoch um ein ganz zentrales Symptom der Erkrankung, das therapeutisch von großer Wichtigkeit ist. Denn Wärme ist das »Kraftwerk« des Körpers! Ein aktiver und ausgeglichener Wärmeorganismus ist die Basis für leibliche Gesundheit.

zentrales Symptom

Frage zum Bedarf

Braucht Ihr Organismus Unterstützung bei der Bildung oder Verteilung von Körperwärme?

❍ nein ❍ eher selten ❍ manchmal ❍ meistens ❍ klares Ja

Hinweise zur therapeutischen Anregung der Wärme finden Sie ab Seite 111.

2. Rhythmus – Die innere Ordnung des Lebens

Viele Betroffene von Long Covid oder Post Vac stellen fest, dass es schwierig ist, ihren Rhythmus im Tagesablauf zu finden. Manche können nachts nicht gut schlafen, während sie tagsüber müde sind. Oder sie erleben plötzliche Krafteinbrüche und müssen sich während des Tages immer wieder hinlegen. Andere merken es kaum, wenn ihre Kräfte erschöpft sind, und haben es schwer, zum richtigen Zeitpunkt Pausen zu machen. Die bewusste Gestaltung der Zeit im Wechsel zwischen Aktivitäten und Pausen kann Regenerationskräfte und Wohlbefinden fördern. Auf diese Weise kann ein richtiger Rhythmus zum Wachsen von Lebenskraft beitragen.

bewusste Gestaltung der Zeit

Frage zum Bedarf

Schlafen Sie nachts schlecht und sind Sie tagsüber nicht genügend ausgeruht? Und würde es Ihnen guttun, Ihren Tagesablauf im Rhythmus zwischen Aktivitäten und Pausen bewusster zu strukturieren?

❍ nein ❍ eher selten ❍ manchmal ❍ meistens ❍ klares Ja

Hinweise zur rhythmischen Gestaltung des Alltags finden Sie ab Seite 129.

3. Konzentration und Aufmerksamkeit

Ein häufiges Gefühl bei Betroffenen ist, dass die Kräfte »auszufließen« scheinen. Man erlebt es als sehr schwer, sich selbst im Hier und Jetzt zu fokussieren. Das kann sich durch Konzentrationsmangel, sprunghafte Gedanken oder Vergesslichkeit äußern. Andere nehmen es durch eine Art innerer Nervosität wahr, wofür der englische Ausdruck »tired but wired« geprägt wurde – zu Deutsch: müde, aber dennoch aufgekratzt. – Es gibt verschiedene Möglichkeiten, Ruhe als innere Kraft zu üben und zu kultivieren. Aktive Ruhe kann damit zu einer Art Kristallisationspunkt für die Gesundungskräfte werden.

Ruhe als innere Kraft

> ***Frage zum Bedarf***
> Würde es Ihnen guttun, eine größere Fähigkeit zur Fokussierung und Konzentration auszubilden?
>
> ❍ nein ❍ eher selten ❍ manchmal ❍ meistens ❍ klares Ja
>
> Konkrete Übungen für die innere Konzentrationskraft finden Sie auf Seite 139 ff.

4. Freude – Ausblicke aus der »Dornenhecke«

Durch eine Erkrankung wie Long Covid oder Post Vac kann man sich fühlen, als wäre man innerlich gefangen. Dafür ist die Dornenhecke aus dem Dornröschen-Märchen ein stimmiges Bild. Man hat es leider nicht in der Hand, zu entscheiden, wie lange die Zeit in der Dornenhecke der eigenen Erkrankung dauert. Aber man kann etwas tun, indem man sich Ausblicke verschafft aus dieser verwunschenen Situation. Wenn man sich darauf besinnt, welche Anlässe zur Freude es trotz aller Beschränkung durch die Krankheit gibt, dann ist es, als würde man kleine »Sichtfenster« in die Dornenhecke schneiden, durch die man die schönen Seiten des Lebens sehen kann.

Anlässe zur Freude

> ***Frage zum Bedarf***
> Würde es Sie stärken, mehr Achtsamkeit auf Anlässe zur Freude zu verwenden?
>
> ❍ nein ❍ eher selten ❍ manchmal ❍ meistens ❍ klares Ja
>
> Mehr zum therapeutischen Potenzial der Freude finden Sie ab Seite 145.

5. Den sanften Willen kultivieren

Bedienen wir uns noch eines Bildes aus dem Dornröschen-Märchen: Es schildert sehr eindringlich, mit welcher Haltung der Offenheit und Liebe der Prinz durch die Dornenhecke schreitet. Das steht im Kontrast zum Erleben mancher Long-Covid- oder Post-Vac-Betroffener, die mit Härte und Disziplin ihren reduzierten Kräften begegnen. Viele beobachten, dass die Kräfte umso mehr schwinden, je härter und fester sie etwas durchziehen wollen. Offensichtlich geht es darum, den eigenen Willensanstrengungen einen sanften und offenen Charakter zu geben, damit die Kraft der Herzenswärme nicht abhandenkommt.

Kraft der Herzenswärme

Frage zum Bedarf
Kennen Sie das Gefühl, dass Ihre Kräfte rasch schwinden, sobald Sie etwas mit Härte und Disziplin erreichen wollen?

❍ nein ❍ eher selten ❍ manchmal ❍ meistens ❍ klares Ja

Mehr zur Kultivierung eines »sanften Willens« finden Sie ab Seite 151.

6. Den Überblick behalten

Wenn die Kräfte nicht mehr in natürlicher Fülle verfügbar sind, ist es sehr wichtig, sie gezielter einzusetzen. Viele Betroffene von Long Covid und Post Vac profitieren davon, zu lernen, klug und vorausschauend mit dem Krafthaushalt umzugehen. Dazu gehört es, richtig zu priorisieren und auch die Dosis der Belastung richtig zu wählen, das sogenannte »Pacing«. Wichtig ist zudem, dass man die eigenen Alarmsymptome erkennt und weiß, was man bei drohender Überanstrengung tun kann.

vorausschauen und priorisieren

Frage zum Bedarf
Besteht durch Ihre Erkrankung die Notwendigkeit, im Alltag bewusster mit einem reduzierten Kräftehaushalt umzugehen?

❍ nein ❍ eher selten ❍ manchmal ❍ meistens ❍ klares Ja

Hinweise, wie es gelingen kann, die Kräfte durch Überblick und Klarheit im Alltag aufrechtzuerhalten, finden Sie ab Seite 159.

7. Die Vitalität des Stoffwechsels fördern

Alles, was der Mensch als Nahrung zu sich nimmt, muss im Stoffwechsel komplett umgewandelt werden, damit es dem Organismus als Energie zur Verfügung stehen kann. Gelingt dies nicht, kann man sich schwer und müde fühlen.

»bleierne Schwere«

Gerade die »bleierne Schwere«, über die viele Betroffene von Long Covid und Post Vac klagen, kann man durch eine Vitalisierung des Stoffwechselsystems bessern. Hierfür bietet die Anthroposophische Medizin konkrete Möglichkeiten, unter anderem mittels natürlicher und homöopathischer Medikamente sowie mit äußeren Anwendungen.

Frage zum Bedarf

Haben Sie durch Ihre Erkrankung vermehrt den Eindruck, an einer bleiernen Schwere zu leiden?

❍ nein ❍ eher selten ❍ manchmal ❍ meistens ❍ klares Ja

Konkrete Maßnahmen zur Vitalisierung des Stoffwechselsystems sind ab Seite 169 zusammengestellt.

8. Die Vitalität von Lunge, Herz und Kreislauf anregen

Schwächegefühl in der Körpermitte

Auch die Vitalität von Lunge, Herz und Kreislauf ist bei den meisten Betroffenen von Long Covid oder Post Vac in Mitleidenschaft gezogen. Das kann sich durch ein Schwächegefühl in der Körpermitte, durch Herzklopfen, Atemprobleme oder auch andere Symptome bemerkbar machen. Man kann diese Schwäche wirksam behandeln, indem man die Vitalität der entsprechenden Organe fördert und anregt.

Frage zum Bedarf

Haben Sie den Eindruck einer Schwäche in Ihrer Körpermitte, also von Herz, Kreislauf und Lunge? Haben Sie ggf. spezifische Symptome wie Atemnot, Husten oder Herzklopfen?

❍ nein ❍ eher selten ❍ manchmal ❍ meistens ❍ klares Ja

Therapeutische Maßnahmen hierzu finden Sie ab Seite 179.

9. Die Vitalität des Nerven-Sinnes-Systems stärken

Auch das Nerven-Sinnes-System benötigt bei vielen Long-Covid- und Post-Vac-Betroffenen Unterstützung. Einschränkungen in diesem Bereich können sich durch Konzentrationsstörungen oder ein »benebeltes Gefühl« bemerkbar machen. Auch Kopfschmerzen können auftreten sowie eine erhöhte Sinnesempfindlichkeit. In diesen Fällen ist es gut, die Vitalität des Nerven-Sinnes-Systems zu fördern. Auch hierfür gibt es erprobte anthroposophisch-naturheilkundliche Medikamente, äußere Anwendungen und Bewegungsübungen.

Einschränkungen im Nerven-Sinnes-Bereich

Frage zum Bedarf
Leiden Sie durch die Erkrankung vermehrt an Benommenheit, Konzentrationsschwäche oder Sinnesempfindlichkeit?

❍ nein ❍ eher selten ❍ manchmal ❍ meistens ❍ klares Ja

Hinweise zur therapeutischen Unterstützung des Nerven-Sinnes-Systems bekommen Sie ab Seite 189.

10. In Beziehung zum Körper kommen – Die Heilkraft der Bewegung

Viele Long-Covid- und Post-Vac-Betroffene leiden daran, dass die körperliche Bewegungsfähigkeit enorm eingeschränkt ist. Dabei ist Bewegung eine ganz wesentliche Möglichkeit, in eine gesunde Beziehung zum eigenen Körper zu kommen und diesen zu stärken.

Stärkung des Körpers

Frage zum Bedarf
Haben Sie den Eindruck, dass mehr und regelmäßigere Bewegung Ihrer Gesundheit guttun würde?

❍ nein ❍ eher selten ❍ manchmal ❍ meistens ❍ klares Ja

Welche Maßnahmen beim Aufbau der Bewegungsfähigkeit empfehlenswert sind, erfahren Sie auf Seite 199 ff.

11. In Beziehung zum Leben gehen – Kraftorte in der Natur

Gute Beziehungen können eine ganz wesentliche Kraftquelle für die Gesundheit sein. Dies betrifft alle Ebenen von Beziehung: Beziehungen zur Familie, zu Freunden und Bekannten – aber in besonderem Maße auch Beziehungen zur Natur. Es kann sehr wertvoll sein, sich bewusst auf die Suche nach heilsamen Beziehungsmomenten zu machen. Kraftorte in der Natur bieten die Möglichkeit, in eine stärkende Beziehung zu den schöpferischen Kräften des Lebens zu treten.

Beziehung zu schöpferischen Kräften

Frage zum Bedarf
Meinen Sie, dass bewusste und achtsame Begegnungen mit der Natur Ihren Gesundheitskräften guttun könnten?

❍ nein ❍ eher selten ❍ manchmal ❍ meistens ❍ klares Ja

Hinweise, wie Sie eine Beziehung zu einem ganz persönlichen Kraftort aufbauen können, finden Sie auf Seite 205 ff.

12. Die Beziehung zum Geist pflegen – Spiritualität

Der Mensch kann neben der körperlichen und seelischen Beziehungsebene auch eine geistige Dimension in sich erleben. Gelebte Spiritualität ist eine Möglichkeit, mit seiner »geistigen Wurzel« in Beziehung zu treten und daraus Kräfte zu schöpfen. Dies kann auch in Krankheitssituationen von Bedeutung sein. Die Anthroposophische Medizin verfügt über einen Schatz an Sprüchen und Meditationen, die speziell für Erkrankungssituationen entwickelt wurden. Sie sind gut anwendbare Möglichkeiten, auf der geistigen Ebene etwas Heilsames für sich zu tun – unabhängig vom eigenen religiösen oder kulturellen Hintergrund.

Sprüche und Meditationen

Frage zum Bedarf
Haben Sie in Ihrer gesundheitlichen Situation das Bedürfnis, durch Besinnung auf geistige Inhalte Kraft zu schöpfen?

❍ nein ❍ eher selten ❍ manchmal ❍ meistens ❍ klares Ja

Hinweise und Anregungen hierzu finden Sie ab Seite 211.

Möglicherweise fragen Sie sich, welche innere Ordnung den hier vorgestellten zwölf Gesundheitsquellen zugrunde liegt. Sie lassen sich in vier Bereiche einteilen: *innere Ordnung*

- Zunächst stehen die Basiskräfte im Mittelpunkt, aus denen sich Gesundheit entwickeln kann. Hier sind körperliche Wärme, Rhythmus sowie die konsolidierende Kraft von Konzentration und Aufmerksamkeit zu nennen.
- Im zweiten Bereich geht es darum, die Kräfte wachsen zu lassen, die widerstandsfähiger gegen die lähmende Macht der Fatigue machen. Dazu gehören Momente der Freude, das Kultivieren der lebendigen Willenskräfte und auch die Fähigkeit zu Überblick und Abgrenzung.
- Der dritte Bereich umfasst Möglichkeiten, gezielt die Lebenskräfte anzuregen – im Verdauungssystem, im sogenannten rhythmischen System sowie im Nerven-Sinnes-System.
- Der vierte Bereich handelt davon, trotz der Erkrankung das Menschsein zu entfalten – durch Bewegung, durch Begegnungen und durch Besinnung auf geistige Inhalte.

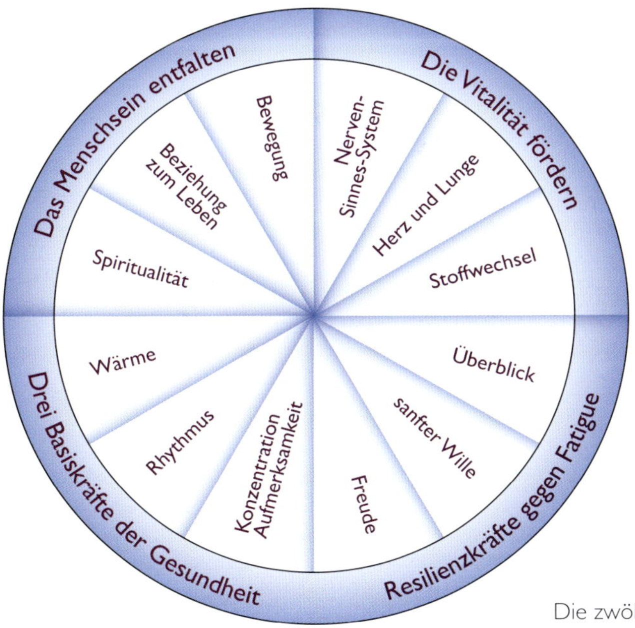

Die zwölf Gesundheitsquellen.

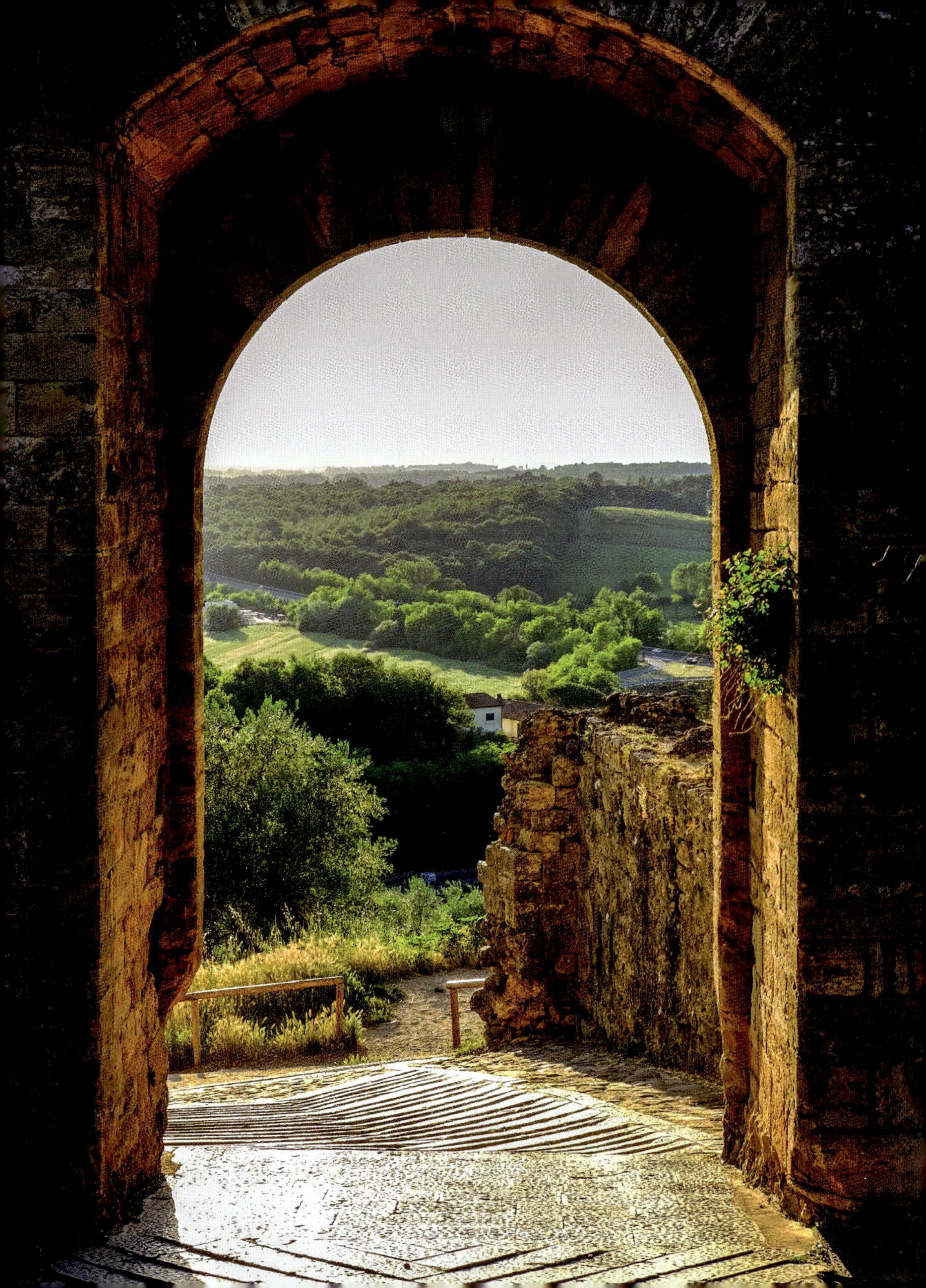

Wo soll ich beginnen?

Einen Anfang wagen

Wo lohnt es sich, zu beginnen? Am besten ist es, Sie gehen einmal Ihre Antworten zu den oben dargestellten zwölf Gesundheitsquellen durch und wählen sich drei bis vier davon aus, bei denen Sie Ihren Bedarf als hoch eingeschätzt haben. Lesen Sie dann die entsprechenden Kapitel und wählen Sie daraus jeweils eine bis drei Maßnahmen, von denen Sie den Eindruck haben, dass sie in Ihrer Situation helfen könnten.

Auswahl treffen

Insbesondere bei Brainfog (»Gehirnnebel«) und Merkschwäche ist es empfehlenswert, sich seine ersten Ziele aufzuschreiben. Im Anhang auf Seite 238 finden Sie eine Tabelle, die hierfür eine Hilfe sein kann.

Ziele aufschreiben

Eine Zeit festsetzen

Überlegen Sie sich eine konkrete Zeit, in welcher Sie die ausgewählten Übungen, Anwendungen und Gesundheitsaktivitäten ausführen wollen. Ein Zeitraum von vier Wochen hat sich hierfür als hilfreich erwiesen.

Die Zwischenauswertung

Nach vier Wochen können Sie eine kleine Bestandsaufnahme vornehmen:

- Was hat gutgetan und sollte weitergeführt werden?
- Was hat sich nicht bewährt?
- Ist inzwischen der Bedarf oder das Interesse an einem anderen der hier vorgestellten Aspekte gewachsen?
- Kann das Programm erweitert oder ergänzt werden?
- Oder ist der Alltag anforderungsreicher geworden, sodass manche Maßnahmen auch wieder reduziert werden müssen?

Den Kreis wachsen lassen

Auf die dargestellte Weise können Sie den Radius Ihrer gesundheitsfördernden Maßnahmen langsam wachsen lassen. Sie beginnen am besten klein und überschaubar. Nach jeder Periode von vier Wochen können dann neue Maßnahmen hinzukommen. Wie in einer Spirale können die Aktivitäten dann

»klein anfangen«

Stück für Stück erweitern vielfältiger werden, sich Stück für Stück erweitern. So kann die Gesundheit dort wachsen, wo es für Sie in Ihrer Situation nötig ist.

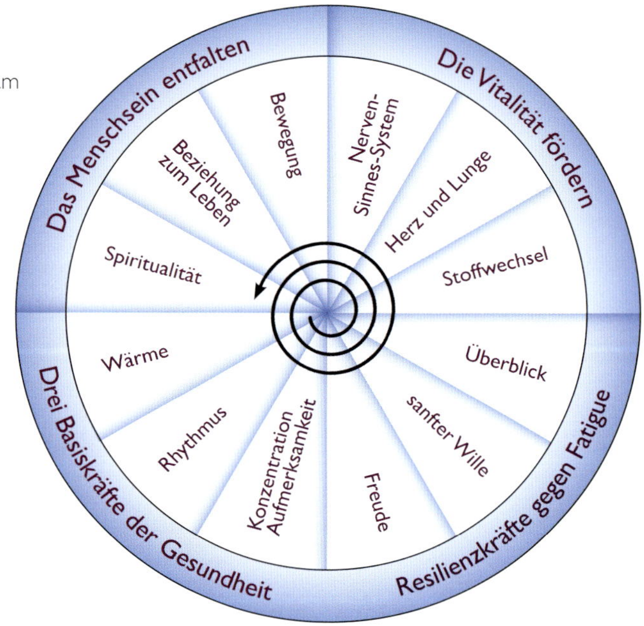

Die Aktivitäten innerhalb der zwölf Gesundheitsquellen langsam zu erweitern heißt, dass die eigenen Kräfte Stück für Stück wachsen können.

Gesundheit als Übungsweg

Es spielt keine Rolle, wie langsam du gehst,
solange du nicht anhältst.
Konfuzius (551–479 v. Chr.)

neue Fähigkeiten ausbilden Bei den hier vorgestellten Gesundheitsquellen geht es darum, neue Fähigkeiten auszubilden. Fähigkeiten erlangt man nie von allein, sie sind immer das Ergebnis von Übung. Und dies braucht meistens häufiges Wiederholen. Regelmäßige Übung ist vergleichbar mit einem Pfad, den man durch unwegsames Gelände bildet: Bei den ersten Durchgängen ist es am mühsamsten, und von dem Pfad ist noch nicht viel zu sehen. Mit der Zeit aber bildet sich eine sichtbare Spur, welche einem die Richtung weist und das Gehen erleichtert. Wenn man dann weiter dranbleibt, entsteht ein immer besser gangbarer Pfad. Nun braucht es nur noch wenig Mühe, ihn vor erneutem Überwuchertwerden zu bewahren. Das bedeutet, die erübte Fähigkeit ist »gebahnt« und mit relativ wenig Kraftaufwand immer wieder abrufbar.

abnehmender Kraftaufwand

- Beginnen Sie jeden neuen Pfad mit kleinen Schritten! Wenn man am Anfang zu forsch ausschreitet, kann man im unwegsamen Gelände rasch stecken bleiben. Es geht beim Üben eher darum, stetig zu sein und das Prinzip der Wiederholung zu beachten. Und noch ein weiterer Aspekt ist wichtig:
- Seien Sie bei Ihrer gesundheitsfördernden Praxis so milde zu sich selbst, wie es nur geht! Lassen Sie sich nicht dazu verleiten, sich mit gut gemeinten Aktivitäten zu überfordern. Damit würden Sie Ihre Energiereserven wahrscheinlich überstrapazieren. Wählen Sie lieber einige wenige Dinge aus, die auch an Tagen mit schlechtem Energielevel zu bewältigen sind. Seien Sie zurückhaltend mit Erfolgserwartungen. Wie wir in den vorangegangenen Kapiteln gesehen haben, ist der Faktor Zeit bei Long Covid und Post Vac unumgänglich. Wir können nur mit der Zeit gehen, nicht gegen sie!

Wenn Ihnen die Erkrankung zwischendurch wie ein hartnäckiger, undurchdringbarer Felsklotz vorkommt, dann hilft vielleicht das alte Sprichwort: *Steter Tropfen höhlt den Stein.*

Dieser Satz kann sehr viel über einen gelingenden Umgang mit chronischen Erkrankungen sagen. Denn wenn so ein undurchdringlicher Felsklotz vor einem liegt, ist es nicht ratsam, mit dem schweren Hammer anzurücken. Der Felsen ist stark, das Hämmern anstrengend – und ehe man es sich versieht, geht der Hammer kaputt. Auch ein harter Wasserstrahl, den man in unregelmäßigen Abständen mit voller Wucht gegen den Felsen richtet, ist nicht hilfreich. Das lässt den Felsen relativ unbeeinträchtigt. Aber ein steter fallender Tropfen, der fast mühelos den Felsblock trifft, kann mit der Zeit viel verändern. Ist das nicht ein schönes, Mut machendes Bild?

stetiges Üben

In diesem Sinne sei Ihnen gewünscht, dass Sie in den folgenden Kapiteln Elemente finden, die wie stete Tropfen Ihren Weg zu wachsender Gesundheit frei machen können.

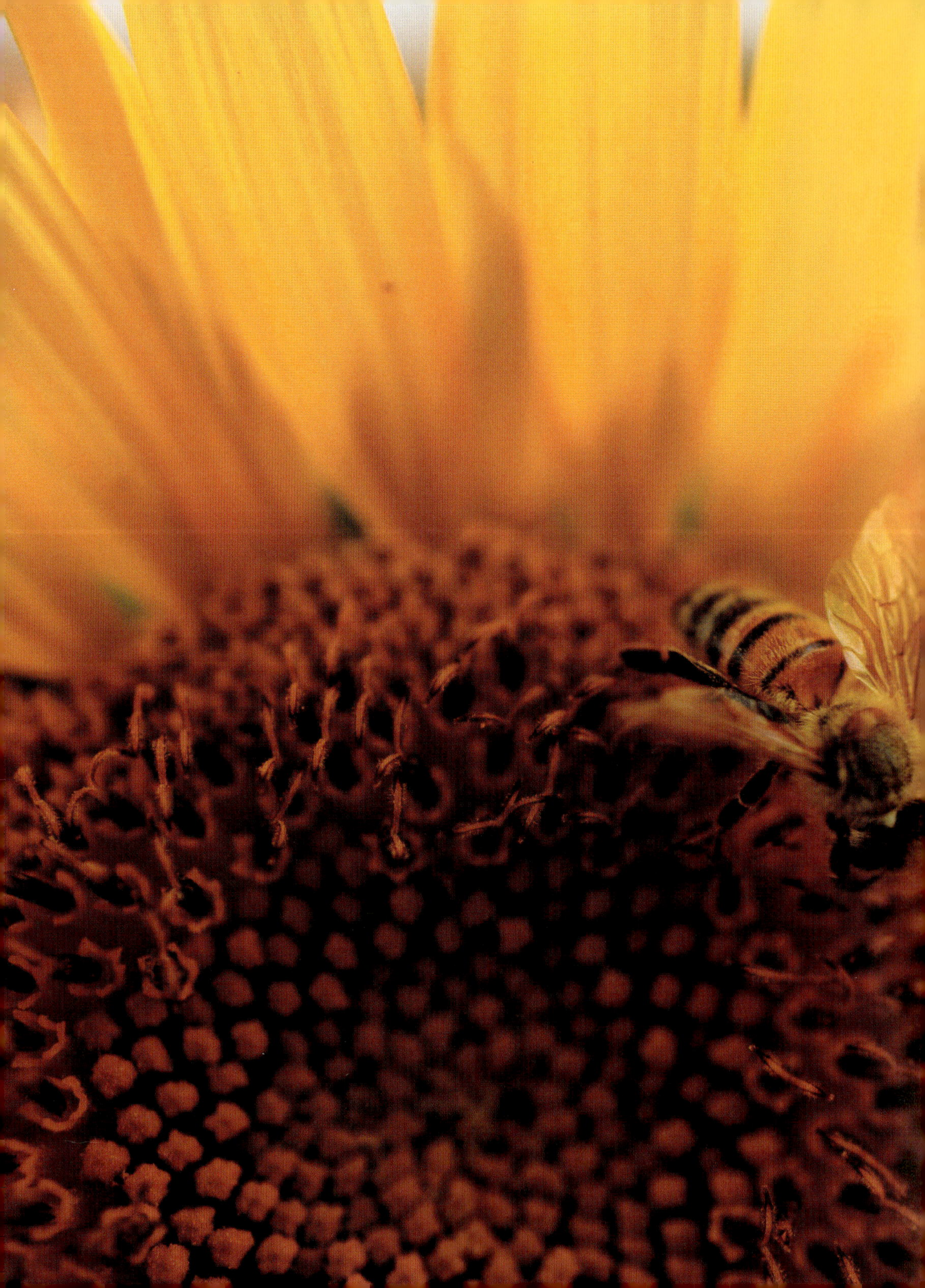

Erste Gesundheitsquelle: Wärme – Das Kraftwerk unseres Körpers

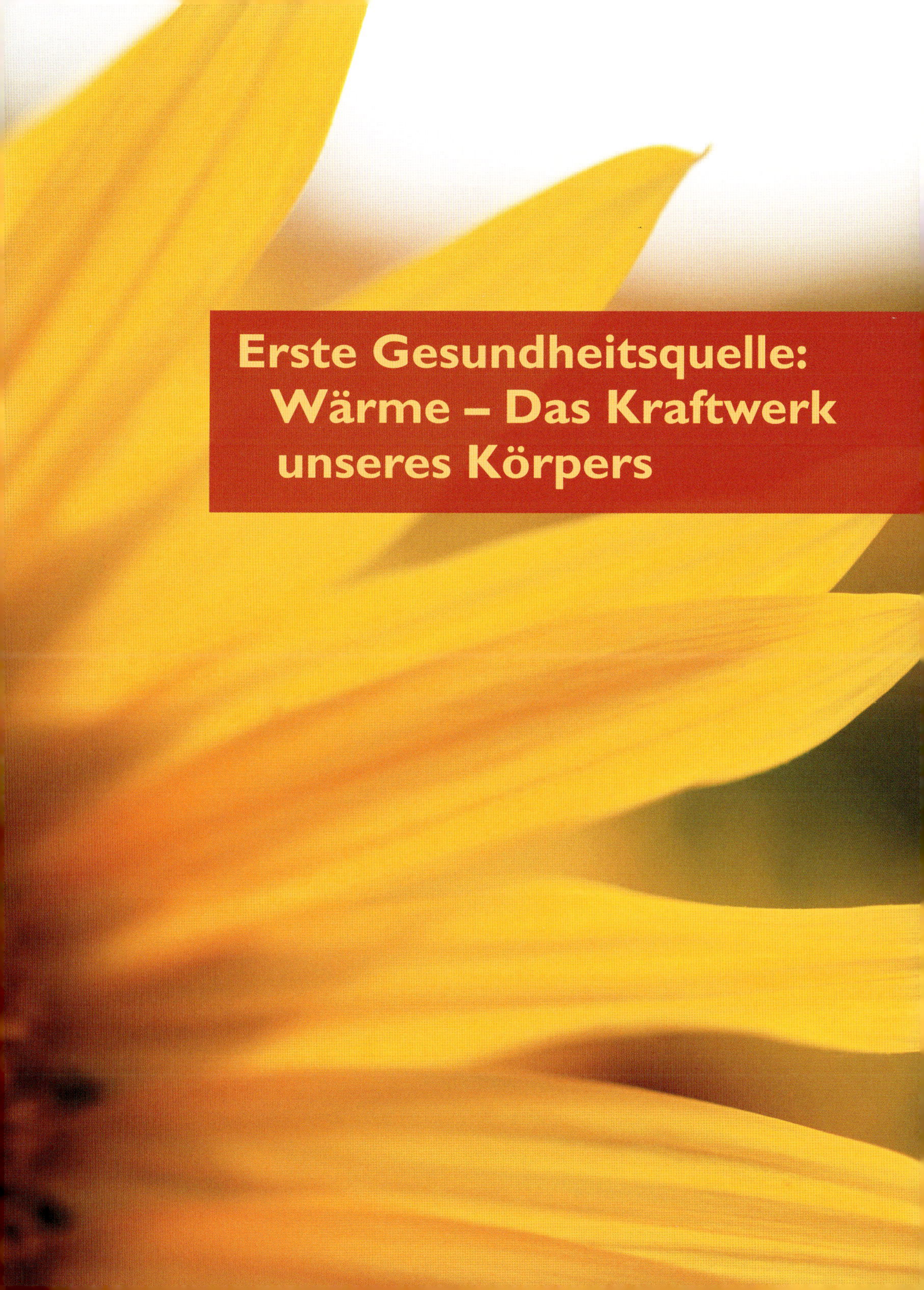

Jeder Mensch hat einen individuellen Wärmeorganismus. Die richtige Körpertemperatur ist für fast alle Funktionen des menschlichen Organismus essenziell. Wenige Grad Celsius mehr oder weniger – und der Organismus ist in seiner Funktion eingeschränkt.

Jedes Organ hat seine eigene »Wärmearchitektur«. Diese ist bei Long Covid und Post Vac häufig gestört. Meist ist die Fähigkeit zur Wärmebildung eingeschränkt, und als Folge davon kommt es zu häufigem Frieren oder Kälteempfindlichkeit.

Wärme als sichere Basis für Gesundheit

Für den Aufbau von Gesundungskräften ist es von grundlegender Bedeutung, den Wärmeorganismus zu unterstützen. Ein gut durchwärmter Körper stellt eine sichere Basis für die Gesundheitsfunktionen dar. Kalte Körperteile wiederum können wie »Kraftlöcher« wirken, durch die man fortwährend Energie verliert. Diese muss man aufspüren und entsprechend behandeln.

Die Wärmezeichnung

Wenn Sie sich einen Überblick über Ihren Wärmeorganismus verschaffen möchten, ist die Methode der »Wärmezeichnung« hilfreich. Dabei zeichnen Sie eine Woche lang dreimal am Tag Ihr Wärmeempfinden auf einer Körperkarte ein (siehe Seite 239). Am besten morgens nach dem Aufstehen, mittags und abends vor dem Zu-Bett-Gehen. Sie schraffieren die Körperteile so, wie es Ihrem momentanen Wärmeempfinden entspricht:

- überall dort, wo Sie sich angenehm warm fühlen: gelb,
- kalte Zonen: blau,
- wenn Sie sich an einzelnen Stellen zu heiß fühlen oder beim Gefühl eines Wärmestaues: rot,
- alle Körperstellen, an denen Sie kein Temperaturempfinden haben, lassen Sie frei.

Bewusstsein für Wärmeorganismus

So bekommen Sie einen Überblick über die Reaktion Ihres Wärmeorganismus im Tagesverlauf. Gleichzeitig schulen Sie dadurch Ihr Bewusstsein für den Wärmeorganismus, was sehr hilfreich ist, um sich gut um ihn kümmern zu können.

Warme Kleidung

Die Basis für die Pflege des Wärmeorganismus besteht in warmer Kleidung. Sie hilft Ihnen, die eigene Körperwärme beisammenzuhalten.

Körperwärme beisammenhalten

Für manche Fatigue-Betroffenen ist es eine ganz neue Herausforderung, ihre Bekleidungsgewohnheiten im Sinne eines achtsamen Umgangs mit Wärme umzugestalten. Worauf kann man achten?

- *Socken:* Warme Füße bilden die Grundlage für einen guten Wärmeorganismus. Was ist die ideale »Verpackung« Ihrer Füße? Tragen Sie im Winter Schuhwerk, das warm genug ist? Wie wäre es mit Hausschuhen aus Filz oder Lammfell? Und guten Stricksocken aus Wolle für kalte Tage?
- *Unterwäsche:* Wärmende und atmungsaktive Unterwäsche hält die Wärme des Körpers dort zusammen, wo man sie braucht: direkt auf der Haut. Unterhemden aus natürlichen Materialien wie Merinowolle oder Wolle-Seide-Mischungen eignen sich am besten für die Pflege der Körperwärme.
- *Schutz bestimmter Körperregionen:* Man kann die »Problemzonen« des eigenen Wärmeorganismus auch gezielt schützen. Beispielsweise gibt es Halswärmer und Schals aus Merinowolle, Nierengurte aus Lammfell oder sogenannte Tubes, die den Rumpf wärmen, aus einem Wolle-Seide-Gemisch. Bei kalten Händen und Füßen sind Stulpen oft sehr hilfreich.
- *Kopfbedeckung:* An kalten Wintertagen geht über den Kopf oft viel Wärme verloren. Im Sommer wiederum stellt direkte Sonneneinstrahlung Stress für den Organismus dar, der insbesondere bei Fatigue schädlich ist. Was ist die ideale Kopfbedeckung für Ihre Bedürfnisse?

Zielgerichtete Therapie bei kalten Zonen

Kalte Füße

Fußbäder

Kalte Füße sind ein häufiges Phänomen bei einem geschwächten Wärmeorganismus. Fußbäder stellen ein exzellentes Mittel dar, um den Wärmeorganismus immer wieder »auf die Füße« zu stellen. Das wirkt dann auf den ganzen Organismus zurück. So kann man mit Fußbädern auch Kopfschmerzen, Brainfog (»Gehirnnebel«) oder innere Ruhelosigkeit therapieren.

Fußbäder

- Achten Sie darauf, dass nicht nur die Füße, sondern auch ein möglichst großer Teil der Waden mit im Wasser ist. Dafür brauchen Sie einen ausreichend großen Eimer.
- Die Wärme des Wassers sollte knapp unter der Körpertemperatur liegen, also bei etwa 36 °C.
- Während des Fußbades bedecken Sie die Knie und den Eimer mit einem großen Handtuch, dann geht weniger Wärme verloren.
- Nach 10 Minuten werden die Füße abgetrocknet und in frische Socken gepackt. Fühlen Sie einmal bewusst nach, wie anders Sie danach auf den Füßen stehen …

Je nach beabsichtigter Wirkung können Sie folgende Zusätze verwenden:

- *Rosmarin:* Die ätherischen Öle des Rosmarins haben eine aktivierende Wirkung. Das Rosmarin-Fußbad eignet sich gut für einen morgendlichen »Start in den Tag« bei Kraftlosigkeit und Müdigkeit. Empfehlenswert sind rein natürliche Badezusätze wie das *Rosmarin Aktivierungsbad* von Weleda (aus der Apotheke oder Drogerie). Einfach einen Schuss der Bademilch in das Fußbad geben.
- *Lavendel* wirkt beruhigend und angstlösend. Ein ideales Fußbad für abends, vor dem Einschlafen. Empfehlenswert ist das *Lavendel Entspannungsbad* von Weleda (aus der Apotheke oder Drogerie).
- *Zitrone* erfrischt die Sinne, wirkt gleichzeitig tonisierend und belebend. Das Zitronen-Fußbad ist empfehlenswert sowohl bei Brainfog als auch bei Kreislaufschwäche. Hierfür eine Bio-Zitrone im Fußbadwasser durchschneiden, die Schale unter Wasser mit dem Messer mehrfach anritzen und schließlich ausdrücken. Dadurch gelangen alle wertvollen Inhaltsstoffe der gelben Frucht ins Wasser.
- *Ingwer:* Die durchwärmende Ingwerknolle wirkt gleichzeitig energetisierend und entspannend. Besonders geeignet ist sie bei Erschöpfung, die mit innerer Anspannung einhergeht. Dafür 3 gehäufte Esslöffel Ingwerpulver (aus der Apotheke) dem Fußbad zugeben.
- *Senf:* Durch seine anregenden Eigenschaften wirkt Senf bei einem Fußbad entlastend auf Stauungen im Organismus. So kann ein Senfmehl-Fußbad beispielsweise bei Kopfschmerzen eine gute Wirkung haben. Auch bei beginnendem Fieber oder erhöhtem Blutdruck wirkt es ent-

lastend. Dafür 3 gehäufte Esslöffel frisch gemahlener Senfsaat (aus der Apotheke) dem Fußbad zugeben.
Achtung: hautreizend! Bei empfindlichen Hauttypen kann es schon nach kurzer Zeit zu Reizerscheinungen kommen. Seien Sie daher beim ersten Mal vorsichtig und halten Sie das Bad beim ersten Mal kurz (1 bis 3 Minuten). Wenn die Hautverträglichkeit gut ist, können Sie die Dauer des Senfmehl-Fußbades auf 10 Minuten verlängern. Nach dem Fußbad die Füße abbrausen, abtrocknen und mit einer Pflegelotion einreiben.

gesteigerte Wirkung

Man kann die durchwärmende und entspannende Wirkung eines Fußbades noch erhöhen, wenn man die Füße nach dem Abtrocknen mit einer kupferhaltigen Salbe einreibt, zum Beispiel mit *Kupfersalbe rot* von Wala.

Kalte Hände

Auch bei kalten Händen kann man warme Bäder anwenden, am besten als Unterarm-Hand-Bäder. Das hilft besonders im Akutfall, wenn die Hände kalt sind und man eine sofortige Hilfe braucht.

- Zur alltäglichen Pflege des Wärmeorganismus eignen sich Hautpflegeprodukte auf Bienenwachsbasis besonders gut. Eine sehr gute wärmende Wirkung haben beispielsweise die Produkte der bienenwachsbasierten Pflegeserie *Balzamon Natura* oder *Balzamon Lavandula* von Wachswerk (im Internet bestellbar unter www.wachswerk.de).
- Beim Pflegen der Hände ist zu beachten, dass auch die sogenannte »Pulsregion«, also der Übergang vom Handgelenk zum Unterarm, mit sanften, kreisenden Bewegungen eingerieben wird. Dies sorgt in besonderem Maße für eine stabile Durchwärmung der Hände mit Rückwirkung auf den ganzen Organismus.

Kalter Brustbereich

empfindliche Region

Der obere Brustbereich zwischen den Schlüsselbeinen bis zur Mitte des Brustbeins ist eine sehr empfindliche Region. Viele Long-Covid- oder Post-Vac-Betroffene haben hier eine Kältezone. In diesem Fall kann *Thymianöl* sehr wohltuend wirken. Auch bei kältebedingtem Reizhusten ist Thymian sehr wirksam. Am einfachsten ist die Anwendung einer Ölkompresse.

Ölkompresse mit Thymian

- Einige Tropfen *Thymian-Massageöl* (zum Beispiel *Thymus Oleum 5 %* von Wala, aus der Apotheke) auf ein Baumwolltuch geben und auf die Brust legen.
- Eine Lage Wollvlies oder ein zusammengefalteter Wollschal über der Ölkompresse dient als zusätzliche Wärmehülle und schützt auch die Kleidung gegen Flecken.
- Anwendungsdauer: ca. 20 Minuten.

vorgefertigte Kompressen

Noch einfacher ist die Anwendung vorgefertigter Ölkompressen, beispielsweise des *HustenBrustWickels Thymian* von der Firma Wachswerk (im Internet bestellbar bei www.wachswerk.de). Anders als der Name sagt, wirkt er nicht nur bei Husten, sondern bei allen Kälte- und Schwächeerscheinungen der Brust.

Kalte Zonen im Hüftbereich, an Gesäß und Oberschenkeln

Rosmarin

Treten kalte Zonen im Bereich von Nieren, Lendenwirbelsäule, Gesäß oder Oberschenkeln auf, hat sich die Einreibung mit *Rosmarinöl* bewährt. Am besten morgens nach dem Aufstehen die betroffenen Stellen mit etwas Öl und sanft kreisenden Bewegungen einreiben. Sehr geeignet dafür ist *Rosmarinus Oleum aetherum 10 %* von der Firma Wala (aus der Apotheke).

Hierzu eine Krankengeschichte: Eine 39-jährige Patientin litt an einem Post-Covid-Syndrom mit starker Fatigue. Sie bemerkte auch, dass ihr Wärmeorganismus durcheinandergeraten war. Sie hatte an den Oberschenkeln ausgeprägte Kältezonen, wo sich die Haut eisig kalt anfühlte. Das trat insbesondere bei Erschöpfung und nach anstrengenden Tätigkeiten auf.
Nach zwei Überwärmungsbädern (siehe unten) fühlte sie sich in ihrem Wärmeorganismus allgemein gestärkt. In der folgenden Zeit behandelte sie die kalten Zonen am Oberschenkel mit Rosmarinöl, wodurch sich die entsprechenden Stellen deutlich wärmer anfühlten. Bezüglich ihres Allgemeinzustandes bemerkte sie, dass ihre Kräfte den Tag über stabiler waren und nicht so rasch verbraucht wurden.

Wärmendes Bienenwachs

Bienen sind Tiere, die meisterhaft mit Wärme umgehen können. In einem Bienenstock wird durch das Zusammenwirken Tausender Arbeitsbienen aktiv Wärme erzeugt, sodass auch bei eisigen Temperaturen des Winters heimelige 25 °C vorzufinden sind. Der Bienenstock kann insofern als »Vorbild« für einen resilienten und gesunden Wärmeorganismus angesehen werden.

Im Bienenwachs ist diese Qualität des Bienenstocks gespeichert. Durch seine Fähigkeit, viel Wärme zu halten, durch natürliche Inhaltsstoffe und seinen Duft ist es ein ideales Therapeutikum für einen geschwächten Wärmeorganismus. Am besten wendet man es als wärmende Wachsplatte an.

gespeicherte Wärme

Die Bienenwachs-Auflage

Indikationen

- Frösteln und Frieren im Bereich des Rumpfes,
- Nackenverspannungen,
- Rückenschmerzen.

Material

- 500 g Roh-Bienenwachs, zu beziehen beim lokalen Imker oder im Internet (Bezugsadressen sind zum Beispiel www.schlossimkerei.de (Bio-Qualität) und www.honigwabe.de),
- ein kleiner Topf oder eine Metallschüssel zum Schmelzen des Bienenwachses (am besten ein ausrangierter Gegenstand, weil man ihn später nur schwer vom Wachs reinigen kann),
- ein größerer Topf für das Wasserbad,
- 2 Bogen Backpapier,
- ein Backblech, von den Abmessungen her etwas kleiner als das Backpapier,
- ein Handtuch.

Durchführung

- Geben Sie das Wachs in einen Topf und stellen Sie ihn in einem zweiten, größeren Topf mit Wasser auf den Herd. Schmelzen Sie das Wachs im Wasserbad.
  Achtung: Möglichst nicht über 70 °C erhitzen, da sonst wertvolle Inhaltsstoffe verloren gehen.

Achtung: Nicht direkt auf der Herdplatte schmelzen, da sich Bienenwachs bei hohen Temperaturen selbst entzünden kann.

- Knicken Sie die Seiten eines Backpapiers ein, sodass an allen Seiten ein ca. 2 cm großer Rand entsteht, und legen Sie es auf ein Backblech. Das Backblech sollte alle Ränder des Papiers stabilisieren, damit das flüssige Wachs nicht ausfließt.
- Füllen Sie das geschmolzene Bienenwachs ein.
- Lassen Sie das Wachs für ca. 5 bis 10 Minuten härten.
- Legen Sie ein weiteres Backpapier auf das Wachs.
- Nehmen Sie die Wachsplatte vom Backblech und platzieren Sie sie an der gewünschten Position im Bett. Breiten Sie noch ein Handtuch darüber und legen Sie sich dann auf die warme Platte. Sie kann in ihrer Form leicht dem Körper anmodelliert werden.
- Die Anwendungsdauer beträgt 20 Minuten, bei Bedarf auch länger.
- Nachbearbeitung: Das erkaltete Wachs in kleine Stücke brechen und zurück in die Schüssel oder den Topf geben. Bis zur nächsten Behandlung bei Zimmertemperatur lagern. Bei schonender Behandlung ist das Wachs nahezu unbegrenzt wiederverwendbar.

Den Wärmeorganismus auftanken: Therapeutisches Fieber und Überwärmung

Das Fieber ist ein Heilstreben des Organismus
gegen die Krankheit, es reinigt den Körper wie Feuer.
Hippokrates (460–377 v. Chr.)

Fieber ist eines der ältesten Heilmittel der Welt. Schon im alten Griechenland war bekannt, dass Fieber eine Reaktion des Organismus ist, mit der er sich gegen diverse Erkrankungen zur Wehr setzt. Heute weiß man, dass Fieber das Immunsystem anregt. Das Immunsystem »spürt« die Körperwärme und wird in seiner Funktion stimuliert, wenn die Körpertemperatur 1 bis 4 °C höher als normal ist.[24]

Fieber regt das Immunsystem an

Schon seit dem Altertum wurde auch künstlich erzeugtes Fieber zur Heilung von Erkrankungen eingesetzt. Heutzutage gibt es verschiedene Arten von Fiebertherapien. Manche kann man nur unter ärztlicher Aufsicht durchführen, beispielsweise die sogenannte Ganzkörper-Hyperthermie. Andere Überwärmungstherapien kann man in moderater Form auch im Selbstgebrauch anwenden.

Man weiß inzwischen, dass künstlich erzeugtes Fieber nicht nur zu einer Anregung des Immunsystems führt, sondern auch zu einer besseren Regulierung der Immunvorgänge. Einseitige chronisch-entzündliche Prozesse können durch künstliches Fieber in ihrem Verlauf positiv beeinflusst werden. Die Wirkung von therapeutisch eingesetztem Fieber kann eine Art »Reset« des Immunsystems auslösen.

bessere Regulierung der Immunvorgänge

Höchstwahrscheinlich spielen fehlgeleitete Immunfunktionen bei der Entstehung von Long Covid oder Post Vac eine wichtige Rolle. Dies kann erklären, warum Überwärmungs- und Fiebertherapien bei diesen Erkrankungen so hilfreich sind. Viele Betroffene von Long Covid oder Post Vac berichten davon, dass sie sehr von der Anwendung einer therapeutischen Überwärmung profitieren. Sie fühlen danach, wie der Wärmeorganismus »aufgetankt« und nachhaltig gestärkt ist.

Natürlich ist die Wärme auch anstrengend, sodass sich manche Betroffenen direkt nach einer Anwendung ermüdet fühlen. Daher muss man nach jeder Überwärmungstherapie eine gute Erholungsphase einplanen. In der Regel kann man schon am folgenden Tag spüren, dass der Körper etwas »leichter« ist, verbunden mit tiefer Entspannung und dem Gefühl einer wohligen Durchwärmung.

Erholungsphasen einplanen

Zwei »moderate« Möglichkeiten der Überwärmungstherapie, die Sie zu Hause anwenden können, sind das Überwärmungsbad und die Ganzkörper-Wärmepackung.

Das Überwärmungsbad

Nehmen Sie sich für das Überwärmungsbad ausreichend Zeit. Nach ca. 20 bis 60 Minuten Badezeit benötigt man zusätzlich mindestens eine Stunde Nachruhe. Danach sollten Sie keine stressigen oder anderweitig anfordernden Aktivitäten einplanen. Schauen Sie, dass Sie während des Bades und der Nachruhe nicht gestört werden und sich ganz auf das »Wärmetanken« einlassen können. Wenn Sie Zweifel haben, ob Sie nach einem warmen Bad sicher aus der Wanne herauskommen, zum Beispiel wegen Kreislaufproblemen, sollte Ihnen eine Helferin oder ein Helfer zur Seite stehen.

genügend Zeit einplanen

Überwärmungsbad

Indikationen

- Störungen des Wärmeorganismus, zum Beispiel häufiges Frieren oder Frösteln,
- Erschöpfung mit Kälte-Empfinden,
- Muskel- und Gliederschmerzen,
- schwaches Immunsystem, häufige Infekte.

Vorbereitung

- Um die Wirkung des Wärmebades nicht abzuschwächen, sollten Sie am Tag der Anwendung keine fiebersenkenden Medikamente (beispielsweise Schmerzmittel wie Aspirin®, Paracetamol, Ibuprofen, Diclofenac oder Metamizol) einnehmen.
- Das Bett mit zwei Wärmflaschen vorwärmen.
- Bademantel und ein Duschhandtuch bereitlegen.
- Gehen Sie vorab auf die Toilette. Trinken Sie noch eine Tasse eines warmen Getränks, am besten Holunderblütentee oder eine Tasse der Mistel-Teemischung auf Seite 125. Trinken Sie aber nicht zu viel, damit Sie das Überwärmungsbad nicht durch einen Toilettengang stören müssen.
- Lassen Sie die Badewanne zur Hälfte mit warmem Wasser volllaufen – so warm, dass Sie gerade noch einsteigen können.
- Badezusätze können verwendet werden, müssen aber nicht sein. Eine besonders tiefgreifende Wirkung kann das Überwärmungsbad mit einem speziellen Ölbadzusatz auf der Basis von Torf- und Birkenrindenextrakten haben, dem *Torf-Birkenbad* der Firma Wandil (bestellbar im Internet unter https://shop.wandil.de).

Durchführung

- Befüllen Sie die Badewanne zur Hälfte mit warmem Wasser. Die Temperatur sollte knapp über Körpertemperatur liegen, also etwa 37 bis 38 °C betragen. Steigen Sie dann in die Wanne.
- Lassen Sie weiter heißes Wasser nachlaufen, sodass die Temperatur des Badewassers langsam ansteigt. Wenn Sie eine Helferin oder einen Helfer haben, kann dieser auch vorsichtig heißes Wasser aus dem Wasserkocher zugeben. Achten Sie beim Eingießen des heißen Wassers darauf, dass sich niemand verbrüht.

- Achten Sie auch auf Verträglichkeit: Das Bad soll möglichst warm sein, aber nicht so heiß, dass es unangenehm wird. Wer ein Badethermometer hat, kann Temperaturen bis 40 °C anpeilen. Aber wichtiger ist, dass Sie die Temperatur nach Verträglichkeit selbst regulieren.
- Baden Sie so lange, bis Sie spüren, dass Sie schwitzen. Das ist in der Regel nach 10 bis 20 Minuten der Fall. Wenn Sie starkes Herzklopfen oder Schwindel spüren, sollten Sie das Bad direkt beenden. Wenn es Ihnen in der Wärme gut geht, können Sie mit etwas Erfahrung bis zu 30 Minuten baden.
- Das Ziel ist, dass die Körpertemperatur ca. 1 °C über Ihre Ausgangstemperatur ansteigt. Sie können sich während des Bades die Körpertemperatur messen lassen. Achten Sie aber bitte auch auf Ihr Empfinden: Wie viel Wärme tut Ihnen gut? Wann sollten Sie das Bad beenden?
- Achten Sie beim Aussteigen aus der Wanne auf Ihren Kreislauf! Setzen Sie sich erst auf und steigen Sie dann langsam aus der Badewanne.
- Trocknen Sie sich *nicht* ab. Schlüpfen Sie direkt in den Bademantel und wickeln Haare, Nacken und Schultern in Badetücher ein.
- Legen Sie sich in das vorgewärmte Bett und hüllen Sie sich in ein bis zwei Bettdecken. Alles bis auf Augen und Nase sollte bedeckt sein. Achten Sie darauf, dass nirgends Wärme entweicht! So ruhen Sie 30 bis 60 Minuten nach, je länger, desto besser. Das Ziel ist, dass Sie dabei ordentlich schwitzen.

Hinweis: Bei Herz- od er Kreislauf-Erkrankungen, zum Beispiel Herzschwäche oder Durchblutungsstörungen des Herzens, sowie bei hochfieberhaften Erkrankungen sollten Überwärmungsbäder nicht oder nur mit großer Vorsicht angewendet werden. Bei Unsicherheit sprechen Sie vor der Anwendung mit Ihrer Ärztin oder Ihrem Arzt.

Die Ganzkörper-Wärmepackung

Wer keine Badewanne hat oder gesundheitlich nicht in der Lage ist, heiß zu baden, kann auch eine Ganzkörper-Wärmepackung im Bett machen. Die Wärme wird hier von einer Packung mit frisch gekochten Kartoffeln gespendet, eine traditionelle Art der Wärmetherapie.

traditionelle Wärmetherapie

intensiv durchwärmende Wirkung

Kartoffeln geben lange Zeit viel Wärme ab und haben gleichzeitig entzündungslindernde Eigenschaften. Ihre intensiv durchwärmende Wirkung ist nicht mit dem Effekt von Wärmflaschen oder Heizdecken zu vergleichen. Probieren Sie den Unterschied am besten selbst aus!

Ganzkörper-Wärmepackung

Indikationen

- Störungen des Wärmeorganismus, zum Beispiel häufiges Frieren oder Frösteln,
- Erschöpfung mit Kälte-Empfinden,
- Muskel- und Gliederschmerzen,
- schwaches Immunsystem, häufige Infekte.

Material

- 1,5 kg eher kleine Kartoffeln, gewaschen, mit Schale,
- ein großer Topf,
- 5 bis 7 Handtücher, mindestens 50 x 80 cm groß,
- 2 Wärmflaschen.

Vorbereitung

- Um die Wirkung der Wärmepackung nicht abzuschwächen, sollten Sie am Tag der Anwendung keine fiebersenkenden Medikamente (zum Beispiel Schmerzmittel wie Aspirin®, Paracetamol, Ibuprofen, Diclofenac oder Metamizol) einnehmen.
- Der Raum sollte gut gelüftet, aber nicht zu kalt sein. Achten Sie auf Störungsquellen – Fernseher, Telefon und andere Geräte sollten abgestellt sein.
- Die Kartoffeln ca. 50 Minuten weichkochen und abgießen.
- Ein Handtuch auf Höhe des Rückens längs in das Bett legen.
- Die Kartoffeln darauf verteilen und leicht andrücken.
- Vier Lagen Handtücher darüberbreiten, weitere Handtücher neben dem Bett bereitlegen.
- An die Position der Füße zwei Wärmflaschen legen und alles zusammen mit einer warmen Decke zudecken.

Durchführung

- Gehen Sie vorab auf die Toilette und trinken Sie eine Kleinigkeit, am besten einen warmen Tee.
- Achten Sie auf warme Füße, nehmen Sie ggf. vorab ein warmes Fußbad.
- Legen Sie sich in das vorbereitete Bett, sodass Sie mit dem Rücken auf der Kartoffelpackung liegen.
- Wenn die Kartoffelpackung zu heiß ist, legen Sie zusätzliche Handtücher unter.
- Decken Sie sich gut zu.
- Bleiben Sie mindestens 60 Minuten in dieser Wärmepackung. Das Ziel ist, am ganzen Körper zu schwitzen. Man kann aber auch mehrere Stunden in der Wärmepackung liegen bleiben.
- Danach langsam aufstehen, ggf. kurz abduschen, frische Kleidung anziehen.

Die moderate Ganzkörper-Hyperthermie

Induktion von künstlichem Fieber

Die sogenannte »moderate Ganzkörper-Hyperthermie« ist ein Verfahren, bei dem unter medizinischer Aufsicht über ca. 3 Stunden künstliches Fieber induziert wird. Es wird unter anderem in der Schmerztherapie eingesetzt, zum Beispiel beim Fibromyalgie-Syndrom. Studien belegen immer wieder einen starken Effekt dieser Therapie auf Schmerzen, Beweglichkeit und Wohlbefinden.[25]

Man wird für die Anwendung in eine Wärmekammer gelegt und mit Infrarotstrahlern langsam erwärmt. Das erfolgt unter ständiger Kontrolle von Körpertemperatur, Puls und Sauerstoffsättigung im Blut. Das Ziel ist, eine Körpertemperatur zwischen 38,9 °C und 40 °C zu erreichen. Oft wird noch eine Wärmestau-Phase angehängt, in welcher man in ein warmes Bett gelegt wird, in dem der Körper »nachschwitzen« kann.

Kräftigung und Durchwärmung

In der Regel werden zwei Hyperthermie-Anwendungen in einer Woche durchgeführt. Diese sind häufig schon ausreichend, um einen deutlichen Effekt auf Fatigue und Kraftlosigkeit zu erzielen. Die meisten Patienten berichten von einem angenehmen Gefühl der Kräftigung und Durchwärmung.

Da es sich um eine Art »Reset« des Immunsystems handelt, können auch Betroffene von der Behandlung profitieren, die eher ein überstimuliertes Immunsystem haben und an häufigem Fieber oder erhöhten Temperaturen leiden.

Im anthroposophischen Paracelsus-Krankenhaus in Unterlengenhardt wurde 2021 ein Therapieprogramm für Long-Covid-Betroffene entwickelt, bei dem jeweils zwei moderate Ganzkörper-Hyperthermien und andere anthroposophische Therapien durchgeführt wurden. Die Therapie-Ergebnisse wurden mit Fragebögen erfasst und vom ARCIM-Institute in Filderstadt ausgewertet und zur Publikation eingereicht.[26] Die Ergebnisse zeigten, wie bereits im Vorwort dieses Buches erwähnt, ein sehr gutes Behandlungsresultat. Bei den meisten Patientinnen und Patienten war ein deutlicher Rückgang ihrer Symptome zu verzeichnen. Ein großer Anteil der Befragten gab an, dass die Hyperthermiebehandlung einen wesentlichen Beitrag zur Besserung ihres Befindens geleistet hatte.

So erging es beispielsweise auch folgender Patientin: »Ich litt an einem Post-Covid-Syndrom mit ausgeprägter Fatigue und starker Luftnot. Im Paracelsus-Krankenhaus wurde ich mit lokalen Wickeln, anthroposophischen Medikamenten und Heileurythmie behandelt. Zudem bekam ich zwei moderate Ganzkörper-Hyperthermien. Schon nach der ersten Hyperthermiebehandlung spürte ich ein deutliches Nachlassen der Luftnot. Ich konnte endlich wieder tief durchatmen. Es fühlte sich an, als wäre ich besser in meinen Körper hineingekommen. Der Effekt wurde nach der zweiten Anwendung noch einmal verstärkt.«

ambulant und stationär möglich

Die moderate Ganzkörper-Hyperthermie wird ambulant in Arztpraxen angeboten, zusätzlich im Rahmen stationärer Behandlungen in naturheilkundlich oder schmerztherapeutisch ausgerichteten Kliniken. Adressen von anthroposophischen Kliniken, die Hyperthermie anbieten, finden Sie im Anhang auf Seite 244 ff.

Die Mistel – Heilpflanze für einen belebten Wärmehaushalt

immunstimulierende Wirkung

Der Wärmeorganismus kann auch durch Medikamente unterstützt werden. Eine wesentliche Heilpflanze ist dabei die Mistel. Sie hat eine immunstimulierende Wirkung und regt die Aktivität von Durchblutung und Wärmehaushalt an. Wenn Sie sich erschöpft fühlen in Verbindung mit einem schwachen Wärmehaushalt, können Sie möglicherweise von einer Misteltherapie profitieren.

Durchwärmender Misteltee

einfachste Anwendung der Mistel

Die einfachste Anwendung von Mistel ist die Zubereitung als Tee. Zur Basistherapie bei Fatigue eignet sich eine Teemischung aus Mistel und weiteren entschlackenden, durchwärmenden und tonisierenden Kräutern:

Misteltee

Brühen Sie einmal täglich 1 Teelöffel der nachfolgenden Mischung in einer Tasse kochenden Wassers auf und lassen Sie das Ganze 10 Minuten ziehen. Trinken Sie den Tee auf nüchternen Magen.

- 15 g Mistelkraut (Herba Visci albi)
- 5 g Isländisch Moos (Cetraria islandica)
- 10 g Birkenblätter (Folia Betulae)
- 10 g Heidelbeerblätter (Folia Myrtilli)
- 5 g Cistuskraut (Herba Cisti)
- 10 g Holunderblüten (Flores Sambuci)
- 5 g Süßholzwurzel (Glycyrrhiza glabra).

Sie können diesen Tee als Rezepturmischung in der Apotheke beziehen oder im Internet (beispielsweise unter www.meine-teemischung.de).

Die Mistel als Injektionsbehandlung

nur in Begleitung erfahrener Ärzte

Intensiver als im Tee können Mistelpräparate als subkutane Injektion wirken. Injizierte Mistelpräparate können das Immunsystem so stark stimulieren, dass Entzündungsreaktionen oder Fieber auftreten. Daher gehört diese Therapie grundsätzlich in die Hände von erfahrenen Ärzten. Hausärztinnen und Hausärzte mit anthroposophischem Schwerpunkt kennen sich in der Regel gut in der Anwendung von Mistelpräparaten aus. Im Internet können Sie unter der Adresse www.gaed.de/arztsuche nach einem anthroposophischen Arzt in Ihrer Nähe suchen.

Hier wird nun eine Auswahl niedrig dosierter Mistelpräparate vorgestellt, die Sie auch ohne ärztliche Begleitung anwenden können, ohne dass Komplikationen oder Nebenwirkungen zu befürchten sind. Es handelt sich um Präparate von verschiedenen Wirtsbäumen, die erfahrungsgemäß in unterschiedlicher Weise auf den Organismus wirken können.

verschiedene Wirtsbäume

- *Iscucin® Crataegi Stärke C Ampullen (Weißdornmistel):* bei Symptomen im Brustbereich wie Kälte, Schwere oder Druck, aber auch bei Zirkulationsstörungen wie Blutdruckschwankungen, kalte Hände oder Füße,
- *Iscucin® Abietes Stärke C Ampullen (Tannenmistel):* bei Ausgezehrtheit und Sinnesempfindlichkeit, insbesondere bei dünnen, angestrengten Menschen,
- *Iscucin® Mali Stärke C Ampullen (Apfelbaummistel):* bei zu träge werdendem Stoffwechsel, insbesondere bei zu Gewichtszunahme neigenden Menschen,
- *Iscucin® Salicis Stärke C Ampullen (Weidenmistel):* bei Muskel- und Gliederschmerzen,
- *Iscucin® Tiliae Stärke C Ampullen (Lindenmistel):* bei Störungen im Lungen- und Atmungsbereich.

kurmäßige Anwendung

Die angegebenen Mistelpräparate sind in der Apotheke frei verkäuflich. Grundsätzlich injiziert man 3-mal pro Woche morgens jeweils eine Ampulle subkutan, also in das Unterhautfettgewebe, in Bauch oder Oberschenkel. Es empfiehlt sich eine kurmäßige Anwendung über 3 Monate.

Durchwärmende Ernährung

Auch die Ernährung bietet eine schöne Möglichkeit, den Wärmeorganismus zu pflegen. Wer kennt nicht die wohltuende, durchwärmende Wirkung einer warmen Suppe, die mit Ingwer und anderen Gewürzen verfeinert ist?

Da Ernährung eine sehr individuelle Angelegenheit ist, können hier keine allgemeingültigen Empfehlungen ausgesprochen werden. Sammeln Sie selber Erfahrungen damit, welche Ernährungsformen Ihren Wärmeorganismus unterstützen können!

Gewürze

Ein Experimentierfeld sind beispielsweise wärmende Gewürze. Manche Betroffenen können davon sehr profitieren. Zu diesen Gewürzen zählen *Majoran, Rosmarin, Thymian* und *Ingwer*. Auch scharfe Zutaten wie *Pfeffer* oder *Chili* empfinden manche Menschen als belebend.

Eine besondere Rolle kommt dem Ingwer zu. Man kann ihn als Tee oder in der Ernährung nutzen und sich von ihm wärmen lassen, insbesondere in den kalten Wintermonaten. Eine konzentrierte Ingwer-Zitronen-Honigpaste zur täglichen Einnahme kann man leicht selber herstellen: *Ingwer*

Ingwer-Zitronen-Honigpaste

Zutaten

- 1 ganze Bio-Zitrone, mit Schale in kleine Stücke geschnitten (Kerne nach Möglichkeit entfernen)
- ½ Knolle Ingwer, in Stücke geschnitten
- 2 Esslöffel Orangensaft
- 2 Esslöffel Honig

Alle Zutaten werden im Mixer mehrere Minuten fein püriert.
Die Paste hält im Kühlschrank 2 bis 3 Wochen.
Empfehlung: Jeden Morgen 1 Teelöffel pur essen.

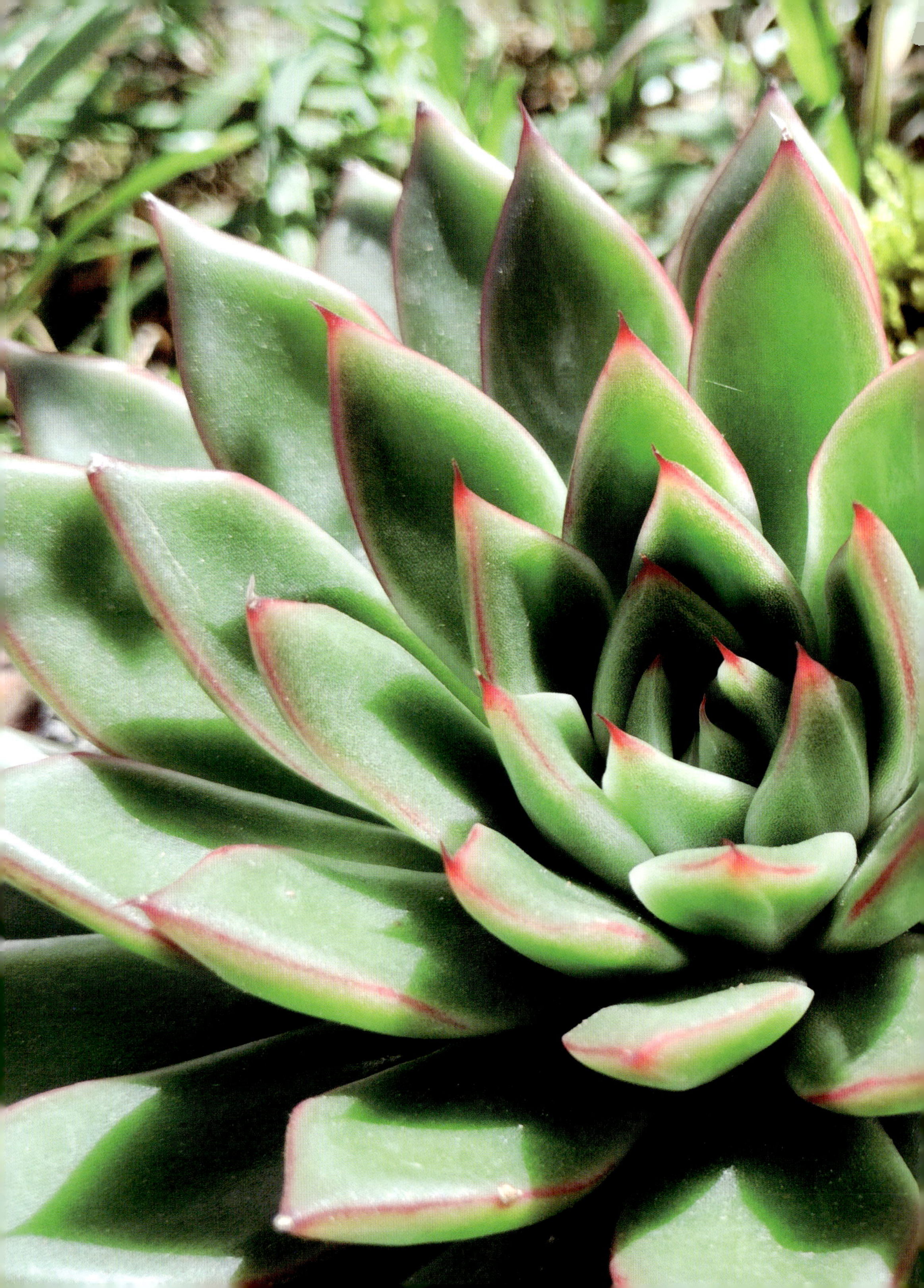

Zweite Gesundheitsquelle: Rhythmus – Die innere Ordnung des Lebens

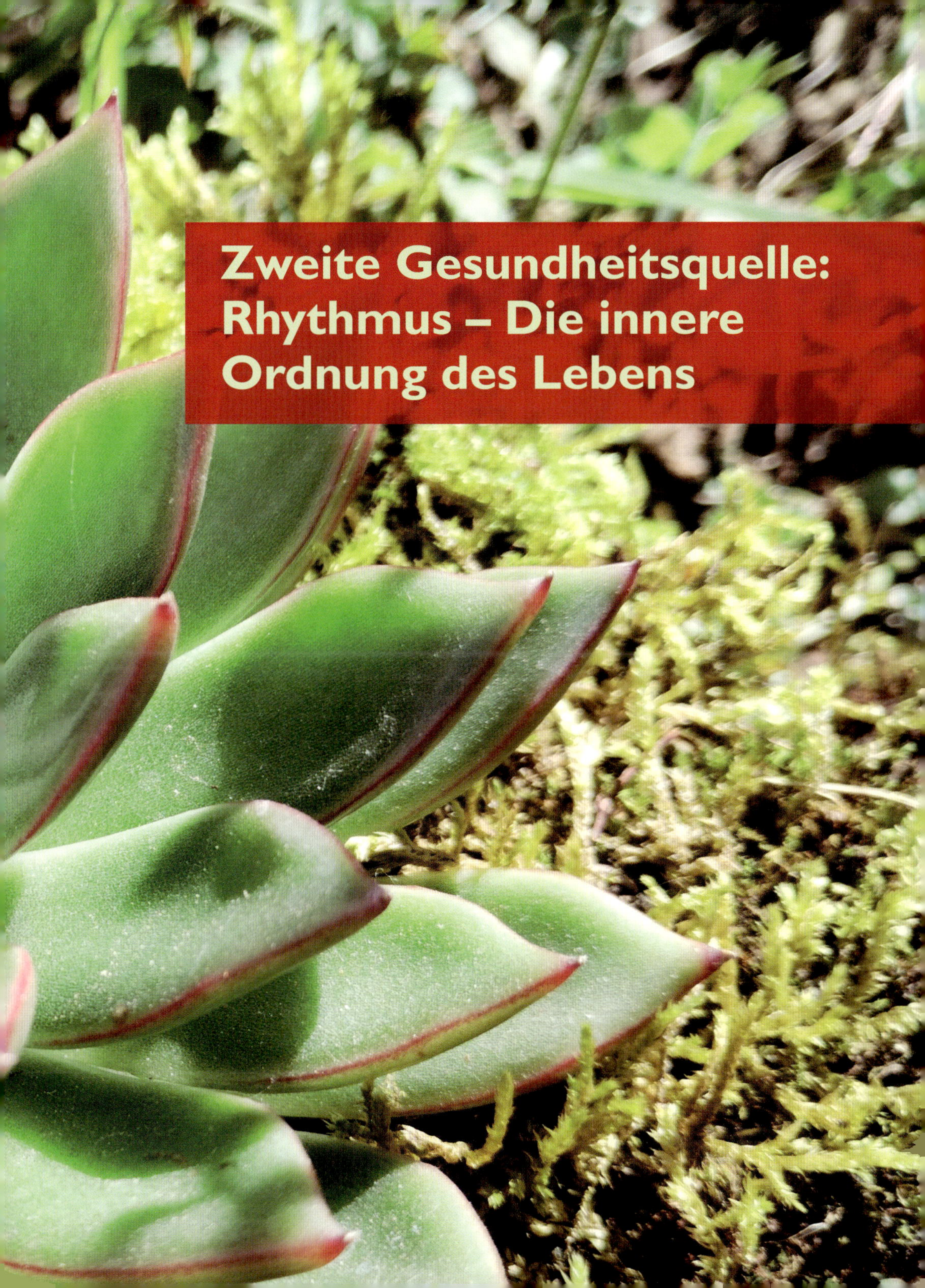

Rhythmik der Lebensfunktionen

Die Lebensfunktionen des Organismus sind rhythmisch organisiert. Jede Tätigkeit von Zellen und Organen spielt sich in Rhythmen ab, die fein miteinander koordiniert sind. So sind beispielsweise die Blutdruckregulation der Gefäße, der Pulsschlag des Herzens und der Atemrhythmus fein aufeinander abgestimmt.[27]

Beim Post-Covid-Syndrom sind die rhythmischen Funktionen vielfach in Mitleidenschaft gezogen. Unter anderem kann man Störungen der Durchblutung feinster Gefäße (der »Kapillaren«), der Blutdruckregulation, der Abstimmung von Herzrhythmus und Atmung finden.

Auch das rhythmische Zusammenspiel des vegetativen Nervensystems kann beeinträchtigt sein. Dieses steuert über den »Sympathikus« die aktive Leistung der Organe im Wechsel mit Erholungsvorgängen, die vom »Parasympathikus« gelenkt werden. Das Gleichgewicht und der rhythmische Wechsel zwischen Sympathikus und Parasympathikus ist häufig gestört, was zu ungenügenden Erholungsfunktionen der Organe beiträgt. Wenn dauerhaft der Sympathikus dominiert, besteht eine Überaktivierung (Stressmodus) bestimmter Organe, was zu Schwäche und Leistungsabfall führt. Auch der Parasympathikus kann überwiegen, im Sinne eines übermäßigen »Erholungsmodus« einzelner Organe, die dann ihre Tätigkeit nicht so ausführen, wie es der Organismus braucht.

Zusammenhang aller Rhythmen

Wie kann nun die gesunde Rhythmik des Organismus positiv beeinflusst werden? Der Schlüssel zur Antwort auf diese Frage liegt in der Erkenntnis, dass alle Rhythmen miteinander in Beziehung stehen. Beispielsweise ist der Schlaf-Wach-Rhythmus synchronisiert mit vielen Organfunktionen und auch mit der Aktivität des vegetativen Nervensystems. Dieses beeinflusst wiederum andere Rhythmen wie den Herzschlag und die Atmung. Das bedeutet, dass man durch eine rhythmische Lebensweise harmonisierend auf die gesamte Rhythmik der Organe einwirken kann.

Der Schlaf-Wach-Rhythmus

der wichtigste »Taktgeber«

Der rhythmische Wechsel zwischen Wachen und Schlafen im Tag-Nacht-Verlauf ist der wichtigste »Taktgeber« im menschlichen Organismus. Bei gesunden Menschen reduziert eine Störung des Tag-Nacht-Rhythmus die Vitali-

Anfälligkeit für Erkrankungen

tät und macht sie anfälliger für verschiedene Erkrankungen. Die Irritation des Organismus durch einen fehlenden Tag-Nacht-Rhythmus geht so weit, dass sogar die Rate von Krebserkrankungen erhöht sein kann.[28] Umso wichtiger ist es, die Vitalität des Organismus durch einen guten Schlaf-Wach-Rhythmus zu pflegen. Und dies insbesondere bei Long Covid oder Post Vac, bei denen auf verschiedenen Ebenen die Körperrhythmen nicht mehr koordiniert ablaufen.

Die wichtigsten Maßnahmen für einen gesunden Schlaf-Wach-Rhythmus sind:

- Richten Sie möglichst regelmäßige Schlafenszeiten ein. Dies betrifft sowohl die Zeit des Zu-Bett-Gehens als auch die des morgendlichen Aufstehens. Je regelmäßiger der Schlaf-Wach-Rhythmus, den man seinem Organismus vorgibt, desto besser können sich die Organfunktionen in diesen Rhythmus »einkoppeln«.
- Finden Sie Ihre eigene optimale Schlafenszeit. Für viele Menschen ist der Schlaf weniger erholsam, wenn sie nach 12 Uhr nachts ins Bett gehen. Aber das ist individuell sehr unterschiedlich!
- Nehmen Sie sich auch am Tag mindestens eine kurze Ruhezeit mit geschlossenen Augen. Dies ist insbesondere für Fatigue-Betroffene essenziell. Ob man dabei ein richtiges Schläfchen halten sollte, ist individuell sehr unterschiedlich. Vielen tut das gut, manche wiederum können nach einem Mittagsschlaf abends nicht mehr gut einschlafen. Auch hier gilt es, seinen eigenen »Rhythmustyp« herauszufinden.

individuelle Unterschiede

Je nach Konstitution und Ausprägung der Fatigue kann der optimale Schlaf-Wach-Rhythmus sehr unterschiedlich ausfallen. Das verdeutlicht folgendes Fallbeispiel:

»Seit über zwei Jahren leide ich an einem schweren Post-Covid-Syndrom. Ich schlafe nachts ca. neun Stunden und habe inzwischen meinen optimalen Zeitpunkt fürs Zu-Bett-Gehen um 22 Uhr gefunden. Aber ich benötige auch tagsüber mindestens zwei längere Ruhezeiten, die nur im Bett und mit geschlossenen Augen eine spürbar erholsame Wirkung entfalten. Meistens schlafe ich dabei auch ein.
Ich habe festgestellt, dass ich zusätzlich zum Nachtschlaf tagsüber insgesamt vier Stunden Bettruhe brauche. Lange Zeit habe ich das nicht bemerkt und hatte sehr häufig Krafteinbrüche, sogenannte ›Crashs‹. Seit ich die vier Stunden Ruhe einhalte, wird die Fatigue langsam besser.«

Wenn der Schlaf nicht gelingen will

mangelnde Erholung

Schlafstörungen sind bei Long Covid und Post Vac nicht selten. Wenn Schlafen ein Problem ist und Sie morgens nicht erholt genug aufwachen, können folgende Maßnahmen hilfreich sein.

Hilfe bei Einschlafstörungen

- Achten Sie auf eine möglichst angenehme und ruhige Schlafumgebung. Überprüfen Sie, ob störende Reize, beispielsweise Lärmquellen, in Ihrem Schlafzimmer vermieden werden können. Bedenken Sie bei der optischen Gestaltung Ihrer Schlafumgebung: »Das Auge schläft mit!«
- Versuchen Sie, das Bett zu einem Ort des Schlafens zu machen – und zwar nur des Schlafens. Das bedeutet: Im Bett kein Fernsehen, keine Aktivitäten am Mobiltelefon, auch kein Arbeiten, Telefonieren oder Streiten mit dem Partner. Eine Ausnahme kann Lesen bei abgedimmtem Licht sein, um vor dem Einschlafen »herunterzukommen«.
- Versuchen Sie, mindestens eine Stunde vor dem Zu-Bett-Gehen keine elektronischen Medien zu verwenden. Der hohe Blauanteil im Bildschirmlicht wirkt aufweckend. Außerdem können die vielfältigen visuellen Reize von Bildschirmmedien und die verminderte Augenbewegung beim Blick auf Bildschirme einen untergründigen Stresszustand hervorrufen, der das Einschlafen erschwert.
- Reduzieren Sie ggf. Ihren Konsum von schwarzem Tee oder Kaffee. Auch Nikotin kann zu Einschlafstörungen führen.
- Versuchen Sie, tags aktiv genug zu sein. Oft kommt mangelnde Ermüdung von zu wenig (körperlicher) Aktivität am Tag. Hinweise zum Aufbau der körperlichen Bewegung bei Fatigue finden Sie ab Seite 199 ff.
- Experimentieren Sie damit, wie viel Schlaf tagsüber gut für Sie ist. Bei den meisten Menschen reicht ein kurzes Nickerchen am Tag. Schlaf von mehr als 20 Minuten Länge während der Tageszeit tut den einen gut und kann bei anderen das abendliche Einschlafen behindern.
- Versuchen Sie, vor dem Zu-Bett-Gehen den Tag mit positiven Gedanken zu beschließen. Dazu kann gehören, dass Sie sich einmal kurz bewusst machen, wofür Sie heute dankbar sein können. Oder Sie suchen sich einen Spruch oder eine Bildmeditation, die Sie innerlich durchgehen, viel-

leicht auch wiederholte Male, bis der Schlaf Sie sanft mit sich nimmt ... Anregungen für Spruch- und Bildmeditationen gibt es ab Seite 211 ff.

Hilfe bei Durchschlafstörungen

- Vermeiden Sie, lange Zeiten wach im Bett zu liegen. Wenn Sie länger als gefühlte 15 Minuten wach liegen, stehen Sie kurz auf, gehen ein paar Schritte oder widmen sich einer einfachen Tätigkeit. Das kann zum Beispiel Teekochen sein, Lesen oder auch einfache Handarbeit. Meistens stellt sich dann von alleine wieder Müdigkeit ein.
- Stellen Sie den Wecker weg und schauen Sie nicht auf die Uhr. Regelmäßiges »Zeit-Checken« kann im Nervensystem Weckreaktionen triggern und das Einschlafen behindern.
- Versuchen Sie, sich von der Schlafstörung nicht stressen zu lassen. Vertrauen Sie darauf, dass der Körper sich die notwendige Erholung schon holen kann, auch wenn der Schlaf nicht optimal ist. Selbst bei Nächten, in denen man subjektiv so gut wie gar nicht schläft, gibt es doch meistens kurze Schlafphasen, in denen sich der Organismus erholt. Wenn Sie sich zu sehr unter Druck setzen, dass endlich der Schlaf kommen muss, bringen Sie Ihr vegetatives Nervensystem in den Stressmodus – und das verhindert wiederum, dass Sie einschlafen können ...

Natürliche Heilmittel bei Schlafstörungen

- Das wichtigste Medikament bei Schlafstörungen ist ein *warmes Fußbad*. Das entspannt, gibt ein positives Körpergefühl und regt im Nervensystem den sogenannten »Parasympathikus« an. Probieren Sie, welcher Zusatz Ihnen guttut. Beispielsweise helfen *Senfmehl-* oder *Lavendel-Fußbäder* häufig bei Einschlafstörungen. Mehr über verschiedene Fußbad-Zusätze erfahren Sie auf Seite 114 f.
- Auch eine selbst durchgeführte *Fußeinreibung* kann sehr beruhigend wirken, zum Beispiel mit *Lavendel-Pflege-Öl* von Weleda (aus der Apotheke oder Drogerie).
- *Schlaftees* mit Zusatz von *Hopfen, Baldrian* und *Lavendel* können schlaffördernd wirken. Lassen Sie sich dazu in Ihrer Apotheke beraten.

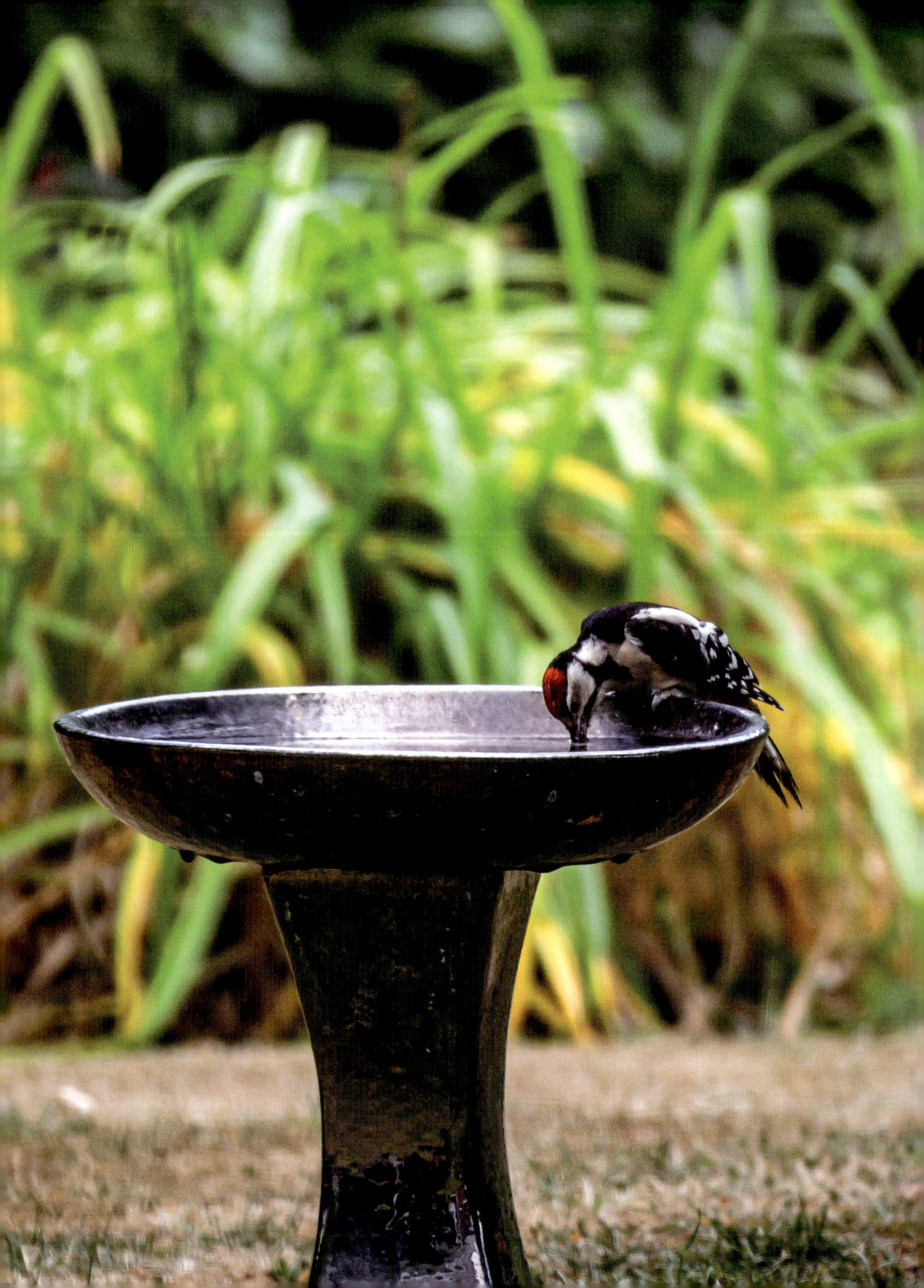

- Auch *pflanzliche Arzneimittel* können helfen, den gestörten Schlaf-Wach-Rhythmus wieder ins Gleichgewicht zu bringen, zum Beispiel das Kombinationsmittel *Calmedoron*® Dilution von Weleda, das sich aus fünf verschiedenen Pflanzenextrakten zusammensetzt (Hafer, Hopfen, Passionsblume, Baldrian sowie Kaffee in homöopathischer Verdünnung). Man nimmt davon 20 bis 40 Tropfen vor dem Einschlafen. Der Therapie-Effekt setzt oft unmittelbar ein, manchmal auch erst nach einer regelmäßigen abendlichen Einnahme von bis zu zwei Wochen.
- Bei nervöser Angespanntheit kann erfahrungsgemäß folgende Kombination aus homöopathisch verarbeitetem Gold, Eisen, Quarz und Kalium phosphoricum beruhigend wirken: *Neurodoron*® Tabletten Weleda. Nehmen Sie abends vor dem Schlafengehen 2 Tabletten ein. Mit einem Therapie-Effekt ist nach einer regelmäßigen Einnahme von zwei bis vier Wochen zu rechnen.

Rhythmus schenkt Kraft: Der Wert von Mikropausen

Die wichtigste physiologische Funktion von Rhythmus ist, dass sich verbrauchte Energie regelmäßig wiederherstellen kann.

Wechsel zwischen Aktivität und Regeneration

Jedes Organ benötigt einen rhythmisch gegliederten Wechsel zwischen Aktivität und Regeneration. Dies kann durch die Tagesstruktur unterstützt werden – mit regelmäßigen kleinen »Mikropausen« zwischen den Aktivitäten. Einige wichtige Hinweise hierfür:

- Nicht erst dann Pause machen, wenn die Kraft schon weg ist. Stattdessen jede Tätigkeit so mit Pausen strukturieren, dass es Erholungsmomente gibt, bevor die Kraft komplett aufgebraucht wurde.
- Wenn Sie Pausen häufig vergessen, profitieren Sie möglicherweise von einem Pausenwecker, der Sie beispielsweise alle zwei Stunden an eine kurze Atempause erinnert.
- Beobachten Sie einmal, inwieweit Sie sich Pausen zugestehen können oder ob sich ganz heimlich ein schlechtes Gewissen einschleicht. Wenn das so ist, gehen Sie bewusst damit um, indem Sie sich vor Augen führen, wie essenziell Pausen für den menschlichen Krafthaushalt sind. Üben Sie, sich Pausen zu gönnen und das schlechte Gewissen nach und nach in den Hintergrund treten zu lassen!

- Beobachten Sie, was eine Pause für Sie wirklich erholsam macht. Hier ist es wichtig, zwischen Ablenkung und Erholung zu unterscheiden. Das Konsumieren von Bildschirmmedien oder Herumscrollen in Social-Media-Kanälen ist in der Regel zwar ablenkend, aber nicht wirklich erholsam.

Bewegung in Pausen

Moment der inneren Ruhe

Vielleicht hilft es Ihnen, während der Pause eine kleine Gymnastik- oder Bewegungsübung zu machen. Eine effektive Pausenübung ist beispielsweise folgende einfach zu erlernende Bewegung. Man kann sie im Stehen oder Sitzen machen, mit offenen oder geschlossenen Augen. Sie ermöglicht einen Moment der inneren Ruhe und vermittelt Wärme für Brustkorb und Hände.

Wärmende Pausenübung

- Strecken Sie beide Arme seitlich vom Körper ab.
- Nun gehen Sie mit Ihrer linken Hand in einem Halbkreis bis zur mittleren Brust, wo die Hand sanft zu liegen kommt.
- Die rechte Hand beschreibt währenddessen einen Bogen nach hinten zum Rücken, bis die Rückseite der Hand auf der mittleren Brustwirbelsäule zu liegen kommt.
- Atmen Sie 5-mal bewusst ein und aus und lösen Sie die Geste anschließend wieder.

Rhythmus der Mahlzeiten

Einfluss auf das vegetative System

Auch die Mahlzeiten strukturieren und rhythmisieren den Tag. Das Einnehmen einer Mahlzeit regt den Verdauungsorganismus zur Produktion einer Vielzahl von Enzymen und Hormonen an, die wiederum einen Effekt auf den gesamten Organismus haben. Insofern kann man durch regelmäßig eingenommene Mahlzeiten das vegetative System »ins Lot bringen«.

Wichtig ist auch, wie man die Mahlzeiten gestaltet:

- Der Organismus profitiert von einem kurzen »check in« vor jeder Mahlzeit. Dies kann ein klassischer Tischspruch sein oder einfach der bewusste Gedanke: »Ich beginne jetzt zu essen.«

- Schmecken Sie Ihr Essen bewusst und vermeiden Sie Ablenkungen wie Zeitung lesen, elektronische Medien usw.
- Vermeiden Sie Gedanken an all das, was nach dem Essen zu tun ist ...

Kann man von seinem Rhythmus auch abweichen?

Zu guter Letzt soll hier noch die Frage besprochen werden, wie strikt ein Rhythmus sein muss. Kann man von seiner rhythmischen Struktur auch einmal abweichen?

Die Antwort ist ein klares Ja. Seien Sie also offen dafür, wenn die Lebenswirklichkeit ab und zu Ihren Rhythmus durchkreuzt. Sie können selber abschätzen lernen, bis zu welchem Ausmaß das in Ordnung ist.

Takt und Rhythmus

Eine gewisse Flexibilität ist auch wichtig, denn ein Rhythmus ist etwas anderes als ein Takt. Letzterer ist starr und unveränderlich. Starrheit ist nicht förderlich für die Gesundungskräfte. Ein guter Tagesrhythmus darf sich immer an momentane Gegebenheiten anpassen. Hilfreich ist dabei, seine rhythmische »Grundform« zu kennen und immer wieder zu ihr zurückzukehren. Dann entsteht im Leben kein allzu großer Gegensatz zwischen Rhythmus und Flexibilität.

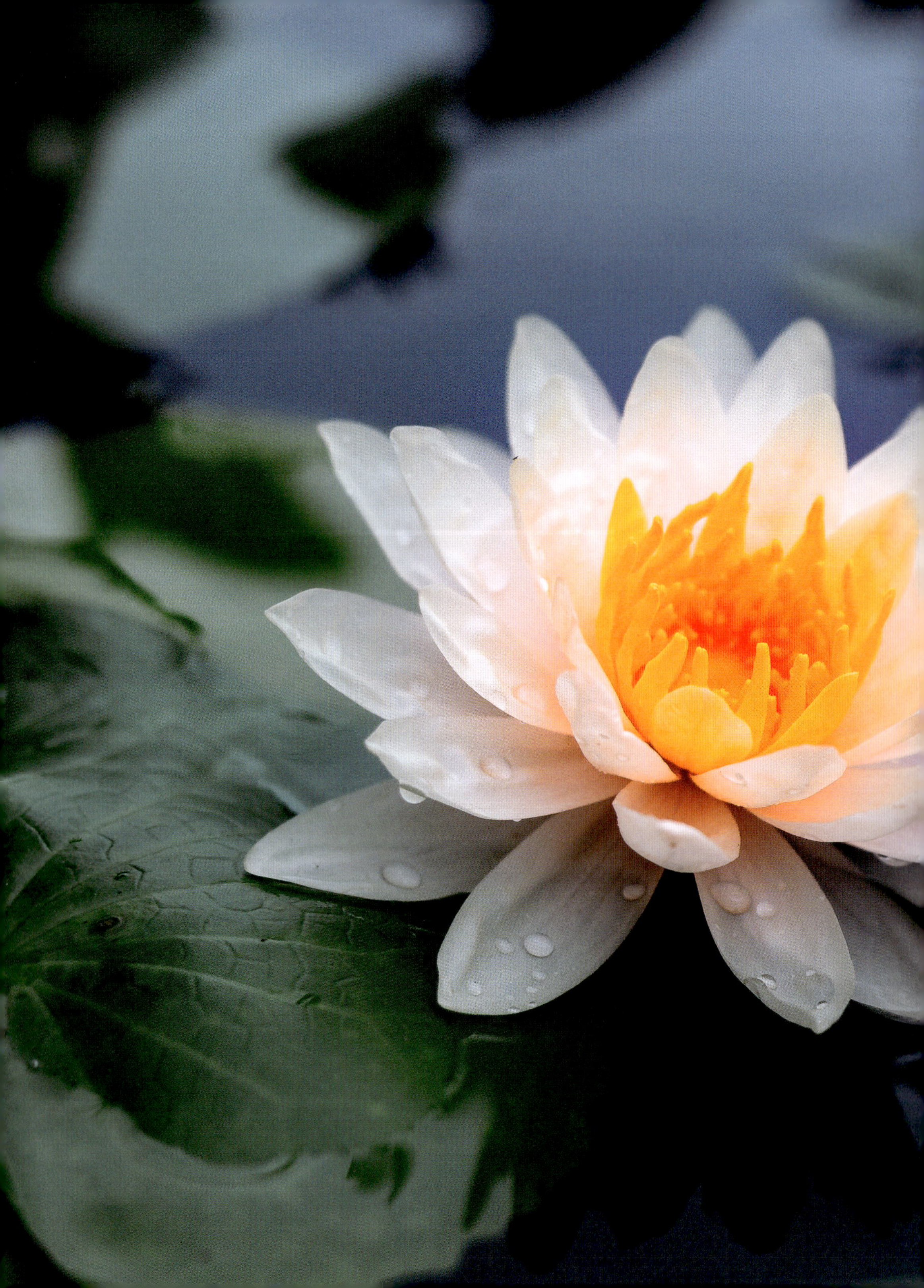

Dritte Gesundheitsquelle: Die Kraft von Konzentration und Aufmerksamkeit

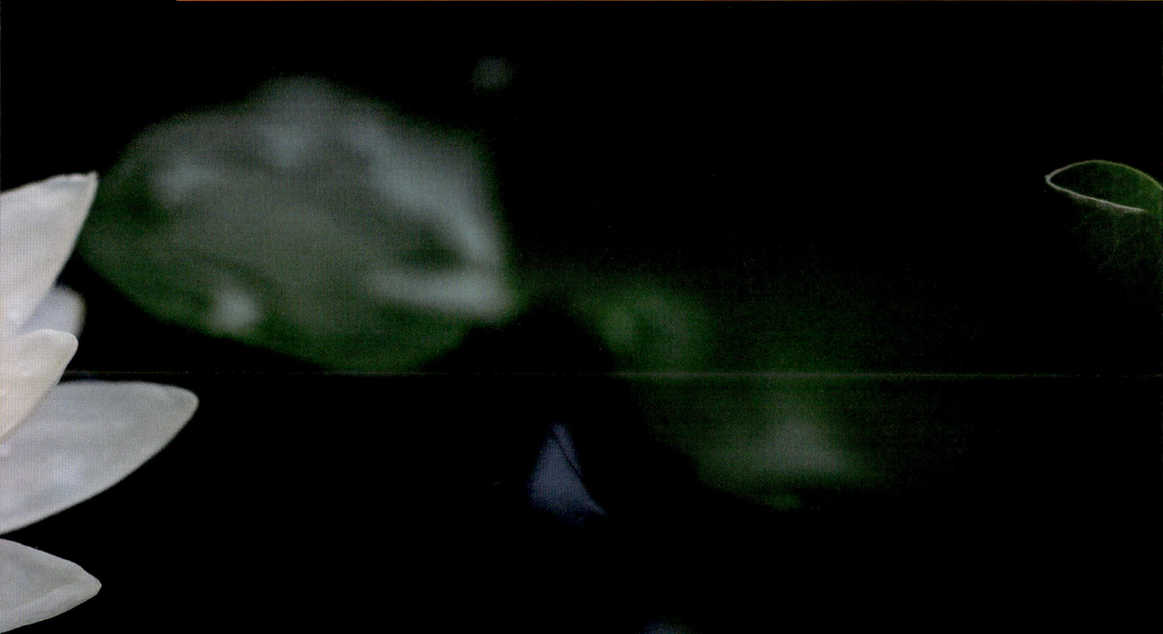

Zur Ruhe finden ist die Grundvoraussetzung für Regeneration. Alle Organe, insbesondere das Nervensystem, benötigen Phasen von Ruhe für notwendige Erholungsvorgänge. Dass dies nicht mehr richtig funktioniert, erleben viele Long-Covid- oder Post-Vac-Betroffene an einem Zustand, den man auf Englisch mit den Worten »tired but wired« bezeichnet. Das bedeutet, man fühlt sich müde und kaputt und dennoch unruhig. Als würden die Nervenverbindungen im Kopf nicht aufhören, zu funken und zu telegrafieren, obwohl man eigentlich sehr erschöpft ist.

»tired but wired«

Einem auf diese Weise in Aufruhr gekommenen Nervensystem kann man zu Hilfe kommen, indem man in sich selbst Beruhigungskräfte aktiviert.
Der Schlüssel hierzu ist die Aufmerksamkeit: Diese hat eine heilende Wirkung, weil sie den eigenen Geist mit dem zusammenbringen kann, was man tut. Allgemein kann gesagt werden: Immer, wenn man einer Aktivität volle Aufmerksamkeit schenkt, stärkt man den Zusammenhang von Körper, Seele und Geist. Man wird mit sich selber »eins«. Und das wirkt aufbauend auf die Lebenskräfte.

In diesem Kapitel werden Übungen vorgestellt, um Aufmerksamkeit ganz alltagspraktisch zu üben. Es handelt sich um Übungen der sogenannten »aktivitätsbasierten Stressreduktion«, ein Therapiekonzept der Anthroposophischen Medizin.[29]

aktivitätsbasierte Stressreduktion

Absichtliches Verlegen

Viele Fatigue-Betroffene leiden darunter, dass sie immer wieder Gegenstände verlegen, weil sie vergessen, wo sie sie gerade eben noch hingelegt haben. Darin zeigt sich eine gewisse Ablenkbarkeit der Aufmerksamkeit, eine geistige Unruhe, die bis zur Nervosität gesteigert sein kann.

Ablenkbarkeit der Aufmerksamkeit

Bei der Verlege-Übung geht es darum, ausgewählte Gegenstände *absichtlich* zu verlegen. Dadurch fördert man Konzentration und Erinnerungsvermögen auf eine ganz originelle Weise. Dies wirkt kräftigend auf die Aufmerksamkeit und vermindert Nervosität.

Verlege-Übung

- Suchen Sie sich einen Gegenstand aus, den sie häufig verlegen. Beispielsweise das Mobiltelefon, den Schlüssel oder den Geldbeutel.
- Beginnen Sie damit, ihn absichtlich zu verlegen. Das bedeutet, Sie legen ihn vorsätzlich nicht an seinen »Stammort« in der Wohnung, sondern irgendwo anders hin.
- Wichtig ist nun, dass Sie das mit vollem Bewusstsein tun! Machen Sie sich eine bildhafte Vorstellung davon, wie der Gegenstand dort liegt. Wenn Sie beispielsweise Ihr Mobiltelefon auf eine Tischkante legen, dann prägen Sie sich das Bild gut ein: wie das Gerät dort liegt, wie sein Schattenwurf ist, welche Farbe die Tischplatte hat, wie der Winkel der Tischkante aussieht usw.
- Dann verlassen Sie den Ort und denken an etwas anderes. Sie werden sehen, dass es diesmal deutlich schwerer ist, zu vergessen, wo Sie den Gegenstand hingelegt haben.
- Wiederholen Sie diese Übung nach Möglichkeit jedes Mal, wenn Sie den Gegenstand in die Hand nehmen und ihn wieder ablegen.

Zentriertheit und Ruhe

Können Sie beobachten, wie sich durch häufige Wiederholung des »aufmerksamen Verlegens« ein Gefühl von Zentriertheit und Ruhe in Ihnen einstellt?

Bewusstes Schreiben

- Es geht bei dieser Übung darum, einige Sätze ganz ruhig und konzentriert zu schreiben, und dies in möglichst ungestörter Aufmerksamkeit. Man benötigt dafür nur Stift, Papier und eine ruhige Umgebung. Sie werden selber bemerken, wie »aufgeräumt« man sich fühlen kann, wenn man einige Zeilen mit voller Konzentration und Ruhe schreibt.
- Besonders geeignet für eine solche Übung ist ein Text mit schönen und lebendigen Worten. Beispielsweise könnten Sie ein schönes Gedicht abschreiben. Auch weisheitsvolle Sprüche eignen sich dazu, so wie der »Ruhe-Spruch« auf Seite 216f.
- Die Wirkung dieser Übung kann man steigern, indem man versucht, ein bisschen anders zu schreiben als gewohnt. Sie können sich vorneh-

men, mit möglichst schöner Schrift zu schreiben. Oder Sie gestalten einzelne Buchstaben bewusst anders als normalerweise. Zum Beispiel können Sie darauf achten, den Querstrich bei den Buchstaben T und F bewusst anders zu machen, als Sie es sonst tun. Oder den Punkt über dem »i« als kleinen Kringel anstatt als Punkt. Oder, oder …

- Eine abwechslungsvolle Variation dieser Übung ist das Schreiben mit den Füßen. Probieren Sie es einmal aus, ein paar Sätze mit dem Fuß zu schreiben. Das ist auch eine spaßige Gemeinschaftsaktion mit Freunden oder Familienangehörigen! Dafür klebt man ein größeres Papier auf den Boden, klemmt einen dickeren Stift zwischen die ersten beiden Zehen – und los geht's!

Bewusstsein mit dem Tun verbinden

Beim aufmerksamen Schreiben verbindet man das eigene Bewusstsein ganz stark mit dem, was man gerade tut. Gedanken und Wille kommen dadurch zusammen. Dies kann sehr wohltuende Wirkungen auf das »Tired but wired«-Gefühl haben, aber auch auf innere Unruhe, Zittrigkeit und sonstige Formen der Nervosität.

Achtsames Ändern von kleinen Gewohnheiten

Die heilsame Kraft der Aufmerksamkeit aktiviert man ganz allgemein immer dann, wenn man kleine Dinge ganz bewusst anders macht, als es in der Gewohnheit liegt. Das kann ganz spielerisch erfolgen. Hier einige Beispiele dafür:

- Nehmen Sie bei der nächsten Mahlzeit Messer und Gabel in die jeweils andere Hand.
- Putzen Sie die Zähne mit der anderen Hand als gewohnt.
- Werfen Sie einen Ball mit der linken Hand hoch und fangen Sie ihn wieder (Linkshänder mit der rechten Hand).
- Lesen Sie einen Text nur mit einem Auge (das andere wird zugehalten). Nach einer Weile ist das andere Auge dran.
- Legen Sie einen Gegenstand einmal ganz bewusst anders hin als gewohnt – wie wäre es, einen Schuh im Schuhregal falsch herum hinzustellen? Oder Ihr Lieblingsbuch absichtlich kopfüber ins Regal zu stellen?

Es kommt darauf an, dass man diese Änderungen ganz aufmerksam und achtsam durchführt. Dann aktivieren Sie plastische Vorgänge im Nervensystem, denn das Gehirn »lernt« von solchen Änderungen. Dadurch können brachliegende Potenziale des Nervensystems neu aktiviert werden, was sich gleichermaßen positiv auf Fatigue und innere Unruhe auswirken kann.

aufmerksame und achtsame Durchführung

Die Aufmerksamkeit umformen: Die »Rückspiegel-Übung«

Rückspiegel-Übung

- Eine etwas schwierigere, aber sehr effektive Übung zur Anregung der Aufmerksamkeit ist es, wenn man sich einzelne Vorgänge bildlich vorstellt, diese aber rückwärts ablaufen lässt.
- Man sollte mit einem einfachen Vorgang beginnen, den man gut kennt – beispielsweise, wie man sich eine Tasse Tee gekocht hat. Man fängt bei der fertigen Tasse Tee an und stellt sich der Reihe nach ganz bildlich vor, wie man sie zubereitet hat, aber eben rückwärts. Bis man am Beginn der Tätigkeit angekommen ist, wo die Teetasse im Schrank, der Teebeutel in der Packung, das Wasser im Wasserhahn ist und man selber aus der Küche »herausgegangen« ist.
- Diese kleine Übung kann man mit jeder überschaubaren Tätigkeit durchführen. Oder man kann sich einfach fragen, was man in den letzten fünf Minuten gemacht hat und sich dann rückwärts bei dieser Tätigkeit beobachten.
- Eine Abwandlung dieser Übung ist es, sich ein Gedicht, eine Geschichte oder auch die Handlung eines Films rückwärts vorzustellen. Anfangs wirkt das sehr schwer, aber mit der Zeit bekommt man Übung.

Wenn man sich einmal täglich für einige Minuten Zeit nimmt, um eine Rückspiegel-Übung zu machen, kann man erleben, dass das Vorstellungsvermögen gleichzeitig lebendiger und klarer wird. Und dies kann dem Nervensystem beruhigende und aufbauende Kräfte vermitteln.

Auswirkungen auf das Vorstellungsvermögen

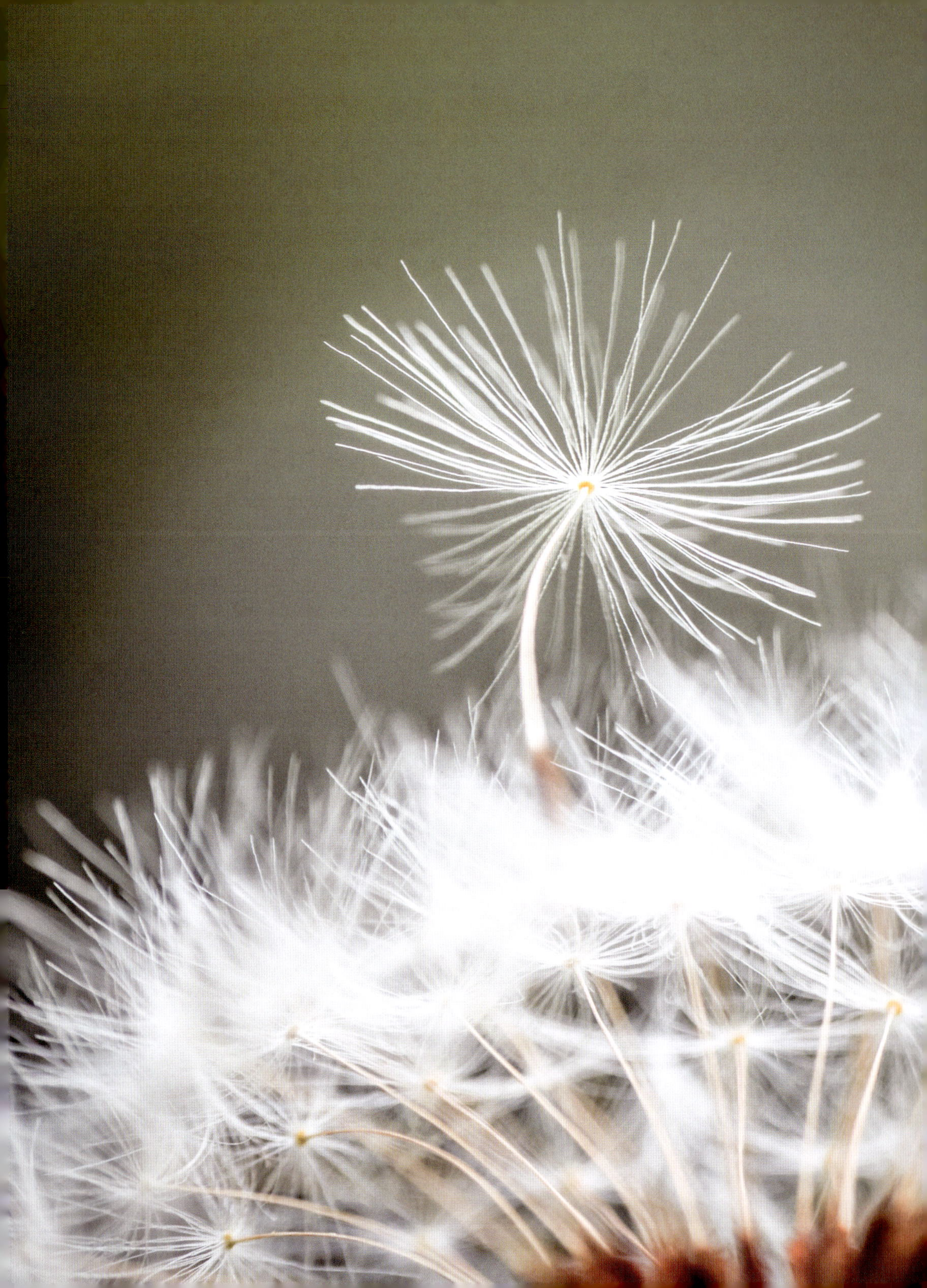

Vierte Gesundheitsquelle: Freude schafft den Ausblick aus der »Dornenhecke«

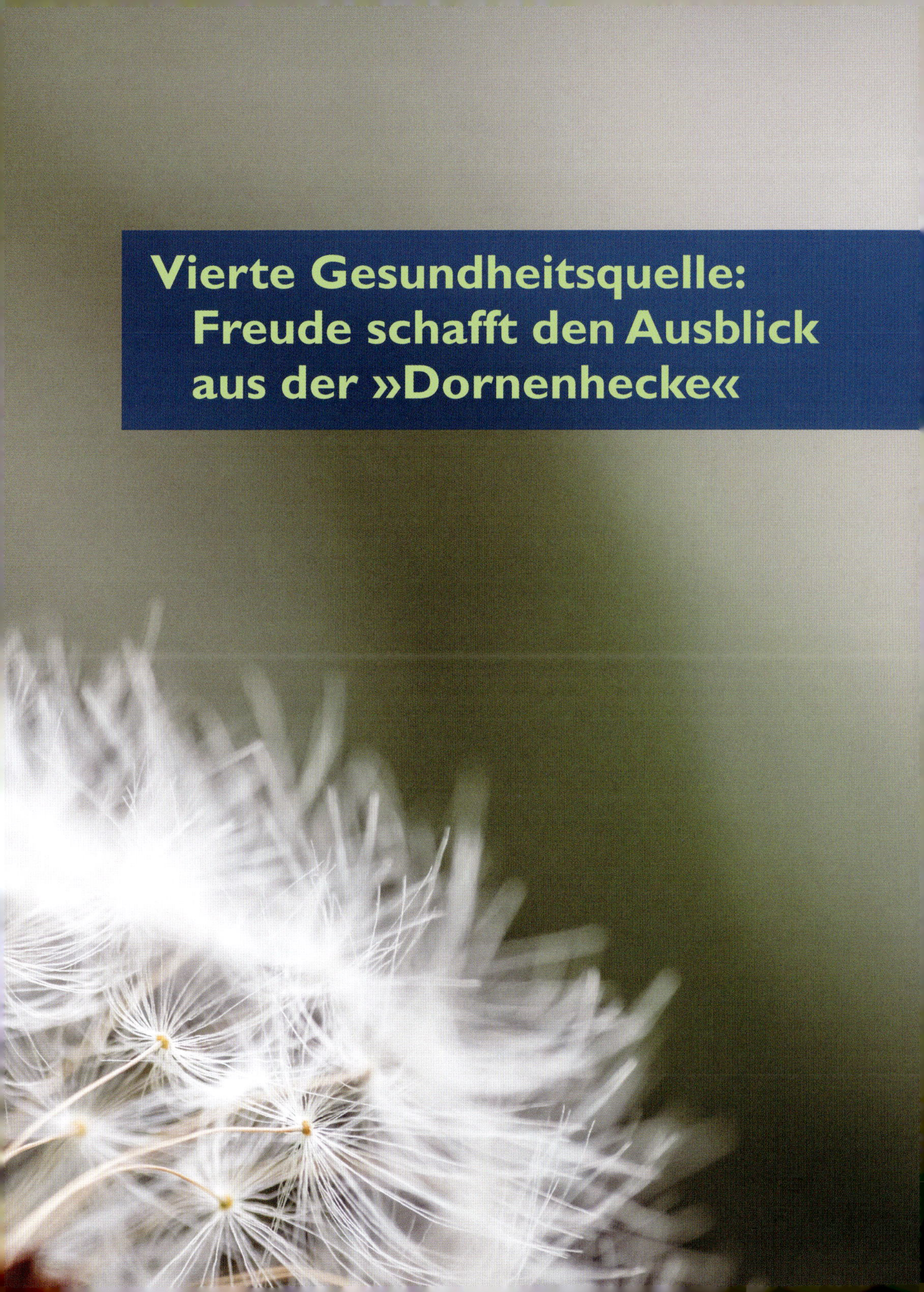

Kräftigung der Seele

Freude ist eine echte Gesundheitsquelle. Je mehr wir den Alltag mit kleinen Funken von Freude erfüllen, desto kräftiger wird die Seele – und auch unsere Gesundheitsfähigkeit. Als Betroffener einer so belastenden Erkrankung wie Long Covid oder Post Vac ist es natürlich nicht leicht, Momente der Freude zu erleben. Denn es überwiegen die Empfindungen des Krankseins, des Nicht-Könnens, der Beschwernis durch all die lästigen Symptome. Man wendet ja fast alle Kräfte für die Bewältigung des Alltags auf, und es fehlen schlicht Zeit und Kraft für schöne Dinge. Der Brainfog (»Gehirnnebel«) macht es häufig unmöglich, sich mit Dingen zu befassen, die einem früher Spaß gemacht haben. Selbst das Treffen mit lieben Menschen kann zur Last werden. Was soll einen da noch freuen?

Freude entsteht nicht auf Knopfdruck. Schon gar nicht, wenn man von einer Krankheit gebeutelt ist. Aber man kann die *Anlässe zur Freude* suchen und sich ihnen bewusst zuwenden. Wenn man diesen Anlässen einen Raum gibt, erleichtert man es der Freude, spontan und natürlich zu wachsen.

Anlässe zur Freude im Alltag

Es ist empfehlenswert, sich immer wieder einen Moment zu nehmen, um aktiv auf die Suche nach Anlässen zur Freude zu gehen. Dies ist in einer Krankheitssituation nicht einfach. Häufig hängt man in der Vergangenheit und sehnt sich nach Dingen, die früher einmal Freude gemacht haben. In diesem Fall besteht die Aufgabe darin, die »innere Suchlinse« in das Hier und Jetzt zu holen und ggf. etwas kleiner zu stellen. Inwieweit lassen sich auch im jetzigen Leben Dinge finden, die einen Anlass zur Freude geben? Diese Anlässe verbergen sich in vielen alltäglichen Kleinigkeiten. Selbst wenn es Ihnen wegen Schwäche kaum möglich ist, die Wohnung zu verlassen, können Sie auf Entdeckungstour nach freudeschenkenden Alltagserlebnissen gehen:

alltägliche Kleinigkeiten als Anlass

- Vielleicht existiert ein Gegenstand in Ihrer Wohnung, an dessen Schönheit Sie sich bewusst erfreuen können?
- Gab es kürzlich irgendeine besondere Naturerscheinung, die Sie sich bewusst machen können? – Beispielsweise ein frischer Windhauch aus

dem Fenster, ein Sonnenstrahl, der ins Zimmer fiel, eine Wolke am Himmel?

- Auch lebendige Erinnerungen können Anlässe für Freude sein: ein Lied aus der Kindheit beispielsweise, ein Gedicht, das man einmal gehört hat, eine spannende Geschichte. Oder die Erinnerung an die letzte sternklare Nacht, die man erleben durfte.
- Und natürlich können menschliche Begegnungen Anlass zur Freude geben. Welche interessante, liebevolle oder lustige Begegnung hatten Sie in letzter Zeit? War da vielleicht ein Moment von Zuneigung, Sympathie, Offenheit, über den Sie sich freuen können?

Ob solche kleinen Anlässe zu dem Empfinden von Freude führen können, hängt ganz wesentlich davon ab, wie viel Raum wir ihnen innerlich geben. Je mehr wir sie aus der alltäglichen Selbstverständlichkeit erlösen und das Besondere in ihnen wahrnehmen, desto lebendiger und kräftiger kann die Freude daran werden.

innerlich Raum geben

In der Literatur und Poesie findet man viele Hinweise auf solche kleinen Momente des Wunderns, Staunens – und Freuens. So beispielsweise in dem bekannten Gedicht von Hilde Domin, das einem ein schöner Wegbegleiter in schweren Zeiten sein kann:

Nicht müde werden
sondern dem Wunder
leise
wie einem Vogel
die Hand hinhalten.[30]

Wenn man sich gar nicht freuen kann

Es mag jedoch auch Zeiten geben, in denen man sich so niedergeschlagen fühlt, dass kein noch so guter Anlass zur Freude innerlich ankommt. Dann ist es besser, das zu akzeptieren, anstatt sich unter Druck zu setzen. Wie gesagt – Freude lässt sich nicht erzwingen.

sich nicht unter Druck setzen

Wenn die Freudlosigkeit über Wochen anhält, könnte es auch sein, dass die Krankheit Sie in eine depressive Episode geführt hat. Es gehört zu den wesentlichen Symptomen einer Depression, dass man keine Freude mehr

Depression

empfinden kann. Wenn sich noch gedrückte Stimmung, negative Gedanken und Gefühle sowie ein mangelnder Antrieb hinzugesellen, ist die Wahrscheinlichkeit groß, dass sich eine Depression entwickelt hat. Suchen Sie in einem solchen Fall ärztliche oder therapeutische Hilfe auf.

Anlässe zur Freude trotz totaler Erschöpfung

Was für Anlässe zur Freude gibt es in Phasen, in denen man von seiner Erkrankung sehr gebeutelt ist?

Interesse für Kleinigkeiten des Alltags

Selbst wenn man wegen eines »Crashs« völlig erschöpft im Bett liegt, gibt es die Möglichkeit, noch Dinge um sich herum wahrzunehmen. Gibt es da nicht auch kleine Anlässe zur Freude? Einen Sonnenstrahl, der ins Zimmer fällt, ein Bild an der Wand ... Unterschätzen Sie nicht die positiven Wirkungen des Interesses für solche Kleinigkeiten des Alltags.

Es geht im Kern darum, nicht nur das zu betrauern, was man durch die Krankheit verloren hat, sondern sich der Dinge bewusst zu werden, an denen man immer noch teilhaben kann. Das kann selbst in ganz schwierigen Momenten gelingen, beispielsweise wenn man sich durch starke Erschöpfung kaum auf irgendwelche Wahrnehmungen oder Gedanken konzentrieren kann. Denn auch dann haben Sie ja noch nicht alles verloren. Sie haben, so befremdlich das vielleicht im ersten Moment klingen mag, zum Beispiel noch Ihren Atem. Kann der Atem ein Anlass zur Freude sein? Ja, kann er. Man kann es von dem Dichter Johann Wolfgang von Goethe lernen. Er war ein Meister darin, sich an kleinen und scheinbar alltäglichen Dingen zu erfreuen. Er schrieb einmal ein Gedicht über das Atmen:

Im Atemholen sind zweierlei Gnaden:
Die Luft einziehn, sich ihrer entladen.
Jenes bedrängt, dieses erfrischt;
So wunderbar ist das Leben gemischt.
Du danke Gott, wenn er dich presst,
Und dank' ihm, wenn er dich wieder entlässt.[31]

den Atem genießen

So könnten Sie sich in einer Situation, in der wirklich nichts anderes mehr geht, als mit geschlossenen Augen im Bett zu liegen, an Ihrem Atem freuen. Sie könnten versuchen, im Sinne Goethes jeden Atemzug zu genießen: das

Hereinsaugen der erquickenden Luft, bis sie einen »presst«. Und das Ausatmen, das einen weit und ruhig werden lässt. Kann das nicht ein Anlass für tiefe, elementare Freude sein?

elementare Freude

Die Achtsamkeit für die kleinen Dinge des Lebens kann, wie in dem Gedicht von Goethe schon anklingt, auch zu dem Gefühl von Dankbarkeit führen. Dankbarkeit dafür, dass man an diesen elementaren Lebensprozessen teilnehmen kann. Und Dankbarkeit ist eine tiefe und mächtige Quelle von Gesundungskräften.

Achtsames Gehen

Die eben beschriebene Achtsamkeit auf das Wunder alltäglicher Gegebenheiten kann man auch darauf anwenden, ein paar Schritte zu gehen. Durch Konzentration und Aufmerksamkeit kann das Gehen eine geradezu meditative Tiefe erlangen. Nehmen Sie sich dafür doch ein paar Minuten und versuchen Sie, sich währenddessen nur auf diese scheinbar so simple Bewegung des Gehens zu konzentrieren:

meditative Tiefe

- Den Fuß heben – die Kraft spüren, die den Fuß in die Leichte hebt.
- Den Fuß nach vorne tragen: das Tragende in der Bewegung spüren. Sie kann zu einer Geste des achtsamen Tastens in die Zukunft werden.
- Den Fuß aufsetzen: den sanften Widerstand des Bodens spüren, die Haltekraft und Sicherheit, die dadurch entsteht. Und dann das Gewicht auf diesen Fuß verlagern und die ganze Schwerkraft nach unten in den Boden fließen lassen. Alles Schwere und Lastende kann man durch den Fuß hindurch »nach unten« schicken.
- Das Aufsetzen des Fußes entlastet so sehr, dass die Kraft entsteht, jetzt den anderen Fuß vom Boden zu heben. Und der Zyklus beginnt wieder von vorne.[32]

Achtsam durchgeführte Bewegungen werden so zu einer Art praktischer Meditation, die Anlass zu elementarer Lebensfreude gibt – gerade in Situationen, in denen einen die Krankheit angreift und so vieles andere unmöglich macht.

»praktische« Meditation

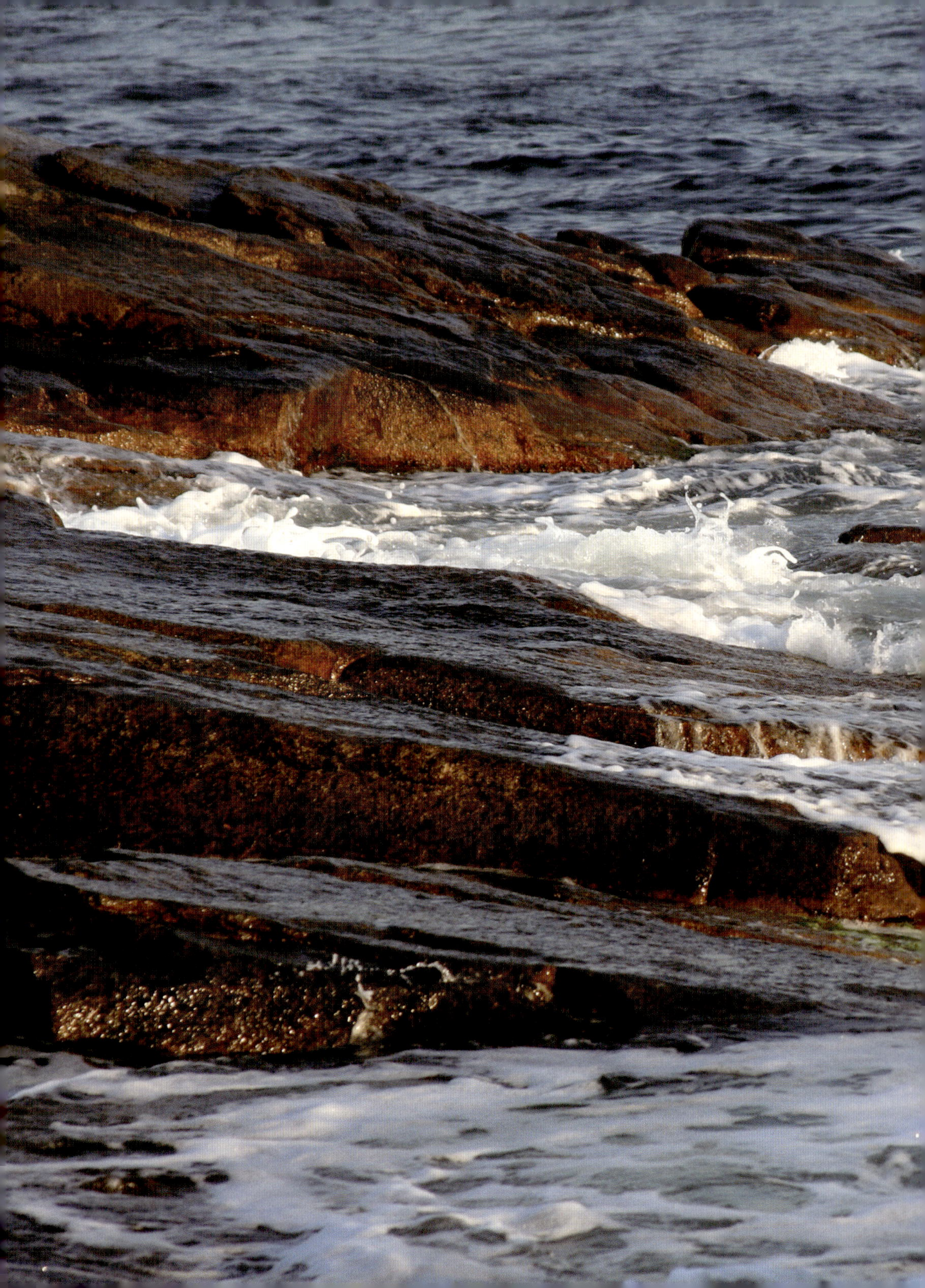

Fünfte Gesundheitsquelle: Lebendige Willenskräfte entwickeln

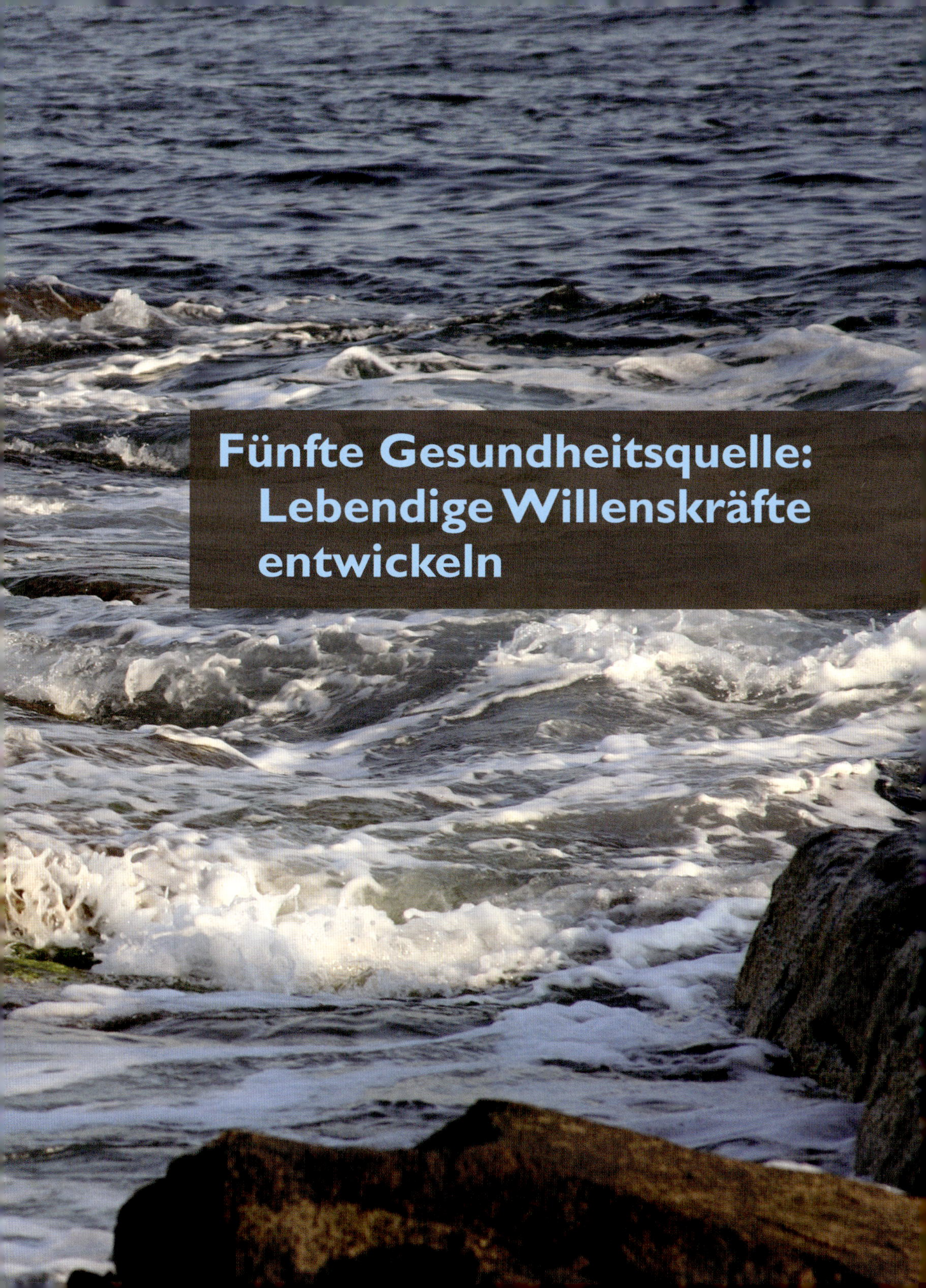

Qualität der Willensanstrengung

In diesem Kapitel geht es darum, auf die Qualität der eigenen Willensanstrengungen aufmerksam zu werden. Das ist wichtig, denn die Kräftesituation bei Fatigue kann sehr stark variieren, je nachdem, wie man mit seinen eigenen Willenskräften umgeht. Was hier besprochen wird, basiert auf Erfahrungen aus vielen Gesprächen mit Long-Covid-Betroffenen. Ich stellte ihnen in ärztlichen Einzelgesprächen oder Gesprächsgruppen die Frage, wie es zu einem Kräftezusammenbruch oder »Crash« kam, und vor allem, wie sie sich dabei fühlten. Hier sei ein exemplarischer Bericht wiedergegeben:

»***Mehrere Monate lang*** hatte ich ein Post-Covid-Syndrom mit starker Fatigue. Ich litt an einer bleiernen Müdigkeit und dem Gefühl, der ganze Körper sei schwer. Langsam nahmen die Symptome ab und ich konnte wieder im Alltag funktionieren. Dann kam der Tag, an dem ich meinen kranken Sohn zu einem wichtigen Termin in einer Universitäts-Ambulanz begleiten sollte. Wir hatten dafür eine 200 Kilometer lange Fahrt auf der Autobahn zurückzulegen. Wir fuhren halbwegs pünktlich los, doch während der Fahrt bemerkte ich, dass die bleierne Erschöpfung wiederkam.
Eigentlich hätte ich eine Pause gebraucht, aber ich hatte immer diesen Termin vor Augen, der um 10 Uhr beginnen sollte. Daher fuhr ich weiter. Es wurde immer schwerer für mich, die Erschöpfung wurde rasant stärker. Aber ich hatte nur noch eines vor Augen: durchhalten. Ich biss die Zähne zusammen, die letzten Kilometer fühlte ich mich wie in einem Tunnel.
Als wir endlich ankamen, war ich zunächst erleichtert. Doch das Gefühl der Erschöpfung wich nicht mehr von mir, und in den Tagen danach erlebte ich einen so starken Einbruch, dass ich sogar schlechter dran war als zu Beginn der Erkrankung.«

Verhalten vor einem Crash

In diesem Bericht wird vieles symptomatisch geschildert, was Betroffene vor Crashs erleben. Häufig berichtete Motive sind:

- Man ging über das eigene Empfinden hinweg, weil man etwas erreichen wollte,
- man biss sich durch,
- man arbeitete seine To-Do-Liste ab und war dabei atemlos,
- man entwickelte einen »Tunnelblick«,

- man »funktionierte« einfach,
- man wollte die Dinge mit innerer Härte erreichen.

Diese Beschreibungen betreffen die Haltung des Willens, mit denen man die Dinge angeht. Was den hier aufgezählten Willens-Attributen gemeinsam ist, ist ihre Eigenart der Härte und der Verbissenheit. Für diese Qualität soll daher im Folgenden der Begriff »verbissener Willen« verwendet werden.

Fast jeder kennt den »verbissenen Willen«, er wird im Leben oft von einem verlangt. Große Bereiche unserer Gesellschaft funktionieren auf der Basis des »verbissenen Willens« – fast überall dort, wo Menschen unter Druck viel Leistung erbringen müssen. Nun besteht die erstaunliche Tatsache, dass Betroffene von Fatigue ganz wenige Ressourcen haben, um die physiologischen Folgen dieses verbissenen Willens zu kompensieren.

»verbissener Wille«

Die physiologischen Folgen eines verbissenen Willens sind:

- Die Atmung wird flacher und gepresster.
- Das vegetative Nervensystem schaltet auf Alarmbereitschaft und schüttet Stresshormone aus.
- Der Muskeltonus erhöht sich.
- Die Durchblutung der Muskulatur verändert sich, Stoffwechselprodukte können nicht mehr abtransportiert werden, der Muskelstoffwechsel gerät in eine Schieflage, der ganze Organismus ermüdet nachhaltig.

Die Folge ist oft ein Gefühl von innerer Schwere und Kraftlosigkeit, »als wäre irgendwo der Stöpsel gezogen und alle Kraft flösse heraus«. Nach Extrembelastungen kann der Körper auch mit einem länger anhaltenden Einbruch reagieren, so wie bei der oben zitierten Patientin.

innere Schwere und Kraftlosigkeit

Auf den Spuren des »lebendigen Willens«

Was ist aus dem Dargestellten zu lernen? Bedeutet das, man sollte am besten gar nichts mehr wollen? Ist man als Fatigue-Betroffener dazu verdammt, sich nur noch auszuruhen oder sich mit minimalen Aktivitäten zufriedenzugeben?

Viele Menschen mit Long Covid oder Post Vac fühlen sich tatsächlich so. Aber es gibt doch auch Erlebnisse, bei denen man in einen Fluss von Aktivität kommt, ohne dass man sich danach innerlich schwer und erschöpft fühlt. Das hängt natürlich in hohem Maße mit der Dosis der Aktivität zusammen – wie viel Kraft sie verlangt, wie viele Pausen eingelegt werden. Aber es gibt auch qualitative Unterschiede: Manchmal schafft man es, in einen »lebendigen Willen« zu kommen. Eine Art innerer Haltung, die eher sanft wirkende Kräfte freisetzt. Diese führen zu einer fließenden Aktivität, die gleichzeitig Kraft erfordert, aber auch Kraft gibt – ohne verbissen zu sein, ohne sich zu erschöpfen. Wie kann man diese Haltung finden und kultivieren?

»lebendiger Wille«

Offenheit

Es versteht sich von selbst, dass man die Haltung des »lebendigen Willens« nicht definieren oder schablonenhaft herstellen kann. Man kann sie nicht »machen« oder »programmieren«. Vielmehr geht es um die Suche nach einer Qualität, die man nur in sich selber finden kann.

Ein erster Schritt könnte darin liegen, Momente zu identifizieren, in denen man in einen »Flow« kommt. Damit ist gemeint, dass der Fluss des Handelns einen auf positive Weise mit sich nimmt. Diese Momente können sich im Alltag ganz spontan einstellen. Aber sie entstehen nur unter bestimmten Bedingungen. Sie bedürfen der Hingabe, der ungeteilten Aufmerksamkeit und vor allem der Offenheit. In dieser Offenheit kann sich eine Kraft entfalten, durch die man sich getragen fühlt. Und man kann erleben: Das Tragende stammt hier nicht von mir selber. Es kann empfunden werden wie von außen kommend, als ein Geschenk des Lebens.

Kunst

Vielleicht ist künstlerisches Schaffen ein besonders gutes Terrain, um die Haltung des lebendigen Willens zu entdecken. Mit Kunst ist hier etwas gemeint, was durch einen lebendigen Austausch zwischen der kunstschaffenden Person und ihrem Werk entsteht. Die Person verbindet sich tief mit dem Werk und mit dem, was sie tut. Sie will zwar etwas, aber gleichzeitig beobachtet sie achtsam das Gewordene und versucht das umzusetzen, was im nächsten Schritt aus dem Werk werden will. Kann man hier etwas lernen, das auch tragende Kraft im Alltag bekommen kann?

tiefe Verbindung mit dem, was man tut

Eine Fatigue-Patientin, die an einer Kunsttherapie teilnahm, berichtete wie folgt von ihren Erfahrungen:

»***Das Malen*** war eine ganz neue und unerwartet schöne Aktivität. Ich habe früher gemalt, aber in den letzten Jahren keine Zeit mehr dafür gefunden. Umso mehr war ich froh, wieder Pinseln und Farben zu begegnen. Das ruhige und absichtslose Arbeiten an den Bildern war eine so andere Aktivität als sonst, wenn ich geschwächt und müde durch den Alltag hetzte. Ich hatte das Gefühl, als würden die Farben zu mir sprechen. Ich musste ihre Anregungen nur aufgreifen und aufs Papier bringen. Zuerst war ich unzufrieden mit dem Ergebnis, die Bilder sahen meistens am Ende ganz anders aus, als ich es mir vorher gedacht hatte. Ich konnte aber mit der Zeit meine eigenen Vorsätze und Vorstellungen beiseiteschieben, um mich einfach auf den Prozess einzulassen. Nach einer Stunde Malen war ich natürlich häufig sehr erschöpft. Ich musste mich meistens direkt hinlegen. Aber ich war nicht innerlich leer und kaputt wie sonst nach anstrengenden Dingen. Vielmehr war ich trotz der Müdigkeit innerlich erfüllt und belebt.«

Herzenswärme

In Märchen, Gedichten und Romanen kann man immer wieder berührende Darstellungen lesen, in denen ein starker, aber zugleich offener und inspirierter Willensakt die entscheidende Wendung zum Guten bringt.

Wir finden dies auch im Dornröschen-Märchen, das im vorderen Teil des Buches thematisiert wurde. Dort wird sogar eine knappe, aber sehr präzise Beschreibung des Unterschiedes zwischen dem verbissenen und dem lebendigen Willen gegeben: Da gibt es auf der einen Seite die vielen erfolglosen Königssöhne: Sie wollen »durch die Hecke in das Schloss dringen«, wollen sich also durchbeißen oder durchkämpfen bis zu ihrem Ziel. Das gelingt nicht, die Dornen werden umso undurchdringlicher durch diese Haltung des »verbissenen Willens«.

Vereinigung von Furchtlosigkeit und Herzenswärme

Der Prinz, der am Ende Dornröschen erlöst, geht mit einer anderen Haltung zum Schloss. Es vereint Furchtlosigkeit und Herzenswärme in sich. Er lässt sich von den Warnungen und Zweifeln des besorgten Alten nicht beirren. Er bekämpft kein Hindernis, sondern schreitet einfach vorwärts, in achtsamer Erwartung dessen, was ihm im Schloss begegnen wird. Und er hat Erfolg, weil er das »Momentum« des Tages erfassen konnte. Er erlöst Dornröschen gar nicht aus eigener Kraft – vielmehr geht er mutig ins Leben, und das Schicksal kommt ihm helfend entgegen.

Hier zeigt sich ein weiteres Geheimnis des lebendigen Willens: Es liegt in der Herzenswärme. Der Prinz möchte nicht verbissen durch die Dornenhecke dringen. Seine Motivation wird so geschildert, dass er von Herzen gern das schöne Dornröschen sehen möchte. Diese Haltung macht ihn offen für das Leben und gibt ihm zugleich die Kraft für seine Tat. Ist es möglich, von dieser märchenhaften Beschreibung etwas zu lernen?

offen für das Leben

Der Ruf des Lebens

Auch in der Psychologie finden wir Beschreibungen der Haltung des »lebendigen Willens«. Beispielsweise bei der Autorin und Psychotherapeutin Elisabeth Lukas.[33] Sie bezeichnet die Fähigkeit, die Rufe des Lebens aufzunehmen und dadurch zu einem lebendigen Willenserleben zu gelangen, »existenzielle Eingebungen«. Damit meint sie Momente, in denen einen der »Ruf des Lebens« ereilt und man von einer Idee ergriffen wird, die einen tief berührt und anspricht: »Solche Einfälle sind nicht einfach identisch mit vorhandenen Wahlmöglichkeiten in einem Entscheidungsprozess, die als sinnvoll eingeschätzt werden, sondern werden als absolute neue Inspirationen erlebt, die vorher nicht zur Disposition gestanden sind, weil sie geistig nicht präsent gewesen sind. [...] Es haftet ihnen etwas Ungewöhnliches, Überraschendes an, und der Betreffende weiß gar nicht recht, wie er zu ihnen gekommen ist. Er ist von sich selbst – von dem urplötzlich empfangenen ›Ruf an sich selbst‹ – überrascht.

»existenzielle Eingebungen«

Künstler und Wissenschaftler haben von jeher davon profitiert. Ihre Werke basieren zu einem hohen Prozentsatz auf unermüdlicher Handarbeit oder mühsamer Kopfarbeit, was beides sie niemals berühmt gemacht hätte, wären nicht zwischendurch jene kleinen erstaunlichen Ideen wie Sternschnuppen vom Himmel des Gewöhnlichen niedergegangen.«[34]

Die Haltung des lebendigen Willens ist demnach so charakterisiert, dass die Offenheit bewahrt wird, die kleinen »Sternschnuppen des Lebens« im Geiste aufzunehmen. Dabei betont Elisabeth Lukas, dass dies kein Privileg von Künstlern oder Wissenschaftlern ist, dass vielmehr jede und jeder von uns im Leben immer wieder die Möglichkeit hat, solche Eingebungen zu

für jede und jeden möglich

erhalten – in ganz alltäglichen Begegnungen, in scheinbar ganz banalen Situationen. Ihnen ist gemein, dass etwas auftaucht, von dem man sich *als Mensch angesprochen fühlt*.

Auf Entdeckungsreise gehen

Die Haltung des lebendigen Willens ist mit diesen Umschreibungen nicht abgeschlossen, vielmehr nur angedeutet. Es scheint für Betroffene von Fatigue sehr hilfreich zu sein, eine eigene Aufmerksamkeit für das Erleben jener Haltung zu entwickeln. Zusammengefasst geht es darum, das Schablonenhafte des eigenen Wollens und Handelns loszulassen, weil dies wenig nährend und belebend ist. Hingegen kann man sich auf die Suche begeben nach positiven Kräften, die dort wirken, wo man sich angesprochen fühlt vom »Ruf des Lebens«. Dies führt zu einer Herzenswärme, die tragende Kräfte freisetzt. Kräfte, die gar nicht aus einem selbst, sondern die aus dem Leben kommen, von dem man berührt wird.

Schablonenhaftes loslassen

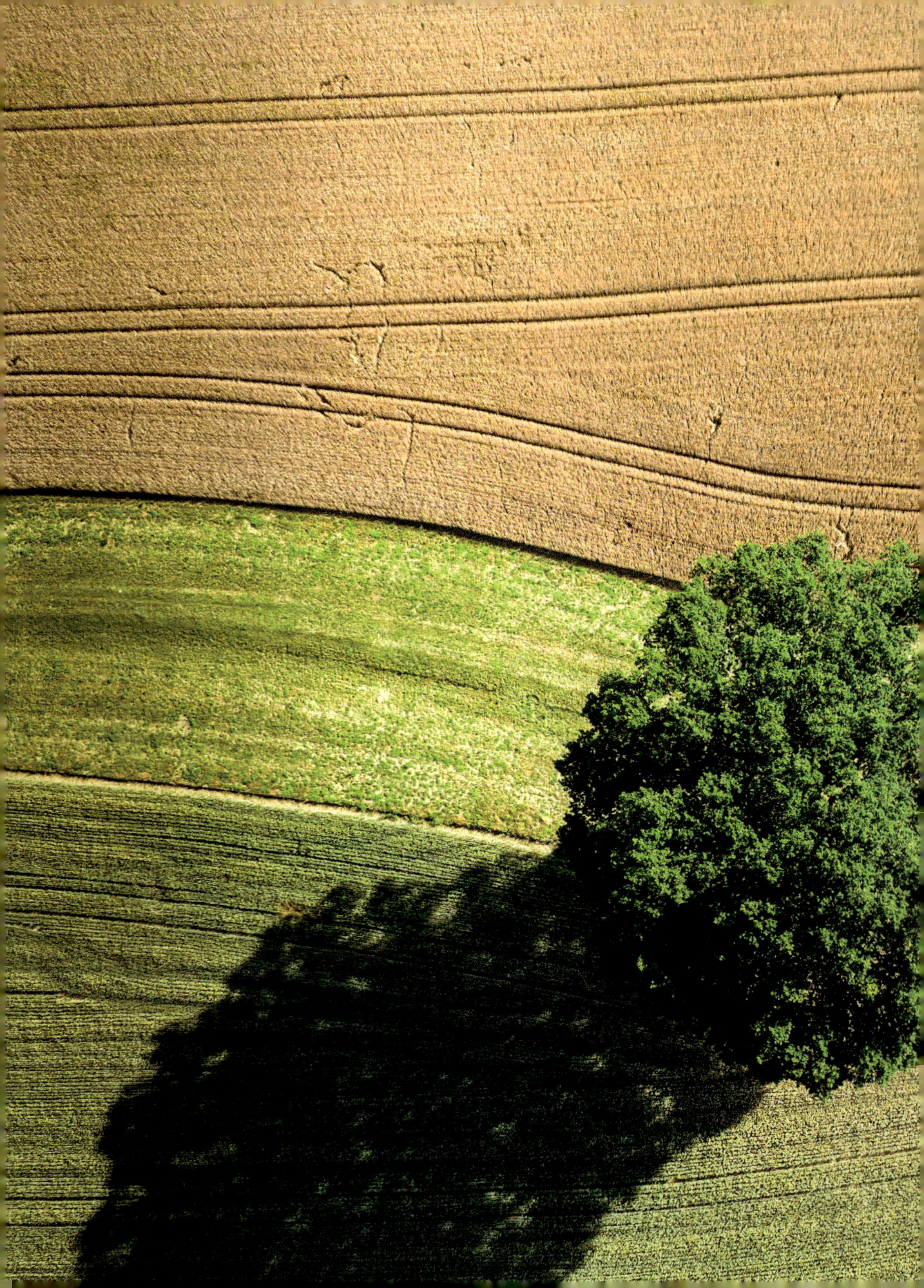

Sechste Gesundheitsquelle: Den Überblick behalten – Priorisieren, Planen, Grenzen respektieren

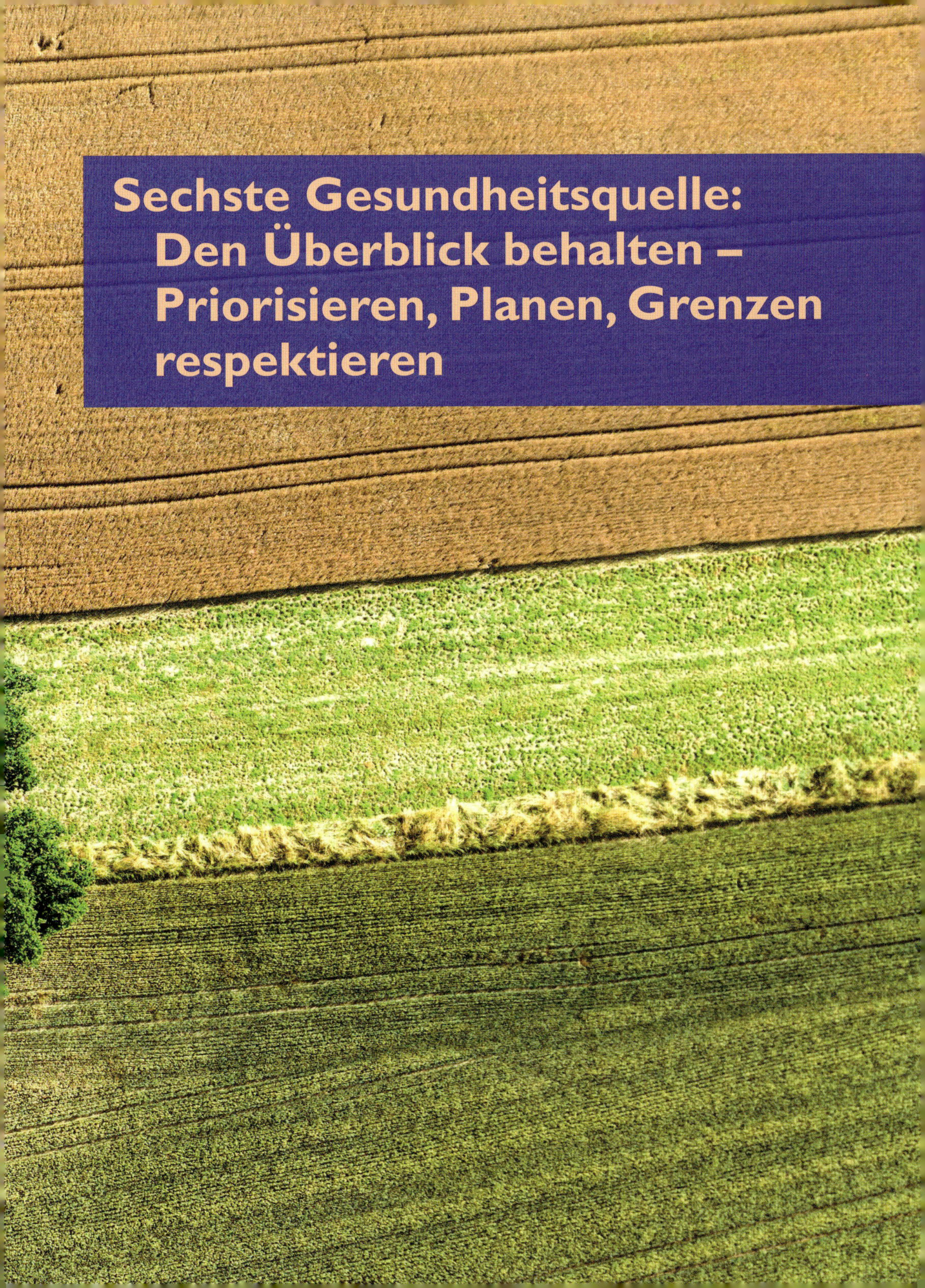

Wenn die Kräfte nicht mehr in gewohntem Ausmaß verfügbar sind, ist es sehr wichtig, sie gezielter einzusetzen und sie davor zu schützen, im Alltag zerrieben zu werden. Für Betroffene von Long Covid und Post Vac ist es wichtig, zu lernen, klug und vorausschauend mit dem Krafthaushalt umzugehen. Dazu gehört es, richtige Prioritäten zu finden und die eigenen Aktivitäten mit Vorbedacht zu planen. Zudem ist es wichtig, die Dosis der Belastung richtig zu wählen und seine Grenzen zu beachten.

Kräfte gezielt einsetzen

Was ist mir wichtig? Prioritäten finden, Abgrenzung üben

Im Alltag kommt häufig so viel auf einen zu, dass man schnell den Überblick verlieren kann. Wer kennt nicht das Gefühl, dass man den ganzen Tag seine Kräfte eingesetzt hat, um mit dem Leben Schritt zu halten, aber dennoch nur unzureichend zu den Dingen gekommen ist, die eigentlich wichtig waren? Daraus resultiert Frust, den man sich möglichst ersparen sollte. Das Gegenmittel ist, die eigenen Prioritäten zu finden – also nicht reflexartig auf die Anforderungen des Alltags zu reagieren, sondern sich immer wieder zu fragen, was man selber will.

Ja sagen können

Prioritäten finden heißt im Wesentlichen, herauszufinden, wozu man innerlich »Ja« sagen möchte. Das bedeutet, aus den vielfältigen Anforderungen des Alltags diejenigen herauszufiltern, die jetzt dran sind. Dafür benötigt man eine innere Präsenz, die im Alltag häufig verloren geht. Denn oft strömen so viele Anforderungen auf einen ein, dass man zum Spielball der äußeren Notwendigkeiten wird.

innere Präsenz

Durch das bewusste Ja-Sagen kann man sich aus dieser passiven Haltung befreien und wieder Handlungskompetenz zurückgewinnen. Das ist für Fatigue-Betroffene sehr wesentlich, denn die reduzierten Kräfte sollen möglichst für die Dinge eingesetzt werden, die wirklich wichtig sind. Folgende Hinweise können dafür hilfreich sein:

- Nehmen Sie sich im Alltag immer wieder einen Moment Zeit, um innerlich durchzuatmen und sich zu fragen: Welche der anstehenden Tätigkeiten sind *jetzt* wichtig? Wofür entscheide *ich mich* ganz bewusst?
- Versuchen Sie dann, die Tätigkeit mit möglichst viel positiver Präsenz durchzuführen. Das bewusste Bejahen einer Tätigkeit führt dazu, dass Sie besser in die Tätigkeit eintauchen können. Dadurch verbraucht man viel weniger Kraft, als wenn man eine Tätigkeit mit Desinteresse oder Abneigung verrichtet.
- Das bedeutet nicht, dass man sich nur die angenehmen Dinge des Alltags herauspickt. Auch eine unangenehme, aber notwendige Tätigkeit benötigt deutlich weniger Kraft, wenn man in dem Moment, da man sie tut, innerlich »Ja« zu ihr sagen kann.

Tätigkeiten unterbrechen können

Wichtig ist noch zu beachten, dass das Bejahen einer Aufgabe nicht zwangsläufig dazu führen muss, dass man sie immer zu Ende bringt. Leben mit Fatigue bedeutet, immer auch darauf zu schauen, was die Kräfte gerade erlauben. Vielleicht muss man manchmal eine Tätigkeit unterbrechen oder kann sie gerade nicht anfangen, weil die Kräfte nicht dafür da sind. In diesem Falle können Sie »Ja« zu der Tätigkeit sagen, aber dennoch im Blick behalten, dass die Kräfte es eben *in diesem Moment nicht erlauben, ihr vollumfänglich nachzugehen.*

Nein sagen können

es anderen recht machen wollen

Die Kräfte, die aus einer positiven Haltung des Ja-Sagens entspringen, benötigen einen gesunden Schutz. Hierfür ist es wichtig, im richtigen Moment auch Nein sagen zu können. Das fällt vielen Menschen gar nicht so leicht. Dies betrifft vor allem diejenigen, die es anderen nicht so gerne sagen, wie sie sich wirklich fühlen. Oder die Schwierigkeiten haben, andere um Hilfe zu bitten. Manche Menschen erleben auch einen gewissen Drang, es anderen Menschen recht zu machen: den Arbeitskollegen, den Vorgesetzten, den Familienmitgliedern, manchmal auch den eigenen Vorstellungen von sich selbst. Hinter diesem »Rechtmachenwollen« stecken oft Ängste. Ängste beispielsweise davor, von anderen Menschen zurückgewiesen zu werden. Dadurch entsteht

innerer Druck

innerer Druck, und der ist schlecht für die Gesundungskräfte. Außerdem führt es dazu, dass man möglicherweise eher seine eigenen Kraftgrenzen überschreitet, bevor man die Anstrengung unternimmt, seine Grenzen durch ein freundliches, aber klares Nein zu schützen.

Wenn Sie bei sich Schwierigkeiten im Nein-Sagen entdecken, können folgende Hinweise hilfreich sein:

- Üben Sie bewusst, Ihre Grenzen ganz ehrlich und authentisch zu ziehen. Schreiben Sie die Erfahrungen damit auf, vielleicht in ein Tagebuch. Notieren Sie auch, welche Ängste Sie ggf. daran hindern, ein Nein auszusprechen. Wahrscheinlich machen Sie mit der Zeit die Erfahrung, dass Sie für Ihre »Neins« viel mehr Respekt bekommen, als sie es vorher erwartet haben, und die Angstszenarien sich nicht bewahrheiten.
- Es ist nicht notwendig, ein Nein umständlich zu erklären. Manchmal hilft ein simples »Nein, das wird mir zu viel«. Oder »Nein, das übersteigt im Moment meine Kräfte«. Sie werden überrascht sein, wie häufig das in Ihrer Umwelt akzeptiert wird, ohne dass Sie noch extra Rechtfertigungen nachschieben müssen.
- Das Nein sollte man idealerweise aussprechen, *bevor* man seine Kraftgrenze überschritten hat. Wenn man das Nein erst dann äußert, wenn bereits alle Kräfte verbraucht sind, hat es wenig Wert für den Energiehaushalt. Denn der ist ja schon aus dem Gleichgewicht gekommen. Deshalb liegt die Herausforderung darin, das Stopp-Signal dann zu senden, wenn noch Kräfte übrig sind, die durch das Nein-Sagen geschützt werden können.
- Ein ausreichend früh gesagtes Nein beugt auch Konflikten vor. Denn ein zu spätes Nein wird oft mit Vorwürfen vermischt, und die sind für die Umwelt schwer zu ertragen. Niemand hört gerne einen Satz wie: »Nein, das kann ich jetzt aber nicht mehr tun! Ich habe dir schon in den letzten Tagen mehr geholfen, als ich konnte, und ich bin deshalb völlig am Ende!« Was solch eine Aussage schwer erträglich macht, ist der darin mitschwingende Vorwurf. Hätte man sein Nein früher formuliert, so gäbe es keinen Anlass, das Gegenüber damit zu belasten. Mit einem vorwurfsfreien, aber klaren Nein erhält man auf Dauer viel mehr Akzeptanz bei seinen Mitmenschen als mit einem Nein, das zu spät kommt.

Möglichkeiten durch ein Nein

Wenn Ihnen Nein-Sagen irgendwie unsympathisch ist, dann überlegen Sie sich, welche Möglichkeiten sich für Sie durch ein »Nein« eröffnen. Denn wer

Nein sagen kann, der kann seine Kräfte viel besser für die Dinge einsetzen, die es wert sind. Das kommt allen zugute – einem selbst und auch den anderen Menschen. Also: *Jedes »Nein« kann zur Grundlage werden für ein »Ja« zu etwas, das wesentlich ist.*

»Nein« als Grundlage für ein »Ja«

Planen

Planung ist bei Fatigue sehr wichtig, um seine Kräfte richtig einzusetzen. Sie kann dann gelingen, wenn man nach vorne schaut, die zukünftige Zeit in den Blick nimmt und beurteilt, wie die Dinge zeitlich zusammenpassen.

genügend Zeit einplanen

Fast jeder kennt den häufigsten Fehler dabei – er besteht darin, dass man nicht genügend Zeit für einzelne Aktivitäten einplant. Dies kann dazu führen, dass man unter Druck kommt. Und genau dieser Druck ist bei Fatigue schädlich und kraftraubend. Der Organismus hat kaum Reserven, um Fehleinschätzungen bei der Planung und den sich daraus ergebenden Druck »abpuffern« zu können. Man kommt viel schneller in eine Stressreaktion, die zu einer verschärften Erschöpfung und einem langwierigeren Erholungsbedarf führen kann.

Hier einige Hinweise für gutes Planen:

- Nehmen Sie sich vor einer Aktivität Zeit für eine kurze Planungsphase. Ein Beispiel: Wenn Sie ein Essen kochen wollen, fangen Sie nicht einfach damit an, sondern legen Sie sich alle benötigten Zutaten und Küchenutensilien bereit. Das erfordert etwas mehr Zeit, wirkt aber deutlich entlastend für die Kräfte.
- Planen Sie nach jeder Aktivität ausreichend Zeit für Pausen ein. Beispielsweise ist es ungünstig, nach einem Arztbesuch gleich den Einkauf im Supermarkt zu erledigen, vielleicht sollten Sie erst mal einen kurzen Spaziergang im Park unternehmen. Pausen brauchen Zeit, die beim Planen zu berücksichtigen ist!
- Beachten Sie Ihre individuelle Tagesrhythmik beim Planen. Wenn Sie sich mittags müde fühlen, ist dies keine gute Zeit für wichtige Termine. Und wenn das einmal doch nicht anders planbar ist, benötigen Sie danach wahrscheinlich einen umso größeren Zeitpuffer, um wieder zu Kräften zu kommen.
- Man kann seine Vorhaben auch in geistige, körperliche und soziale Aktivitäten einteilen und schauen, in welche Tageszeit sie am besten passen.

Beispielsweise haben manche Menschen am Vormittag die meisten Ressourcen für geistige Aktivitäten, während der Nachmittag am besten für körperliche Anstrengungen passt.

- Auch Tätigkeiten, die Sie sehr gerne machen, können ermüden. Wenn Sie beispielsweise gerne auf den trubeligen Wochenmarkt Ihrer Stadt gehen: Reicht es vielleicht, eine halbe Stunde einzuplanen und sich dann wieder zurückzuziehen?

»kleine Brötchen backen«

Ein hilfreiches Bild beim Planen ist, die berühmten »kleinen Brötchen« zu backen. Also konkret: eine Kleinigkeit tun – Pause – wieder eine Kleinigkeit tun – Pause – und so weiter. Das Bild von den kleinen Brötchen ist auch deshalb passend, weil man sie ja immer kleiner auf das Backblech legt, als sie am Ende des Backens sind. Und ebenso ist es beim Planen des Tages: Der Zeitbedarf für die meisten Aktivitäten wird fast immer größer, als man vorab denkt. Wenn man keinen »Platz« zwischen den Aktivitäts-Brötchen lässt, dann kleben sie im Tagesverlauf zusammen, schlimmstenfalls verschmelzen sie auf dem Backblech zu einem großen Einheitsteig. Solcherart »zusammengeklebte« Aktivitäten ohne Luft für Pausen sind etwas sehr Anstrengendes und rauben große Kraftreserven. Insofern gilt es, die Aktivitäts-Brötchen immer mit viel Platzreserve auf das Backblech des Alltags zu legen!

Pacing oder Die Kunst, seine Grenzen zu respektieren

kein maximales Leistungsniveau anstreben

Pacing ist ein wichtiges Konzept im Umgang mit Fatigue. Es kommt ursprünglich aus dem Ausdauersport. Dort wird es angewandt, um möglichst lange eine optimale Leistung zu erzielen. Es geht darum, Dinge auf einem niedrigeren als dem maximalen Leistungsniveau zu tun. Wenn man während eines Langstreckenlaufes oder eines Fahrradrennens konstant unterhalb eines individuellen Geschwindigkeitsmaximums läuft bzw. fährt, hat man viel ausdauerndere Kräfte. Kommt man dagegen früh an dieses Maximum, verausgabt sich der Körper und ist schneller erschöpft.

Für einen Zustand mit verminderten Energiereserven wie Long Covid oder Post Vac gilt ein ganz ähnlicher Grundsatz. Man kann mit seiner Energie viel besser haushalten, wenn man seine Grenze kennt und immer etwas »Luft nach oben« lässt. In Zahlen ausgedrückt ist das Ziel, nur etwa 80 % seines

Leistungsvermögens einzusetzen, damit der Organismus immer noch eine Energiereserve zurückbehält. Andernfalls erschöpft er sich und man braucht viel Zeit und Kraft, um wieder auf die Beine zu kommen.

Energiereserven zurückbehalten

Hier einige konkrete Beispiele für das Pacing:

- Wenn man weiß, dass man nach dem Lesen von fünf Seiten im Buch müde ist oder Schwindel und Kopfschmerzen bekommt, liest man nur vier Seiten und macht dann eine Pause.
- Wenn man nach etwa 500 Metern Gehstrecke erschöpft ist, geht man nur 400 Meter. Dafür geht man häufiger. Also statt einmal am Tag unternimmt man zweimal am Tag einen Spaziergang, bleibt dabei aber unter dem Limit.
- Wenn man merkt, dass man nach dem Putzen der ganzen Wohnung völlig k.o. ist, hört man früh genug auf und putzt den Rest der Wohnung erst am nächsten Tag.

Das Herausfordernde am Pacing ist nun, sein Leistungsvermögen angemessen einzuschätzen. Denn das schwankt bei Fatigue-Betroffenen manchmal ganz enorm. Wenn man an einem Tag einen Kilometer flott gehen konnte, ist man am nächsten Tag schon nach der Hälfte erschöpft.

sein Leistungsvermögen einschätzen lernen

Hier ist es besonders wichtig, *sich in seiner Erkrankung gut kennenzulernen*. Dabei kann es helfen, ein »Aktivitätstagebuch« zu führen, in dem man seine Aktivitäten notiert und dazuschreibt, ob sie gut zu bewältigen waren oder einen an sein Kräftelimit geführt haben. Mit der Zeit lernt man so besser vorhersehen, welche Aktivität man sich in welchem Ausmaß zumuten kann.

Auch sollte man lernen, bessere und schlechtere Tage zu unterscheiden. Wenn man schon vorher spürt, dass heute ein eher schlechter Tag ist, kann man darauf in der Planung seiner Aktivitäten Rücksicht nehmen.

Stopp-Signale kennenlernen

Die besten Erfolge beim Pacing wird man erlangen, wenn man ein feines Gespür für sich selbst entwickeln kann. Der Organismus sendet nämlich häufig feine Signale, bevor es zu viel wird – erst kaum vernehmlich und dann immer deutlicher. Solche »Stopp-Signale« können sehr unterschiedlich sein. Es ist hilfreich, sie gut kennenzulernen, um sie ausreichend früh wahrzunehmen und darauf reagieren zu können.

Gespür für sich selbst

Beispiele für solche Stopp-Signale sind:

- ein leichtes Unwohlsein in der Magengegend,
- diskreter Schwindel oder Benommenheit,
- leichte Kopfschmerzen oder Kopfdruck,
- ein Gefühl von Druck oder von Leere im Brustbereich,
- man fühlt sich wie in einer dunklen Röhre, man erlebt eine Art »Tunnelblick«,
- eine merkwürdige Traurigkeit oder Stimmung von Düsternis macht sich in einem breit,
- man fühlt sich gereizt.

Aktivitäten auf die Wahrnehmungen einstellen

Je besser man diese Körperempfindungen, Stimmungen oder Gefühle wahrnehmen lernt, desto eher kann man seine Aktivitäten darauf einstellen. Das ist besonders für diejenigen hilfreich, deren Leistungsniveau sehr variabel ist, sodass sie keine verlässlichen Belastungsgrenzen für sich festmachen können.

Sind Pulsmesser oder Smartwatches beim Pacing hilfreich?

isoliertes technisches Messergebnis

Manche Menschen versuchen Pacing mithilfe von Pulsmessern, Smartwatches und anderen Messgeräten zu betreiben. Diese geben beispielsweise ein Signal ab, wenn der Puls über eine bestimmte Grenze hinausgeht und man seinen vordefinierten Leistungsbereich verlässt. Solche Verfahren können im Rahmen von physio- oder sporttherapeutisch betreuten Behandlungen hilfreich sein, um ein Training in bestimmten Belastungsgrenzen zu ermöglichen. Aber für den Eigengebrauch bei Fatigue sind sie meist ungeeignet. Der Grund ist, dass man die Entscheidung über das angemessene Aktivitätsniveau an ein Gerät bzw. einen isolierten Messwert delegiert. Das führt zu einer Verschiebung des Wahrnehmungsfokus: weg von Körperempfinden, Gefühlen und Stimmungen hin zu einem isolierten technischen Messergebnis.

Viele Betroffene neigen dazu, mehr den Werten ihres Gerätes als dem eigenen Körpergefühl zu vertrauen. Letzteres kann aber ein sehr präzises Warnsystem sein – vorausgesetzt, man bildet es gut aus und lernt, die Signale zu entschlüsseln. Wenn ein apparativer Pulsmesser dazu führt, dass diese Signale nicht wahrgenommen werden, dann wird eine wesentliche Chance vertan, um sich besser kennenzulernen.

Crashs vermeiden: Das eigene »Notfall-Kit« packen

Es gehört zu den besonderen Merkmalen bei Fatigue-Erkrankungen, dass die Symptomatik plötzlich um ein Vielfaches zunehmen kann, wenn man den Bogen der eigenen Kräfte einmal überspannt hat. Man ist dann manchmal tagelang niedergeschlagen, müde, kraftlos und fühlt sich einfach kaputt. Der allgemein gebräuchliche Begriff hierfür lautet »Crash«, in der medizinischen Fachsprache nennt man das Postexertionelle Malaise, kurz PEM.

plötzliche Zunahme der Symptome

Was kann man tun, wenn die körpereigenen Warnsymptome melden, dass der Bogen kurz davor ist, überspannt zu werden? Für so eine Situation ist es sehr hilfreich, wenn man vorab geklärt hat, was einen besonders wirksam vom Stress befreit und wieder in den Kontakt mit den Lebenskräften bringen kann. Überlegen Sie, was bei Ihnen gut funktioniert, und bilden Sie mit diesen Übungen oder Praktiken ein »Notfall-Kit«. Natürlich ist es gut, die Dinge häufig ausprobiert zu haben, wenn es einem relativ gut geht. Je routinierter man vorab im Umgang mit den Praktiken seines »Notfall-Kits« ist, desto besser kann man sie einsetzen, wenn ein akuter Crash droht.

routinierter Umgang mit den Praktiken

Hier einige Beispiele dafür, was in ein Notfall-Kit kommen kann:

- *Reizabschirmung:* Suchen Sie eine ruhige Umgebung auf, schließen Sie die Augen und atmen Sie ruhig. Wenn man in einer fremden Umgebung ist und kein ruhiges Zimmer zur Verfügung steht, kann notfalls auch eine Toilette ein sicherer Hafen sein.
- *Atemübungen:* Atmen Sie beispielsweise für einige Minuten so, dass Sie beim Einatmen ganz langsam auf zwei zählen, beim Ausatmen auf drei. Das konzentriert den Geist und führt zu einem beruhigenden Atemrhythmus mit längeren Ausatmungsphasen.
- Die *Wärmende Pausenübung* von Seite 136 ist für viele Menschen eine große Hilfe gegen Stress und kann vielerorts spontan angewendet werden.
- *Äußere Anwendungen* können sehr wirksame »Crashvermeider« sein, beispielsweise ein *Lavendel-Fußbad* (siehe auch Seite 114). In dem Fall ist es hilfreich, einen Eimer mit Handtuch und Lavendel-Badezusatz so vorzubereiten, dass er im Bedarfsfall rasch griffbereit ist.
- Viele Menschen erleben das Vernebeln von *Arnika-Essenz* um den Kopf als sehr hilfreiche Akutmaßnahme (siehe Seite 191). Man kann sich dafür eine 20-ml-Flasche mit Sprühkopf aus der Apotheke besorgen und sie mit Arnika-Essenz von der Firma Wala befüllen. Sie passt in jede Handtasche.

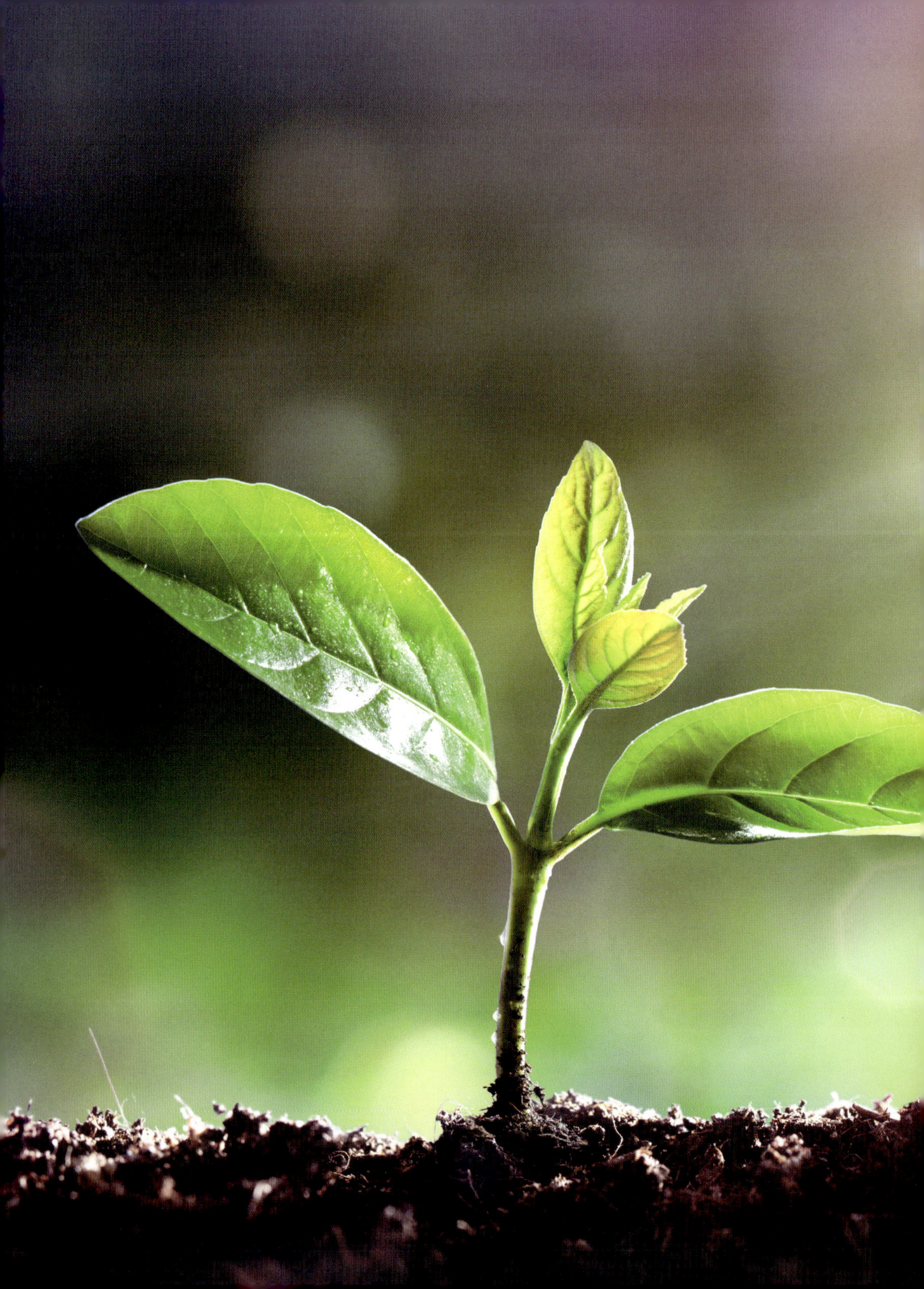

Siebte Gesundheitsquelle: Die Vitalität des Stoffwechsels anregen

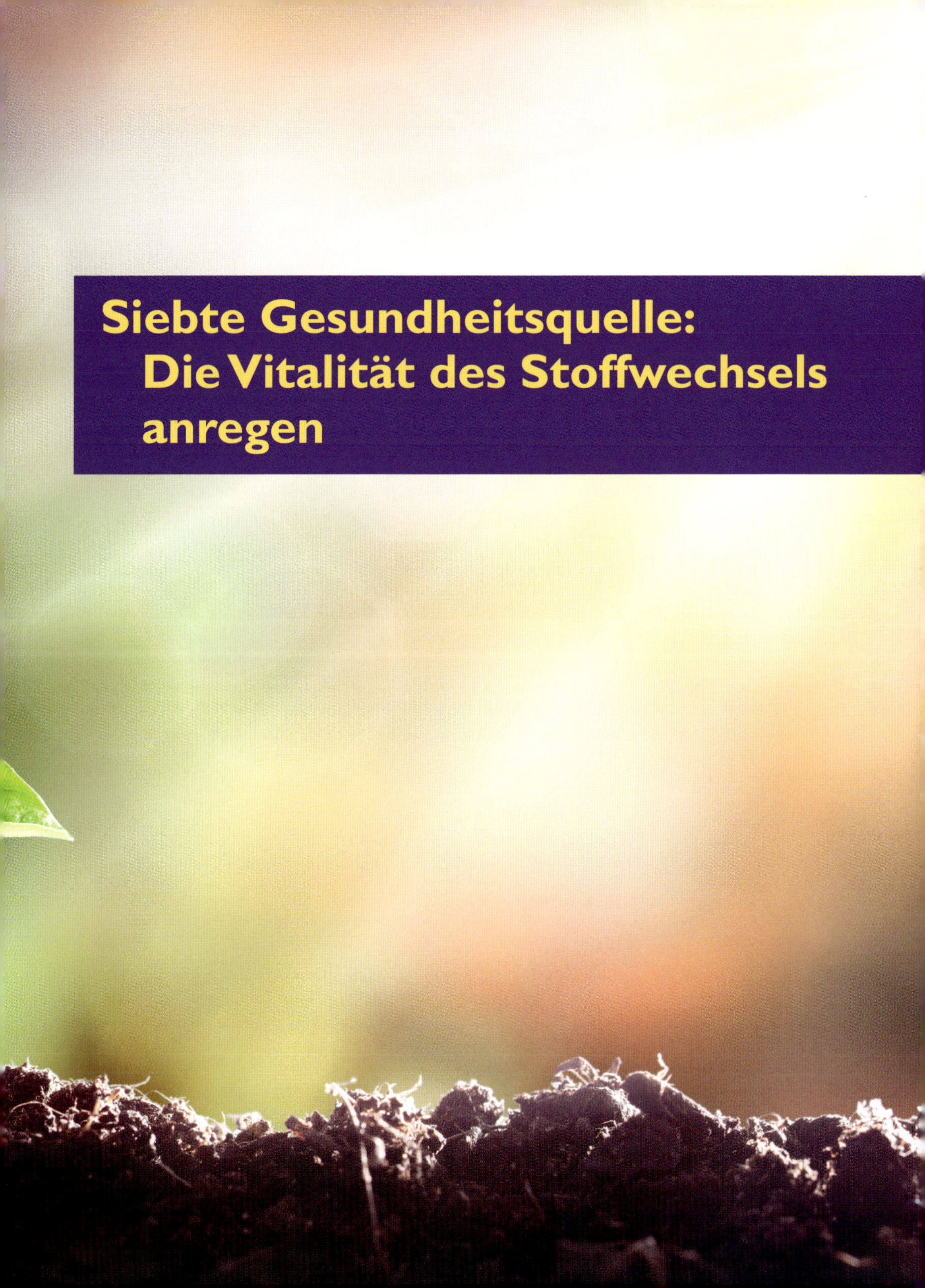

Alles, was der Mensch an Nahrung zu sich nimmt, wird im Stoffwechsel umgewandelt und in die Lebensprozesse des Organismus integriert. Erst durch diese Umwandlung kann der Organismus Energie gewinnen. Darüber hinaus sorgen gesunde Stoffwechselprozesse dafür, dass die Abbauprodukte wieder ausgeschieden werden, um den Organismus zu entschlacken.

grundlegende Umwandlung

Wenn Long-Covid- oder Post-Vac-Betroffene darunter leiden, dass Energie fehlt und man eine Art bleierne Schwere empfindet, kann das ein Hinweis darauf sein, dass der Stoffwechsel in seiner Funktion unterstützt werden muss.

Die Anthroposophische Medizin bietet eine große Bandbreite an Möglichkeiten, die Organe des Stoffwechsels wie Magen, Darm und Leber durch äußere Anwendungen, Tees oder Medikamente anzuregen. Hier sind die wichtigsten Maßnahmen zusammengestellt.

Vitalität tanken durch gute Ernährung

pflanzenbasierte Vollwertkost

Die Unterstützung der Vitalität des Stoffwechselsystems beginnt bei der Ernährung. Zu empfehlen ist eine pflanzenbasierte Vollwertkost, wenn möglich in Demeter- oder Bio-Qualität. Durch frische Nahrungsmittel tankt der Organismus die meisten Kräfte. Je mehr ein Lebensmittel industriell verarbeitet ist, desto weniger Vitalität kann es vermitteln.

Bei tierischen Produkten gilt es, Maß zu halten. Dieses Maß ist aber sehr individuell. Manche Fatigue-Betroffenen profitieren von einer veganen Ernährung, andere benötigen regelmäßig kleine Mengen von Fleisch oder andere Quellen von tierischem Eiweiß. Dies betrifft häufig Menschen, deren Wärmeorganismus geschwächt ist. Eine Hühnersuppe mit frischem Ingwer und Karotten kann beispielsweise eine sehr gute Kraftquelle für Tage sein, an denen man sich schwach und fröstelnd fühlt.

die eigene Diät herausfinden

Für die Ernährung gilt in besonderem Maße, dass jeder Mensch einzigartig und verschieden ist. Insofern ist es hilfreich, sich selber auf den Weg zu machen, um die eigene Diät herauszufinden. Seien Sie eingeladen, experimentierfreudig zu werden, probieren Sie Neues aus! Die Grundfrage ist dabei: Was braucht mein Organismus heute? Mit der Zeit bekommt man dafür ein immer besseres Gespür.

Das Schöne an der Ernährung ist, dass man sich damit auf so vielen Ebenen etwas Gutes tun kann. Gesunde Ernährung stärkt nicht nur den Leib, sondern auch die Seele. Wenn man sich eine gute und wohlschmeckende Ernährung schenkt, kann schon der Genuss, der damit verbunden ist, wesentliche Kräfte freisetzen!

Stärkung von Leib und Seele

Stoffwechselbelastungen reduzieren

Leider sind heutzutage viele Nahrungsmittel so stark verarbeitet, dass sie für den Organismus eine ernst zu nehmende Belastung darstellen. Man spricht von sogenannten »ultraprozessierten Nahrungsmitteln«, die nachweislich viele gesundheitsschädliche Wirkungen haben.[35]

stark verarbeitete Lebensmittel

Bei Long Covid und Post Vac sollte man darauf achten, Belastungen für den Stoffwechsel möglichst gering zu halten. Die Kunst besteht darin, eine Ernährungsweise zu finden, bei der man sich gleichzeitig etwas Gutes tut und dabei den Organismus nicht unnötig belastet.

Hier eine Liste mit belastenden »Kraftträubern« für den Stoffwechsel:

- industriell stark verarbeitete Produkte wie Chips und ähnliche Snacks, Softdrinks, Fertignahrung,
- Lebensmittel mit chemischen Zusatz-, Farb- und Konservierungsstoffen,
- Zucker und Weißmehlprodukte: Sie führen zu übermäßiger Insulinausschüttung, was negative Folgen für den Stoffwechsel und auch für das Gehirn haben kann. Hier macht die Dosis das Gift aus – moderate Mengen in einer ansonsten vollwertigen Ernährung schaden wenig. Aber Hand aufs Herz – gibt's nicht immer wieder etwas zu viel davon? Und wäre es nicht möglich, den Weißmehl- und Zuckerkonsum zu senken?
- Fleisch aus konventioneller Tierhaltung, insbesondere Schweinefleisch, kann Reste von Mast- und Stresshormonen, Antibiotika und vielem mehr aufweisen. Wurstwaren enthalten darüber hinaus viele Zusatzstoffe. Das belastet den Organismus in nicht zu unterschätzendem Maße.
- Und nicht zuletzt Alkohol. Er ist gleichzeitig ein Nerven- und ein Lebergift. Es versteht sich von selbst, dass sich das bei Schwäche, Fatigue oder Brainfog (»Gehirnnebel«) ungünstig auswirkt.

»Verabredung mit sich selbst«

Fällt es Ihnen schwer, auf solche Nahrungsmittel zu verzichten? Dann verabreden Sie doch mit sich eine zeitlich begrenzte Fastenkur, zum Beispiel über drei Wochen. Überlegen Sie sich vorher, welche der liebgewonnenen »Krafträuber« Sie in dieser Zeit konsequent weglassen könnten. Und wichtig: Überlegen Sie sich, was Sie sich in dieser Zeit Gutes tun können, als Ausgleich für den Verzicht. Belohnen Sie sich für jede Woche, in der Sie Ihre Entlastungsdiät durchhalten, mit etwas Schönem, was es sonst selten gibt!

Ziehen Sie nach der vereinbarten Zeit ein Resümee: Wie geht es mir jetzt? Fühle ich mich ggf. etwas leichter, energievoller?

Das Mikrobiom aufbauen

Die Lebenskraft des Stoffwechsels beginnt schon im Darm. Denn dort ist das »Mikrobiom« zu Hause, ein komplexes biologisches Netzwerk aus Abermillionen Bakterien und Einzellern. Es übernimmt wichtige Stoffwechseltätigkeiten, beispielsweise versorgt es den Organismus mit sogenannten kurzkettigen Fettsäuren, die eine wichtige Rolle in der Regulation des Stoffwechsels und des Immunsystems spielen.

Dysbiose und Corona-Infektion

Interessant ist, dass eine ungünstige Zusammensetzung der Darmflora, eine sogenannte Dysbiose, bei Corona-Infektionen das Risiko für einen ungünstigen Verlauf erhöht. So konnte gezeigt werden, dass das Ausmaß der Dysbiose im Darm mit der Schwere des Verlaufes von akuten Corona-Infektionen korreliert.[36] Auch bei Menschen mit dem sogenannten chronischen Müdigkeitssyndrom (ME/CFS) zeigte sich in einer Studie signifikant häufiger ein Ungleichgewicht der Darmflora im Vergleich zu Gesunden.[37] Auch wenn bezüglich der Darmflora viele wissenschaftliche Fragen noch nicht geklärt sind, so weisen diese Forschungsergebnisse darauf hin, dass die Pflege eines ausgewogenen Mikrobioms einen wesentlichen Beitrag für einen gesunden Stoffwechsel bei Long-Covid- und Post-Vac-Betroffenen leisten kann.

Die Grundlage für eine gesunde Darmflora wird durch eine ausgewogene, zuckerarme Ernährung mit vielen Ballaststoffen gelegt.
Man kann darüber hinaus das Mikrobiom stärken, indem man »gute Bakterien« über die Nahrung zu sich nimmt. Diese sind in folgenden Nahrungsmitteln enthalten:

- Bio-Joghurt (konventioneller Joghurt wird häufig pasteurisiert, was die Bakterien abtötet),
- rohes Sauerkraut,
- milchsauer vergorene Getränke wie Molke, Kefir, Kombucha oder Brottrunk®,
- milchsauer vergorenes Gemüse, zum Beispiel Kimchi (pikant fermentiertes Gemüse, ursprünglich aus Korea kommend), erhältlich in vielen Bioläden.

Es gibt auch viele kommerziell erhältliche Zubereitungen mit lebenden Mikroorganismen. Besonders empfehlenswert sind sogenannte »effektive Mikroorganismen«, dabei handelt es sich um abgestimmte Komplexpräparate mit einer Vielfalt von Mikroorganismen (ein Beispiel ist der *MikroVeda Life Pur Bio Mikroorganismen-Komplex,* erhältlich bei mikroveda.de, von dem man 3-mal täglich 1 ml zu den Mahlzeiten einnimmt. Bei guter Verträglichkeit kann die Dosis langsam gesteigert werden auf bis zu 3-mal täglich 10 ml).

Komplexpräparate mit Mikroorganismen

Bitterstoffe

Der ganze Magen-Darm-Trakt verfügt über spezielle Bitterrezeptoren. Die Verdauungs- und Stoffwechselorgane sind darauf angewiesen, durch Bitterstoffe in ihrer Funktion angeregt und vitalisiert zu werden. Leider sind natürliche Bitterstoffe aus unserer Ernährung fast verschwunden. Bei Gemüsezüchtungen wird meist auf einen milden Geschmack geachtet, sodass der Bitterstoffgehalt pflanzlicher Nahrung in den letzten Jahrzehnten immer geringer geworden ist. Neben bewusster Ernährung mit bitterstoffhaltigen Gemüsesorten (Chicorée, Radicchio usw.) bieten sich Bitterstoffextrakte vor oder nach den Mahlzeiten an. Sie können richtige »Kraftmotoren« für den Stoffwechsel sein (beispielsweise das *Bitter Elixier* von Wala, das in Apotheken erhältlich ist und von dem man nach jeder Mahlzeit 1 Esslöffel in Wasser verdünnt trinkt). Eine regelmäßige Aufnahme von Bitterstoffen gehört mit dem *Schafgarben-Leberwickel* (siehe unten) zu den Basismaßnahmen zur Stärkung des Stoffwechsels.

Bitterstoff-Extrakte

Die Leber stärken

Leber als zentrales Stoffwechselorgan

Die Leber ist das zentrale Organ des Stoffwechselsystems. Hier werden die mit der Nahrung aufgenommenen Substanzen umgestaltet, vitalisiert und dem Organismus zur Verfügung gestellt. Die Leber ist das große Stoffwechsel-Laboratorium des Organismus! Aber nicht nur den Aufbau der körperlichen Stoffe übernimmt sie, auch der Abbau, die Ausscheidung und Entschlackung erfolgen hier in großem Maße. Deshalb ist eine Kräftigung der Leber bei der Therapie von Fatigue und Energiemangel eine ganz wesentliche Maßnahme.

Der Schafgarben-Leberwickel

Der Schafgarben-Leberwickel gehört zu den wesentlichen Basismaßnahmen bei allen Formen von Fatigue. Er regt die Lebertätigkeit an, führt zu Erholungsvorgängen und hilft dem Organismus, wieder in den Aufbaustoffwechsel zu kommen.

Leberkur

Insbesondere bei Menschen, die eine starke körperliche Erschöpfung erleben, ist ein regelmäßiger Leberwickel indiziert. Er kann auch seelisch entlastend und lösend wirken. Empfehlenswert ist eine »Leberkur« mit einem täglichen Leberwickel über 7 Tage. Danach kann die Wickelanwendung ca. 2-mal pro Woche weitergeführt werden.

Schafgarben-Leberwickel

Material

- ein Baumwolltuch, ca. 20 × 30 cm groß,
- ein Wickeltuch zum Umwickeln des Rumpfes, zum Beispiel ein Wollschal oder ein längs gefaltetes Badetuch,
- Schafgarbentee, zubereitet aus 1 Esslöffel Schafgarbenkraut (aus der Drogerie, dem Bioladen oder der Apotheke) und ½ Liter siedendem Wasser. Nach 5 Minuten Ziehen wird er abgeseiht und in einer Thermoskanne warmgestellt.
- Schüssel,
- Wärmflasche,
- ggf. hitzebeständige Gummihandschuhe.

Durchführung

- Vorbereitung des Betts: Das Wickeltuch auf Oberbauchhöhe quer ins Bett legen. Besonders angenehm ist es, wenn man das Wickeltuch mit der Wärmflasche anwärmt.
- Stellen Sie die Schüssel neben das Bett, gießen Sie den Schafgarbentee hinein und tränken Sie das Baumwolltuch darin. Dann wringen Sie es sehr gut aus. *Achtung: Verbrennungsgefahr!* Verwenden Sie ggf. hitzebeständige Gummihandschuhe.
- Setzen Sie sich ins Bett und legen Sie sich das heiße Tuch auf die rechte Flanke im Bereich der Leber. Das Tuch sollte gerade so heiß sein, dass es gut auf der Haut vertragen wird.
- Legen Sie sich zurück und wickeln Sie den Oberbauch von beiden Seiten mit dem Wickeltuch ein.
- Nun wird die Wärmflasche auf das Wickeltuch an die rechte Seite angelegt.
- Decken Sie sich gut zu, einschließlich der Schultern und der Füße.

Dauer der Anwendung

- Nach ca. 30 Minuten Anwendungsdauer wird der Wickel entfernt und die Körperstelle wieder abgedeckt, zum Beispiel wird das hochgezogene Oberteil wieder heruntergezogen.
- Danach noch weitere 30 Minuten nachruhen. Dies ist wichtig, damit der Organismus die Wirkung des Wickels gut verarbeiten kann.

Hinweise

- Die beste Wirkung entfaltet der Wickel am frühen Nachmittag, ca. 30 Minuten nach dem Mittagessen.
- Achten Sie vor der Wickelanwendung auf eine entleerte Blase und warme Füße. Legen Sie bei Bedarf eine zweite Wärmflasche an die Füße.

Eine ausführliche Wickelanleitung mit Anleitungsvideo finden Sie unter www.pflege-vademecum.de.

Einfache Anwendung als Ölwickel

Wenn Ihnen dieser Tee-Wickel zu aufwendig ist, können Sie sich vorgefertigte Schafgarben-Öl-Wickel im Internet bestellen (beispielsweise den *BauchWickel Schafgarbe* von Wachswerk, www.wachswerk.de).

Anwendung: Eine Ölfolie aus der Packung nehmen, mit dem Föhn kurz anwärmen, auf die Leberregion legen und mit dem mitgelieferten Wollvlies bedecken. 30 Minuten lang einwirken lassen.

Medikamente zur Stärkung der Leber

Auch mit anthroposophischen Medikamenten zum Einnehmen kann man die Leberfunktion stärken.

- Eine Basismedikation zur Unterstützung der Aufbaufunktion der Leber ist das Präparat *Hepatodoron®* von Weleda aus Blättern der Wein- und Erdbeerpflanze. Man nimmt morgens 1 Tablette, mittags 2 und abends 3 Tabletten ein, jeweils vor dem Essen.
- Ein weiteres Präparat empfiehlt sich, wenn die Leber in ihrer Entschlackungs- und Ausscheidungsfunktion gestört ist. Das zeigt sich beispielsweise durch unreine Haut oder Ausschläge. *Chelidonium comp.* Dilution von Weleda ist ein spezielles Komplexmittel aus verschiedenen ausscheidungsanregenden Heilpflanzen, von dem man 3-mal täglich 10 Tropfen in Wasser verdünnt vor den Mahlzeiten einnimmt.

Der Kräuter-Espresso: Kleine Tasse mit großer Wirkung

für kurze Erholungspausen geeignet

Kräuter-Espressi sind kleine stoffwechselanregende Heißgetränke zum Selbermachen. Sie eignen sich auch hervorragend, um im Alltag eine kurze Erholungspause einzulegen. Man benötigt dafür lediglich zwei kleine Tassen und ein Teesieb. Kräuter für den Espresso kann man in gut sortierten Apotheken kaufen, oder im Internet (zum Beispiel unter www.kräuterkontor.de). Fortgeschrittene Kräuter-Espresso-Fans sammeln sich ihre Kräuter auch selber.

Kräuter-Espresso

- Geben Sie eine kleine Menge Kräuter in eine kleine Tasse und überbrühen Sie sie mit kochendem Wasser.
- Nach 2 bis 10 Minuten (je nach gewünschter Intensität des Geschmacks) durch das Teesieb in die andere Tasse gießen, fertig!

Folgende Kräuter-Espressi sind empfehlenswert:

- *Gentiana lutea, radix – Gelber Enzian:* Der König unter den Bitterstoffpflanzen. Zwei bis fünf Wurzelstückchen genügen für einen Kräuter-Espresso. Der bittere Enzian wirkt zentrierend und tonisierend, er »holt die Kräfte zusammen«. Besonders für morgens geeignet.
- *Cetraria islandica – Isländisch Moos:* Durchwärmt und kräftigt, hat eine feine Bitternote. Wirkt klärend auf Nervensystem und Sinne und ist damit ein großartiger Anti-Brainfog-Kräuter-Espresso.
- *Achillea millefolium, flos – Schafgarbenblüten:* Dieser Kräuter-Espresso wirkt vitalisierend und strukturierend, auch bei seelischen Beschwerden. Milde Bitterstoffe sorgen für eine sanfte Anregung des Stoffwechsels. Zu empfehlen bei Schwäche in Verbindung mit seelischer Schwere oder Niedergestimmtheit.
- *Taraxacum officinale, radix – Löwenzahnwurzeln:* Wirkt stark vitalisierend und erdet die Kräfte. Geschmacklich eine Herausforderung! Eher für robuste Naturen geeignet.
- *Urtica dioica, herba – Brennnesselkraut:* Stärkt die Kräfte, fördert die Entschlackung. Insbesondere bei Fatigue in Zusammenhang mit Kreislaufstörungen.
- *Betula pendula, folium – Birkenblätter:* Entschlackt, klärt und stärkt. Insbesondere bei Neigung zu Rheumatismus oder chronisch-entzündlichen Zuständen. Ein idealer Start in den Tag.

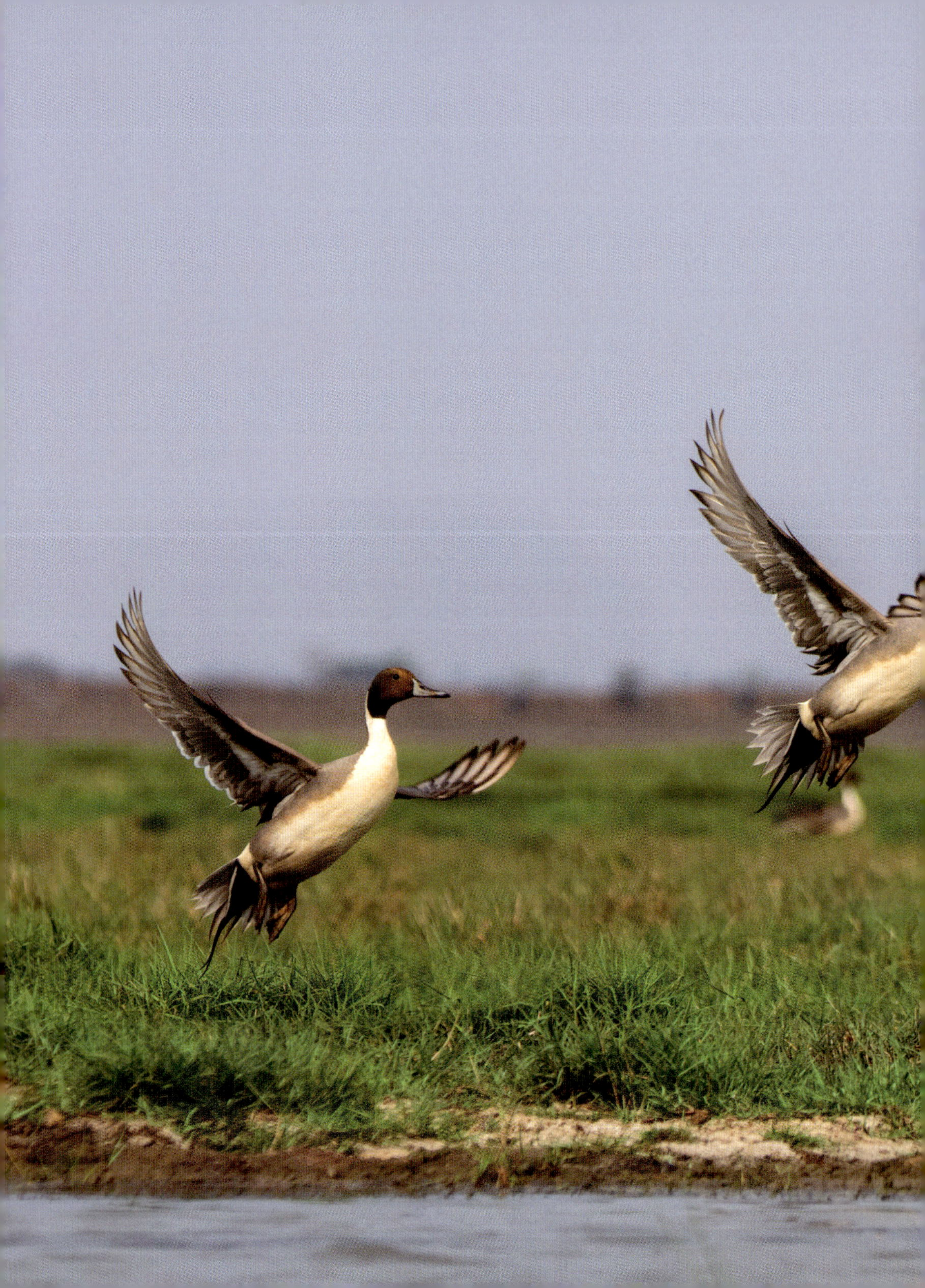

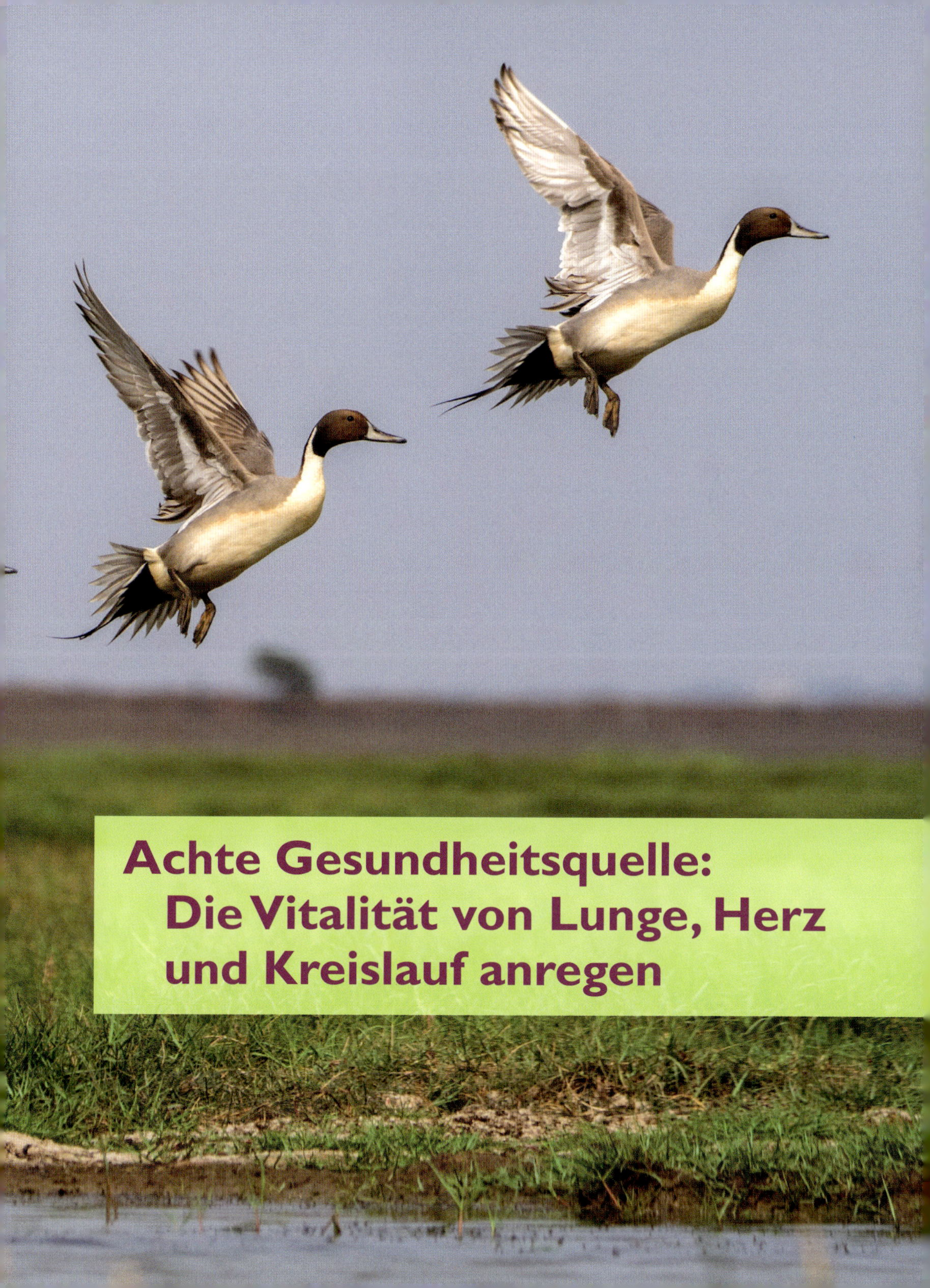

Achte Gesundheitsquelle: Die Vitalität von Lunge, Herz und Kreislauf anregen

Das rhythmische System des Menschen umfasst alle rhythmischen Prozesse des Organismus, insbesondere in Herz- und Lungentätigkeit. Bei Long Covid und Post Vac ist dieses System häufig in besonderem Maße beeinträchtigt. Das merken Betroffene an unterschiedlichen Symptomen: Es kann das Gefühl von Enge in der Brust auftreten oder das Empfinden, nicht mehr gut durchatmen zu können. Der Puls kann unregelmäßig werden und nicht selten belastet Kreislaufschwäche das Befinden. Auch der »seelische Atem« kann eingeschränkt sein, was sich in Nervosität oder Ängstlichkeit zeigt. Insofern gehört eine Pflege der Vitalität des rhythmischen Systems zu den wesentlichen Maßnahmen, um die regenerativen Kräfte wieder neu zu beleben.

unterschiedliche Symptome

Zwei Kraftspender für Herz und Kreislauf

Eine große Hilfe bei der Vitalisierung von Herz und Kreislauf können äußere Anwendungen sein. Zwei Heilpflanzen sind dabei hervorzuheben: Lavendel und Rosmarin. Sie gehören beide der botanischen Gattung der Lippenblütler an, die sich durch ihre duftenden ätherischen Öle auszeichnen. Diese Öle können als kondensiertes Licht und Wärme angesehen werden, ihnen wohnt eine besondere Kraft inne.

kondensiertes Licht und Wärme

Lavendel – der Schützende

Lavendel hat eine harmonisierende und entspannende Wirkung. Er hilft bei Niedergeschlagenheit, seelischer Kraftlosigkeit und innerer Unruhe. Zudem kann er auch bei vielen Formen von Disharmonie des Herz- und Kreislaufgebietes wohltuend wirken. Dazu gehören Rhythmusstörungen, Herzpochen und Druckgefühle auf der Brust. Neben der Anwendung als *Fußbad* (siehe Seite 114) eignet sich Lavendel als wärmende und entspannende Anwendung im Brustbereich. Besonders empfehlenswert ist eine Salbe, in der neben Lavendel noch Rosenöl und homöopathisiertes Gold verarbeitet sind: *Aurum/Lavandula comp.* Creme von Weleda. Massieren Sie abends mit einer kleinen Menge Salbe sanft den Brustbereich ein oder tragen Sie etwas Salbe auf ein

wirkt harmonisierend und entspannend

Tuch auf und legen Sie es als Salbenauflage abends auf die Brust. Dies hilft besonders bei innerer Unruhe, Erschöpfung oder Niedergeschlagenheit.

Rosmarin – der Stärkende

Rosmarin wirkt belebend und durchwärmend. Anwendungen mit Rosmarin helfen, das Herz-Kreislauf-System zu tonisieren.

wirkt belebend und durchwärmend

Neben der Anwendung als *Fußbad* (siehe Seite 114) kann man das Kreislauf-System auch durch Einreibungen der Arme unterstützen. Besonders stärkend ist eine Ölkomposition, in der neben Rosmarin noch Extrakte aus Primel, Johanniskraut und anderen Heilpflanzen verarbeitet sind: *Primula Muskelnähröl* von Wala (aus der Apotheke). Es wirkt bei Schwäche und Erschöpfung, aber auch bei Kraftlosigkeit und dem Gefühl der Schwere in der Muskulatur. Es regt zudem aufbauende Kräfte des Kreislauf-Systems an und kann dadurch bei Fatigue sehr helfen. Für die Arm-Einreibung streicht man das Öl von der Innenseite des Handgelenkes sanft hinauf über Unterarm, Oberarm über die Schulter, den Bereich unter den Schlüsselbeinen bis zum Brustbein. Dies wiederholt man 3-mal bei beiden Armen.

Medikamentöse Stärkung

- Das Basismittel der Anthroposophischen Medizin zur Stärkung von Herz und Kreislauf ist ein Kombinationsmittel aus Blüten von Eselsdistel, Primel und Bilsenkraut. Es ist aufgrund der Konzentration bestimmter Inhaltsstoffe verschreibungspflichtig und kann daher nur vom Arzt verordnet werden. Eine leicht verdünnte Variante ist allerdings auch rezeptfrei in den Apotheken erhältlich: *Cardiodoron® mite* Dilution von Weleda. Man nimmt 3-mal täglich 15 Tropfen vor dem Essen ein.
- Eine Variante des Medikamentes ist mit potenziertem Gold versetzt, was als »Sonnenmetall« eine tiefe Beziehung zu den Kräften des Herzens hat. Darüber hinaus helfen weitere homöopathische Zusätze, Belastungen mit Fremdstoffen zu überwinden. Dieses Medikament eignet sich daher besonders bei funktionellen Herz-Kreislauf-Problemen nach einer Impfung: *Cardiodoron® / Aurum comp.* Nehmen Sie 3-mal täglich 10 Tropfen in Wasser verdünnt vor den Mahlzeiten ein.

- Extrakte aus Weißdorn zeigen immer wieder eine gute Wirksamkeit in der Behandlung von Herzinsuffizienz (Herzschwäche). Auch bei Kraftlosigkeit nach einer Corona-Infektion oder -Impfung kann es angewendet werden. Weißdorn als Arzneimittel gibt es zum Beispiel als *Crataegus Tropfen* Dilution von Weleda. Die übliche Dosierung beträgt 3-mal täglich 15 Tropfen, vor dem Essen in Wasser verdünnt.
- Wenn die Kräfte im Herz- und Brustbereich zu »schwächeln« drohen, können die tonisierenden Kräfte der Schlehe hilfreich sein: *Prunus spinosa, Summitates Rh D3* Tropfen von Weleda. Hiervon nimmt man 3-mal täglich 15 Tropfen vor dem Essen in Wasser verdünnt ein.
- Bei Nervosität und innerer Unruhe in Verbindung mit Kreislaufproblemen eignet sich *Aurum/Hyoscyamus comp.* Mischung von Weleda. Nehmen Sie 3-mal täglich 15 Tropfen vor dem Essen in Wasser verdünnt ein.

Die Unterstützung von Atmung und Lunge

oft keine organischen Befunde

Die Lunge ist neben dem Herzen das zweite zentrale Organ des rhythmischen Systems des Menschen. Die Schwächung des Atmungssystems ist eine besondere Signatur von Long Covid. Einerseits können organisch-strukturelle Schäden bestehen, zum Beispiel eine gewebige Vernarbung der Lunge durch den Infekt. Aber es kann auch Luftnot aufgrund einer Störung des muskulären Atemzyklus zurückbleiben. Viele Betroffene spüren eine allgemeine Schwäche ihres Atemsystems, ohne dass organische Befunde dies erklären. Im Folgenden sollen einige Substanzen und Anwendungen genannt werden, welche die Vitalität von Atmung und Lunge unterstützen können.

Thymian – der Durchwärmende

Bezug zu den Atmungsorganen

Thymian ist eine Pflanze mit einem starken Bezug zu den Atmungsorganen. Wie Lavendel und Rosmarin ist auch Thymian ein Lippenblütler. Seine ätherischen Öle wirken tonisierend, anregend, durchwärmend und schleimlösend.

Eine durch eine Virusinfektion geschwächte Lunge kann in hohem Maße von den Heilkräften des Thymians profitieren, insbesondere bei dem Empfinden von Kälte oder Empfindlichkeit im Brustbereich, oder auch bei andauerndem Hustenreiz. Man kann ihn innerlich als aromatischen *Thymianhonig* anwenden oder äußerlich als *Ölwickel*.

Aromatischer Thymian-Wärme-Honig selbst gemacht

Indikationen

- bei lang andauernder Schwäche nach einem durchgemachten bronchialen Infekt,
- bei Kältegefühl in der Brust,
- auch prophylaktisch in den Wintermonaten zur Verhinderung von bronchialen Infekten.

Material

- Bienenhonig, am besten mit cremiger Konsistenz,
- ätherisches Thymianöl (zum Beispiel *Baldini-Bio-Aroma Thymian* von Taoasis®).

Zubereitung

- Rühren Sie pro 100 g Honig 2 Tropfen ätherisches Öl mit einem Löffel gut in den Honig ein.
- Verwenden Sie das ätherische Öl sehr sparsam, weil es reizen kann!

Anwendung

Nehmen Sie täglich einen Teelöffel des Honigs unverdünnt ein oder rühren Sie ihn in eine Tasse Tee.

Thymian-Öl-Brustauflage

Indikationen

- bei allen Formen von Hustenreiz,
- bei Kältegefühl in der Brust.

Material

- *Thymus Oleum aethereum* 5 % von Wala (aus der Apotheke),
- ein Innentuch aus Baumwolle, ca. 15 x 20 cm groß,
- ein Außentuch aus Wolle oder Baumwolle, etwas größer als das Innentuch,

- eine Plastiktüte, zum Beispiel ein Gefrierbeutel,
- eine Wärmflasche.

Anwendung

- Träufeln Sie etwa 2 bis 3 ml Öl auf das Innentuch.
- Durchwärmen Sie das gefaltete Tuch mit der Wärmflasche.
- Legen Sie das angewärmte Tuch auf den oberen Brustbeinbereich.
- Decken Sie die Auflage mit dem Außentuch ab.
- Die Auflage kann ca. 30 bis 60 Minuten angelegt bleiben.

Hinweis

Das Innentuch kann mehrere Tage wiederverwendet werden. Aufbewahrt wird es am besten in dem Gefrierbeutel. Träufeln Sie täglich einige Tropfen Öl neu auf.

Einfache Version

Wenn Ihnen das Herstellen des Wickels zu aufwendig ist, können Sie auch vorgefertigte Thymianwickel kaufen. Empfehlenswert ist der *HustenBrustWickel* von Wachswerk (bestellbar unter www.wachswerk.de). *Anwendung:* Eine Ölfolie aus der Packung nehmen, mit dem Föhn kurz anwärmen, auf die Brust legen und mit dem mitgelieferten Wollvlies bedecken. 30 Minuten lang einwirken lassen.

Selbst gemachtes Thymian-Badesalz

Bei dieser Anwendung verbindet sich die Verspannungen lösende Kraft des Meersalzes mit der durchwärmenden und atemverstärkenden Wirkung des Thymians.

Indikationen

- beim Gefühl der Schwere und Erschöpfung,
- zur inneren Durchwärmung,
- beim Gefühl von Anspannung im Brustbereich,
- bei dem Empfinden, nicht tief durchatmen zu können.

Material

- 500 g grobes Meersalz,
- 5 Tropfen ätherisches Thymianöl.

Zubereitung

- Tropfen Sie das ätherische Öl auf das Salz und vermischen Sie beides gut mit einem Löffel.
- Füllen Sie das Badesalz in ein gut verschließbares Gefäß. Es ist dort einige Wochen haltbar.

Anwendung

- Geben Sie pro Vollbad eine gehäufte Hand voll Salz (ca. 100 g) ins Badewasser.
- Dauer des Bades: ca. 20 Minuten.
- Trocknen Sie sich danach nur leicht ab, hüllen Sie sich in einen Bademantel und legen Sie sich zur Nachruhe ins vorgewärmte Bett.

Das Zwerchfell beleben – Fatigue lindern

Jeder Muskel des Körpers hat seine eigenen Faszien aus Bindegewebe. Diese hängen miteinander zusammen, sodass die gesamte Muskulatur über ihre Faszien eine komplexe Ganzheit bildet. Das Zwerchfell liegt in der Mitte dieses Faszienapparates, und Verspannungen in der Muskulatur betreffen somit häufig auch das Zwerchfell.

komplexe Ganzheit der Muskulatur

Interessanterweise liegt insbesondere bei Long Covid sehr häufig eine Verspannung des Zwerchfells vor. Das kann so weit gehen, dass die Atemmuskulatur verkrampft und infolgedessen der normale Atemzyklus gestört und die Atmung nicht tief genug ist. Eine Verspannung des Zwerchfells kann sich aber auch durch Nervosität und innere Anspannung äußern, oder in dem Gefühl, nicht ganz »in der eigenen Mitte« zu sein.

Insofern stellt eine Belebung und Entspannung des Zwerchfells ein wesentliches Mittel dar, um die genannten Symptome zu lindern. Ein entspanntes Zwerchfell führt zu einem tieferen Atem, weniger Kraftanstrengung durch verspannte Muskulatur und dadurch auch zu einer Linderung von Fatigue-Symptomen. Dies erreicht man am wirkungsvollsten durch äußere Anwendungen und Massagen.

äußere Anwendungen

Hier werden zwei Arten von Anwendungen vorgestellt, die Sie leicht bei sich selbst durchführen können.

Der Rosmarin-Kupfer-Zwerchfellwickel

Material

- Innentuch: ein Baumwolltuch, ca. 10 × 60 cm groß, zum Beispiel ein zurechtgeschnittenes Stück von ausrangierter Bettwäsche.
- Außentuch: ein Wollschal oder ein längs gefaltetes Badetuch, so lang, dass es einmal rund um den Brustkorb gewickelt werden kann.
- *Cuprum metallicum praeparatum 0,4 %* Ölige Einreibung von Weleda,
- *Rosmarinus Oleum aethereum 10 %* 100 ml von Wala.

Durchführung

- Verteilen Sie 20 Tropfen Rosmarinöl und 15 Tropfen Cuprumöl auf der Fläche des Innentuchs.
- Legen Sie das Tuch zusammen und wärmen Sie es mit einer Wärmflasche leicht an. Nicht zu heiß anwenden!
- Das Außentuch wird nun in Oberbauchhöhe quer ins Bett gelegt, darüber kommt das mit Öl beträufelte Innentuch.
- Entkleiden Sie den Oberkörper, setzen Sie sich ins Bett und öffnen Sie ggf. den Gürtel.
- Legen Sie sich so zurück, dass beide Tücher auf Höhe der unteren Rippenbögen platziert sind.
- Wickeln Sie den Brustkorb von beiden Seiten mit den Enden des Außentuchs ein und decken Sie sich warm zu.
- Dauer: 30 Minuten, dann beide Tücher entfernen.
- Ruhen Sie anschließend noch 30 Minuten bis 1 Stunde nach.

Hinweise

- Die beste Tageszeit zur Durchführung dieses Wickels ist vormittags oder am frühen Nachmittag.
- Achten Sie vor dem Anlegen des Wickels auf warme Füße und eine entleerte Blase.
- Das Innentuch kann in einem Gefrierbeutel aufbewahrt und mehrmals bzw. über längere Zeit verwendet werden.
- Wenn es nicht mehr duftet, erneut ca. 5 Tropfen des jeweiligen Öls aufträufeln.

Eine ausführliche Wickelanleitung mit Anleitungsvideo finden Sie unter www.pflege-vademecum.de.

Kupfersalben-Einreibung der Zwerchfellregion

Diese Anwendung entspannt und durchwärmt das Zwerchfell und wirkt insbesondere bei seelischer Anspannung. Sie ist sehr leicht bei sich selbst durchführbar, kann aber natürlich auch von einer anderen Person gemacht werden.

Material

Kupfersalbe rot von Wala.

Durchführung

Verteilen Sie ein wenig Kupfersalbe auf der Hand und reiben Sie den unterer Rippenrand sanft damit ein. Streichen Sie dabei immer von oben nach unten. Die gesamte Zwerchfellregion wird so einmal ringsherum eingerieben, wobei die Magengrube (das Sonnengeflecht) ausgelassen wird. Man kann in der Regel als unmittelbare Wirkung ein Aufatmen sowie eine wohltuende Entspannung spüren.

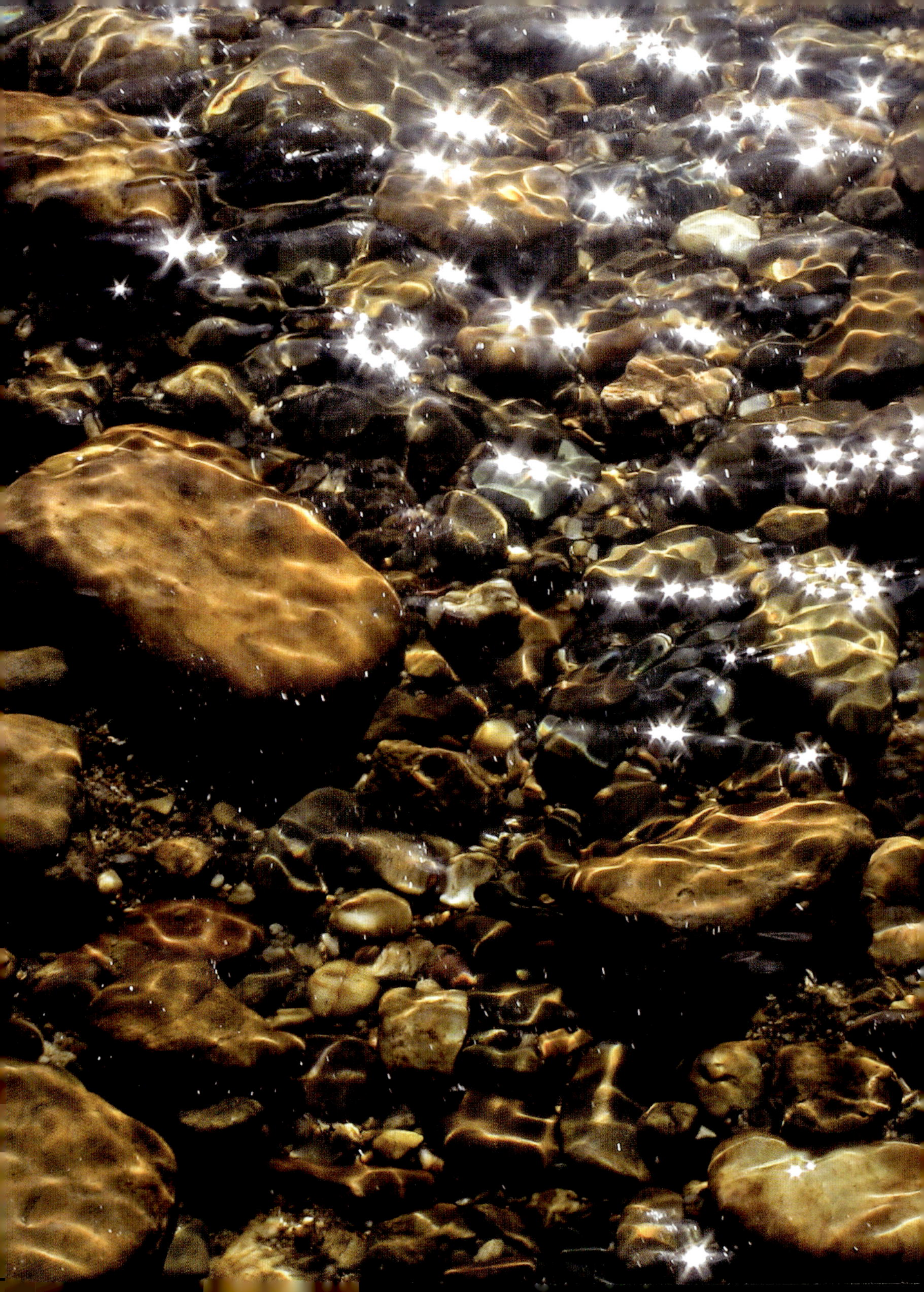

Neunte Gesundheitsquelle: Die Vitalität des Nerven-Sinnes-Systems anregen

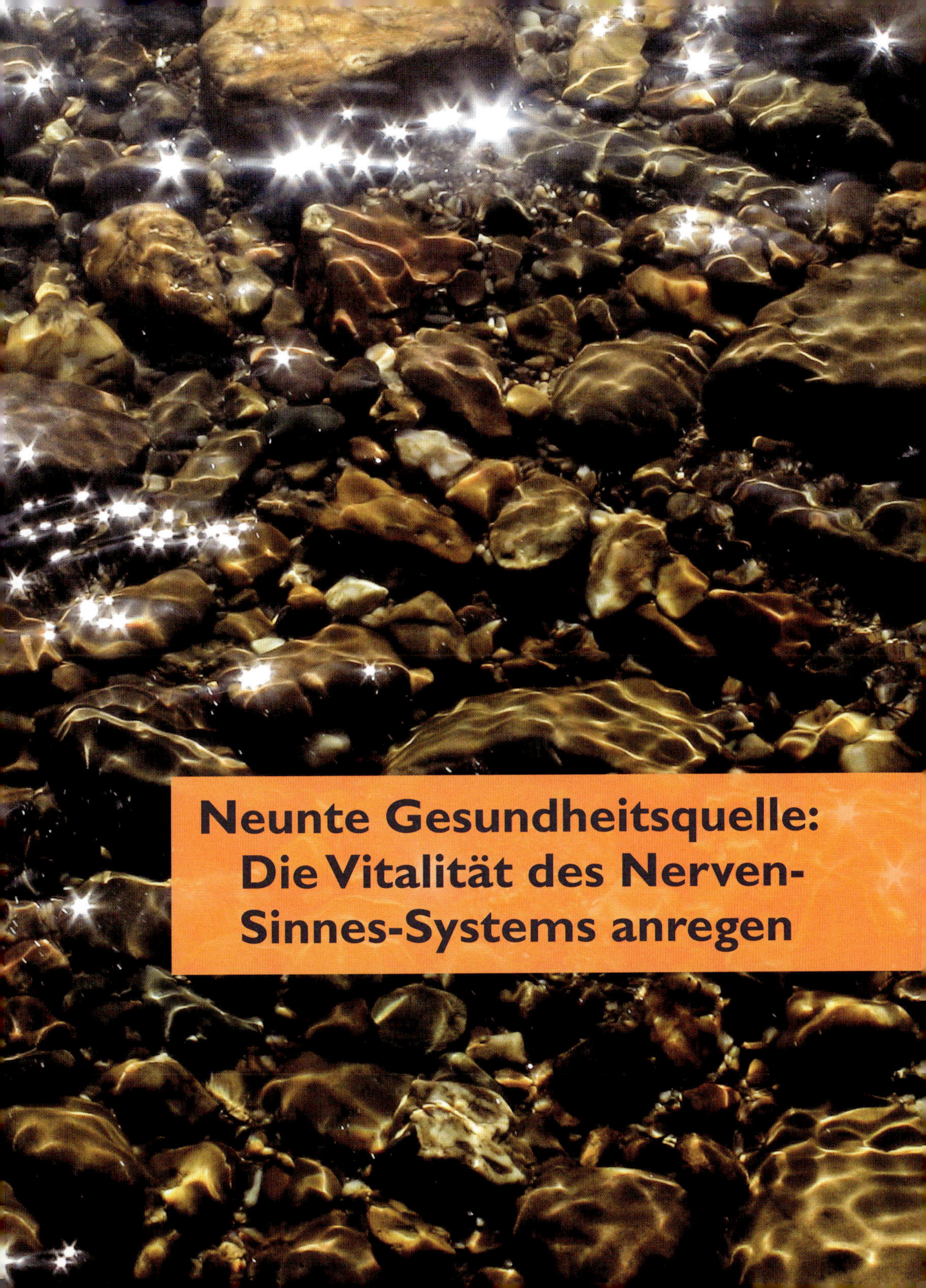

vielfältige Symptome

Das Nerven-Sinnes-System ist bei Long Covid und Post Vac häufig geschwächt. Neben Störungen der Sinnesfunktionen (Geruchs- und Geschmacksverlust, Licht- und Geräuschempfindlichkeit, Ohrgeräusche etc.) kann es zu Konzentrationsstörungen, Gedächtnisproblemen, Brainfog (»Gehirnnebel«) und Kopfschmerzen kommen. In diesen Fällen kann eine Anregung der Vitalität des Nervensystems helfen.

Arnika – vielseitige Helferin für das Nervensystem

Strukturierung und Kräftigung

Die Gebirgspflanze *Arnica montana* kann bei einem überreizten Nerven-Sinnes-System sehr wohltuend wirken. Sie hilft, die Regenerationskräfte des Nervensystems zu strukturieren und zu kräftigen.

Arnika-Essenz-Stirnkompresse

Indikation

- bei Überreizung der Sinne in Verbindung mit Kopfschmerzen wie Migräne oder Spannungskopfschmerz.

Material

- *Arnika-Essenz* von Wala oder Weleda,
- eine Schüssel, mit ca. 100 ml lauwarmem Wasser gefüllt,
- ein kleines Tuch.

Durchführung

- Geben Sie einen Schuss Arnika-Essenz in das Wasser.
- Tränken Sie das Tuch darin, wringen Sie es aus und legen Sie es auf die Stirn.
- Anwendungsdauer: 5 bis 20 Minuten.

Arnika-Essenz-Spray

Indikationen

- bei Schwindel und Unwohlsein,
- bei beginnenden Kopfschmerzen,
- bei überreizten Sinnen,
- bei drohender Überanstrengung oder Überlastung.

Vorbereitung

- Kaufen Sie in der Apotheke eine Flasche *Arnika-Essenz* von Wala und dazu einen Spraykopf (Schraubdeckel mit Pumpzerstäuber).
- Den Deckel abschrauben und den Spraykopf auf die Flasche schrauben – fertig ist das Arnika-Essenz-Spray.

Anwendung

- Geben Sie von ca. 30 cm Entfernung mehrere Sprühstöße um den Kopf herum ab.
- Es tritt in der Regel eine sofortige lindernde Wirkung ein, der Kopf fühlt sich klarer und entlastet an.
- Die Anwendung kann bei Bedarf mehrfach am Tag wiederholt werden.

Natronwickel und Basenbäder

Säure-Basen-Gleichgewicht

Normalerweise sorgen komplexe Regulierungssysteme im Körper dafür, dass im Blut und in den Körperzellen immer ein ausgeglichenes Gleichgewicht von Säuren und Basen vorliegt. Bei Stress und Anstrengung entstehen in den Zellen Säuren, die gewöhnlich durch sogenannte Puffersysteme wieder neutralisiert werden. Es gibt Hinweise, dass bei Fatigue-Betroffenen diese Regulierungssysteme nur noch eingeschränkt arbeiten.[38] So ist es möglich, dass die rasche mentale Erschöpfbarkeit auch mit einem Ungleichgewicht im Säure-Basen-Haushalt zu tun hat.

Die therapeutische Erfahrung zeigt, dass eine Anwendung von Basen eine entlastende Wirkung auf ein überanstrengtes Nerven-Sinnes-System haben kann, wie folgende Krankengeschichte zeigt:

»***Ich leide nun schon*** seit einer Corona-Infektion vor über zwei Jahren an rascher Ermüdbarkeit. Ich kann mich schlecht konzentrieren, der Kopf fühlt

sich benebelt an. Früher war ich geistig sehr aktiv, jetzt kann ich kaum mehr eine Seite in einem Buch lesen. Je mehr ich durch körperliches Training versuche, meinen Zustand zu verbessern, desto schlechter geht es mir. Ich hatte eine Zeit lang das Gefühl, dass es immer weiter bergab geht.
Was mir geholfen hat, waren Natronwickel, die mein Arzt empfohlen hat. Um die Wirkung zu verstärken, habe ich schließlich begonnen, in Natronlösung zu baden. Dadurch fühle ich mich entlastet, der Kopf ist nicht mehr so ›dicht‹. Seit ich täglich ein Natronbad nehme, komme ich langsam wieder zu Kräften.«

Natron-Wirbelsäulenauflage

Indikation

- rasche Ermüdbarkeit durch mentale Anstrengung.

Material

- eine wasserfeste Unterlage für das Bett,
- ein Handtuch,
- Wickeltuch: ein Baumwolltuch, längs auf 60 x 20 cm gefaltet,
- 20 g Natron (aus Apotheke, Drogerie oder Lebensmittelhandel),
- eine Schüssel mit lauwarmem Wasser.

Durchführung

- Legen Sie die wasserfeste Unterlage in Längsrichtung ins Bett und das Handtuch darüber.
- Lösen Sie das Natron in lauwarmem Wasser vollständig auf.
- Tauchen Sie das Wickeltuch in die Natronlösung ein und wringen Sie es gut aus.
- Nun legen Sie das Wickeltuch ins Bett, und zwar in Längsrichtung auf das Handtuch.
- Legen Sie sich mit entkleidetem Oberkörper so in das Bett, dass Sie mit der Hals- und Brustwirbelsäule auf dem durchtränkten Tuch liegen.
- Decken Sie sich nun gut zu.
- Dauer der Anwendung: ca. 20 Minuten.
- Danach wird das Wickeltuch entfernt. Halten Sie noch 20 Minuten Nachruhe.

Nachbereitung

Das Wickeltuch auswaschen und trocknen.

Natron-Basenbad

Indikation

- rasche Ermüdbarkeit durch mentale Anstrengung.

Material

- 100 g Natron (aus Apotheke, Drogerie oder Lebensmittelhandel).

Durchführung

- Man lässt ein halbes Vollbad mit nicht zu heißem Wasser einlaufen und rührt das Natron ein.
- Ca. 20 Minuten baden, danach sanft abtrocknen. Ein Abbrausen der Haut ist nicht nötig.
- Nach dem Bad noch 20 Minuten im Bett nachruhen.

Medikamentöse Unterstützung

entschlackende Funktion

Mit einem homöopathisierten »Organpräparat« kann man versuchen, das Nerven-Sinnes-System über die entschlackende Funktion des Gehirnwassers zu vitalisieren.[39] Das empfiehlt sich bei starker Fatigue und auch bei Störungen des Nerven-Sinnes-Systems wie Tinnitus, Konzentrationsschwäche und Kopfschmerzen.

- Trinken Sie jeden Tag morgens auf nüchternen Magen eine Ampulle *Liquor cerebrospinalis Gl D8* von Wala. Anwendungsdauer: 3 Wochen.
- Wenn Erschöpfung in Zusammenhang mit Vergesslichkeit auftritt, können zusätzlich *Scleron*® Tabletten von Weleda eingenommen werden, und zwar 2-mal täglich 1 Tablette auf nüchternen Magen. Anwendungsdauer: 4 Wochen.
- Ist eine Schwäche des Nerven-Sinnes-Systems mit innerer Unruhe verbunden, kann ein pflanzliches Präparat aus der Christrose helfen: *Helleborus niger e planta tota D 12* von Wala. Nehmen Sie 2-mal täglich 10 Globuli ein. Anwendungsdauer: 4 Wochen.

Bewegung gegen Brainfog! Das Gleichgewichts-Trainingsprogramm

Wissenschaftliche Untersuchungen zeigen, dass Betroffene von chronischer Fatigue häufig eine beeinträchtigte Fähigkeit haben, ihren Körper zu balancieren.[40] Tatsächlich sind Gleichgewichtsstörungen oft lästige Begleiter von Long Covid oder Post Vac. Die Erfahrung zeigt, dass Koordinations- und Balanceübungen bei vielen Fatigue-Betroffenen zu einem »freieren Kopf« führen können. Folgendes Übungsprogramm kann bei Brainfog (»Gehirnnebel«) und Konzentrationsschwäche hilfreich sein:

»freier Kopf« durch Balanceübungen

Gleichgewichts-Trainingsprogramm

Erste Übungseinheit: Balancieren

- Balancieren Sie barfuß auf dem Boden und setzen Sie dabei einen Fuß direkt vor den anderen (»Seiltänzergang«).
- Gehen Sie eine möglichst gerade Linie. Die Arme sind ggf. vom Körper abgestreckt.
- Gehen Sie auf dieselbe Art rückwärts.
- Balancieren Sie nun wieder nach vorne, diesmal auf Zehenspitzen.
- Gehen Sie auf dieselbe Art rückwärts.
- Balancieren Sie nun wieder nach vorne, diesmal auf den Fersen.
- Gehen Sie auf dieselbe Art rückwärts.

Zweite Übungseinheit: Überkreuzen

- Gehen Sie so vorwärts, dass sich die Füße überkreuzen. Die Wade des vorderen Beins soll dabei an das Schienbein des hinteren Fußes anstoßen.
- Gehen Sie auf dieselbe Art rückwärts.
- Drehen Sie sich zur rechten Seite und gehen Sie nun seitlich. Der rechte Fuß kreuzt mal vor und mal hinter dem linken Fuß.
- Gehen Sie auf dieselbe Art wieder zurück. Der linke Fuß kreuzt jetzt mal vor und mal hinter dem rechten Fuß.

Dritte Übungseinheit: Balance im Stehen

- Setzen Sie einen Fuß vor den anderen, wie bei der ersten Übungseinheit. Bleiben Sie in dieser Position möglichst lange stehen. Wer kann, schließt die Augen.

- Stehen Sie mit gekreuzten Füßen, wie bei der zweiten Übungseinheit. Bleiben Sie in dieser Position möglichst lange stehen. Wer kann, schließt die Augen.
- Stehen Sie auf einem Bein. Schließen Sie dabei ggf. die Augen.
- Stehen Sie auf dem anderen Bein. Schließen Sie dabei ggf. die Augen.

Vierte Übungseinheit: Links-rechts-Koordination
- Nehmen Sie einen Jonglier- oder Tennisball in eine Hand.
- Werfen Sie den Ball in einem Bogen, bis etwa auf Augenhöhe, zur anderen Hand.
- Werfen Sie den Ball so 10-mal hin und her.

Hinweise
- Machen Sie die Übungen 2-mal täglich für 5 Minuten.
- Wenn Sie Schwierigkeiten haben, bauen Sie Ihr Programm langsam auf. Beschränken Sie sich zum Beispiel erst mal auf Sequenz 1 (Balancieren) und machen Sie diese so lange, bis Sie sich sicherer fühlen. Erst dann nehmen Sie die Übungen aus Sequenz 2 (Überkreuzen) hinzu.
- Legen Sie zwischen jeder Sequenz eine kurze Pause ein. Stellen Sie dafür die Füße nebeneinander. Wippen Sie nun ganz langsam auf beiden Füßen vor zum Fußballen und zurück zur Ferse, mehrfach hin und her. Atmen Sie dabei 3-mal ruhig ein und aus.

Stressoren vermeiden

Reizüberflutung

Es gibt einige Stressoren, die die Vitalität des Nerven-Sinnes-Systems einschränken. Verschiedene Arten von Reizüberflutung wirken ermüdend und erschöpfend.

Viele Menschen mit Long Covid oder Post Vac reagieren besonders sensibel darauf. Daher kann es sehr hilfreich sein, bewusst mit Reizüberflutung umzugehen und diese ggf. gezielt zu reduzieren.

Bewusster Umgang mit Sinnesreizen

Ermüdung des Nervensystems

Wenn viele Sinnesreize zusammenwirken, ist das immer ermüdend für das Nervensystem, selbst bei Gesunden. Bei Betroffenen von Long Covid oder Post

Vac ist diese ermüdende Wirkung oft um ein Vielfaches verstärkt. Gehen Sie daher achtsam damit um, wie viele Reize aus Ihrer Umgebung Sie vertragen. Suchen Sie nach Wegen, Ihr Sinnessystem vor Überreizung zu schützen.

störende Nebenreize minimieren

Versuchen Sie insbesondere bei kognitiven Anstrengungen, störende Nebenreize zu minimieren. Zum Lesen eignet sich beispielsweise ein »Leseblatt«. Nehmen Sie ein großes Papier oder Pappe, am besten DIN A3. Schneiden Sie in der Mitte eine rechteckige Aussparung heraus, ca. 25 cm breit und 5 cm hoch. Legen Sie dieses Leseblatt über das Buch oder die Zeitschrift, die Sie lesen. Sie ersparen damit dem Nervensystem viele Reize und werden sehen, dass das Lesen besser funktioniert und wenig ermüdet!

Elektrosmog reduzieren

Auch elektromagnetische Wellen können die Funktion des Nervensystems beeinflussen. Letztlich handelt es sich auch hierbei um Reize, welche je nach individueller Empfindlichkeit Müdigkeit und kognitive Störungen verstärken können.

dem Gehirn Pausen verschaffen

Nun ist Elektrosmog in unserer modernen Zivilisation ein allgegenwärtiges Phänomen. Man kann ihm kaum entkommen. Es kann aber hilfreich sein, dem Gehirn zumindest während des Schlafens so weit wie möglich eine Pause zu verschaffen.

- Verbannen Sie alle Geräte aus dem Schlafzimmer, die kontinuierlich Strom verbrauchen. Das können Ladegeräte sein oder Geräte im Standby-Modus.
- Schalten Sie Ihre digitalen Endgeräte nachts komplett aus.
- Schalten Sie Ihren WLAN-Router nachts aus.
- Verzichten Sie nach Möglichkeit auf elektrische Wärmeanwendungen wie zum Beispiel Heizdecken. Die Wärme ist zwar förderlich für die Vitalität des Körpers, die elektrische Strahlung sorgt aber gleichzeitig für Stress. Wärmeanwendungen ohne elektromagnetische Strahlung sind in dem Kapitel »Wärme – Das Kraftwerk unseres Körpers« (Seite 111 ff.) beschrieben.

Bewusster Umgang mit Medienkonsum

Bildschirmmedien sind aus unserem heutigen Leben nicht mehr wegzudenken. Sie sind ein ständiger Begleiter geworden.

Die Nutzung von Smartphone und Co. eröffnet nicht nur viele technische Möglichkeiten, die Geräte verbrauchen auch viele Aufmerksamkeitskräfte. Gerade wer an Brainfog oder rascher Ermüdbarkeit leidet, sollte daher sehr bewusst mit diesen kleinen »Kraftschluckern« umgehen. Es ist dabei wichtig, sich immer wieder medienfreie Auszeiten zu nehmen, in denen man sich eine Pause von den Sinnesreizen des Smartphones und Ähnlichem zugesteht.

medienfreie Auszeiten

In der Regel ist es gar nicht so schwer, die Mediennutzung im Alltag einzugrenzen.

- Beispielsweise kann man sich angewöhnen, das Mobiltelefon zu Hause an einen festen Ort zu legen, das »Handy-Hotel«.
- Auch kann es sehr schonend für die kognitiven Kräfte sein, das Gerät öfter in den Flugmodus zu schalten und sich eine Pause von der ständigen Erreichbarkeit zu gönnen.
- Sehr belebend für den Kräftehaushalt kann auch eine Zeit ganz ohne Bildschirmmedien sein – ein bewusstes »Medienfasten«. Empfehlenswert ist, sich beispielsweise ein Wochenende vorzunehmen, an dem man komplett auf alle Bildschirmmedien verzichtet und sich ganz bewusst ein Alternativprogramm überlegt. Das kann eine echte Herausforderung sein! Aber es wird die Kräfte des Nerven-Sinnes-Systems spürbar entlasten. Mehr Informationen finden Sie unter www.medienfasten.org.

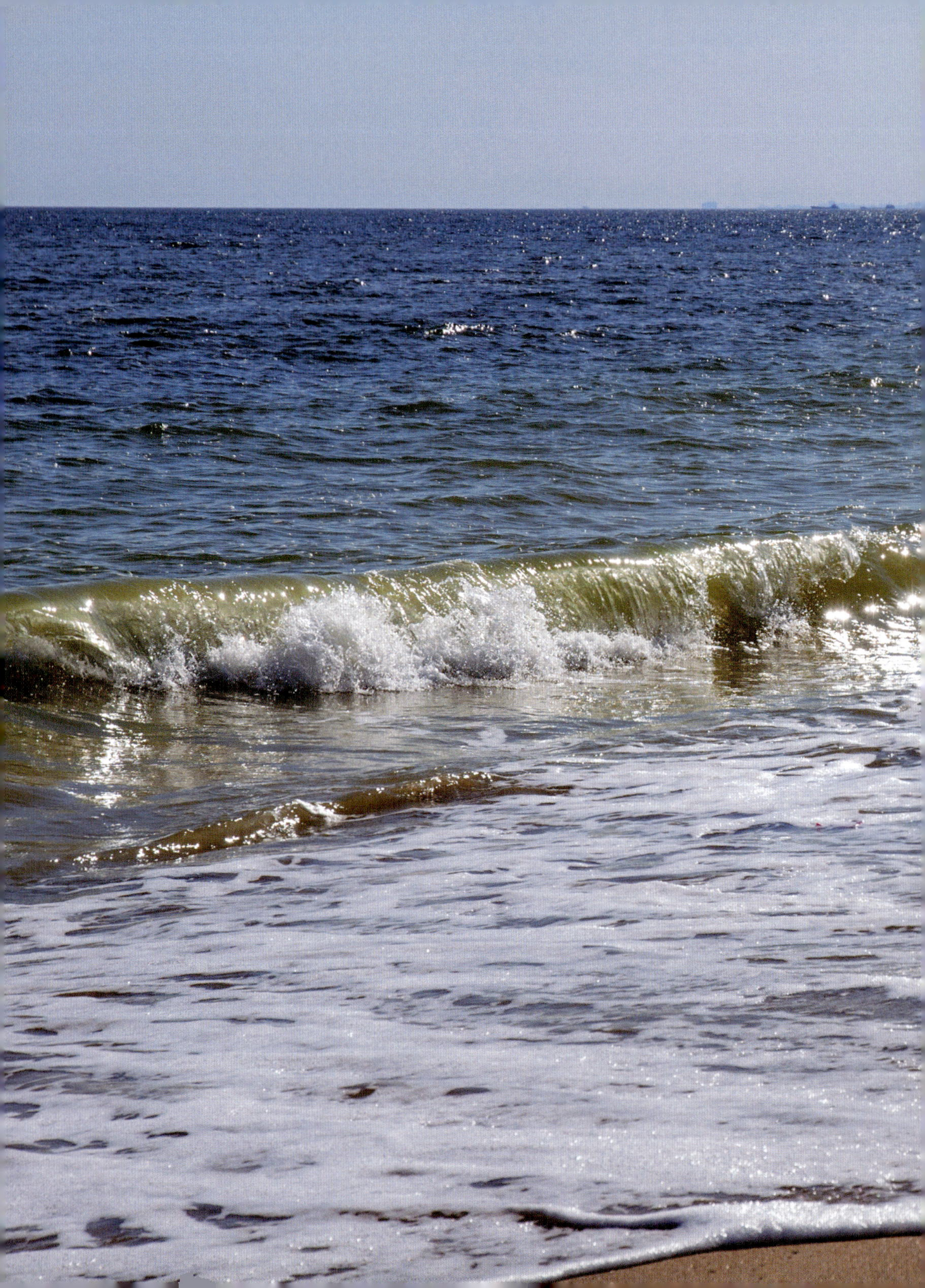

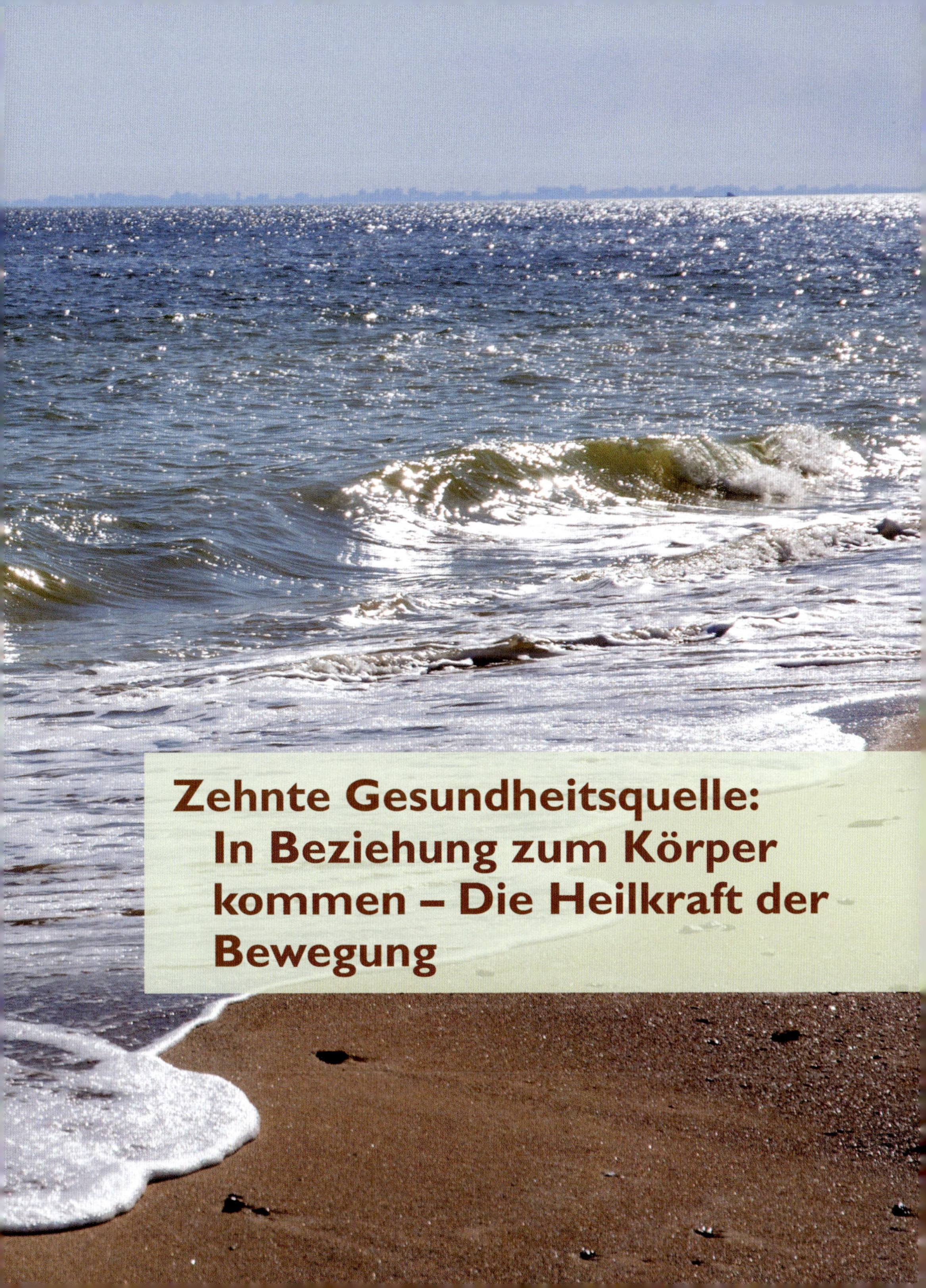

Zehnte Gesundheitsquelle: In Beziehung zum Körper kommen – Die Heilkraft der Bewegung

vorbeugende Wirkung von Bewegung

Zu einem gesunden Lebensgefühl gehört die Fähigkeit, sich bewegen zu können. Und Bewegung vermittelt auch immense Gesundheitskräfte. Man weiß heutzutage, dass regelmäßige Bewegung die beste Vorbeugung gegen Stoffwechselerkrankungen wie Übergewicht und Diabetes ist, aber auch gegen viele Arten von Gefäß- und Herz-Kreislauf-Erkrankungen. Bewegung wirkt selbst bei Krebs und Depressionen gesundend. Es gibt fast keine Krankheitsgruppe, bei der Bewegung nicht hilfreich wäre. Man könnte sagen: Gäbe es Bewegung als Medikament, so wäre es unbezahlbar!

Nun ist es im Rahmen von Long Covid oder Post Vac häufig sehr schwer, in Bewegung zu kommen. Die meisten Betroffenen spüren eine bleierne Schwere und Kraftlosigkeit. Man fühlt sich abgeschnitten von der Selbstverständlichkeit, mit der man sich vor der Erkrankung bewegt hatte. Lapidare Sätze wie »Das ist nur Trainingsmangel« oder »Treiben Sie einfach mehr Sport« haben viele Betroffene schon einmal gehört. Und wer die gut gemeinten Ratschläge befolgt hat und nach einem Versuch mit sportlichen Aktivitäten in der totalen Erschöpfung gelandet ist, der weiß, dass es mit dem Bewegungsaufbau leider nicht leicht ist.

individuell passendes Maß

Wichtig beim Wiedereinstieg in körperliche Bewegung ist, das individuell stimmige und passende Maß an Bewegung zu finden. Wie das gelingen kann, wird in diesem Kapitel dargestellt.

Die Bewegungsfähigkeit aufbauen

Vielleicht waren Sie vor Ihrer Erkrankung wesentlich sportlicher und aktiver als jetzt und sehnen sich nach dem alten Aktivitätsniveau zurück. Vielleicht leiden Sie aber einfach nur darunter, dass Ihnen alltägliche körperliche Anstrengungen so viel Mühe machen. In beiden Fällen geht es um das Bedürfnis nach mehr Bewegungs- und Leistungsfähigkeit.

Für einen langsamen Aufbau der Bewegungsfähigkeit nach einem gesundheitlichen Einbruch sind ein paar ganz grundlegende Regeln hilfreich:

- *Beginnen Sie bei sich selbst.* Ihr Bewegungsorganismus ist einzigartig – genauso wie Sie selbst! Vergleichen Sie sich also nicht zu sehr mit der Leistungs- und Bewegungsfähigkeit von anderen Menschen. Jeder Betroffene von Long Covid oder Post Vac hat ein ganz individuelles Aktivitätsniveau. Vergleiche mit anderen frustrieren meistens und bringen selten weiter.

- *Beginnen Sie im Hier und Jetzt:* Wenn Sie vor Ihrer Erkrankung deutlich sportlicher oder leistungsfähiger waren als jetzt, sehnen Sie sich wahrscheinlich sehr nach diesem Niveau zurück. Das ist verständlich, aber in Bezug auf das schrittweise Aufbauen von Bewegungsfähigkeit nicht hilfreich. Beginnen Sie in der Situation, in der Sie jetzt gerade sind. Machen Sie dies zum Ausgangspunkt für die Frage, welche Art und Intensität von Bewegung möglich ist.
- *Achten Sie auf die Grundregel des Pacings und bleiben Sie mit Ihrer körperlichen Aktivität stets knapp unter Ihrer Belastungsgrenze* (siehe auch Seite 164 ff.). Statt 100 % Leistung zu geben, sollte man nur 70 bis 80 % seiner Leistungsfähigkeit einsetzen, dies aber umso regelmäßiger. Ein Beispiel: Wenn man gewöhnlich nach 2 Kilometern müde wird, wählt man seine Gehstrecke so, dass man nur 1,5 Kilometer geht. Dafür macht man sich aber regelmäßig auf den Weg, am besten täglich. Dadurch gelingt ein langfristiger Trainingseffekt, ohne dass man seine Ressourcen überstrapaziert.
- *Lernen Sie auf Ihren Körper zu hören:* Wann Sie an Ihre Belastungsgrenze herankommen, teilt Ihnen Ihr Körper in der Regel durch Signale mit. Unter Umständen gilt es erst mal herauszufinden, welche Signale das sind und wie Sie sie deuten können. Smartwatches und Pulszähler können hierfür eine Hilfe sein, sie können aber auch mit ihren Messwerten in die Irre führen. Der Schlüssel ist, die Selbstwahrnehmung zur Messlatte der Aktivität zu machen und weniger abstrakte Messwerte. Dies wird in der Sportmedizin mit dem Begriff »symptomgeleiteter Wiedereinstieg« bezeichnet.
- *Pausen sind enorm wichtig:* Planen Sie nach jeder körperlichen Anstrengung eine ausreichende Erholungspause ein. Diese benötigt in der Regel mindestens so viel Zeit, wie Sie für die Aktivität aufgewendet haben. Hier kann der Körper sich von der Anstrengung erholen und Energieressourcen wieder aufbauen.

Rückschläge gehören dazu

Die eigene Art und Weise zu finden, um wieder in Bewegung zu kommen, ist mitunter nicht leicht. Rückschläge gehören leider dazu. Beispielsweise kann man sich trotz aller Besonnenheit doch über die Belastungsgrenze hinausbewegen und einen »Crash« erleben.

sich nicht entmutigen lassen

Der Schlüssel zum Erfolg ist, sich nicht entmutigen zu lassen. Sollten nach schlechten Erfahrungen in Ihnen Selbstvorwürfe oder negative Urteile auftauchen, erlauben Sie sich, diese wieder loszulassen. Solche negativen Gedanken schaden, ohne irgendjemandem zu nützen. Lassen Sie nicht zu, dass Ihnen auf diese Weise zusätzliche Kraft geraubt wird!

Fast jeder Betroffene kennt Phasen, in denen man das Gefühl hat, Rückschritte zu machen. Oder man erlebt Zeiten, in denen man es sehr schwer hat, sich zu motivieren. Am Ende zählt nicht, wie viele Rückschläge man hatte, sondern wie gut man es schafft, trotzdem in Bewegung zu bleiben. Die meisten Betroffenen erleben dann langsam, aber stetig eine Zunahme ihrer Leistungsfähigkeit. Denn es gibt bei den meisten einen Lern- oder Trainingseffekt, auch bei Betroffenen schwergradiger Fatigue. Er kommt nur auf sehr leisen Füßen daher, sodass man manchmal in Gefahr ist, ihn zu übersehen.

Baumelnde Arme, baumelnde Seele

Welche Art von Bewegung ist gut für mich? Auch bei dieser Frage können Sie sich selbst zum Maßstab nehmen.

Bewegungseinheiten im Alltag

Fast jede Art von Bewegung ist der Gesundheit förderlich, solange man sie regelmäßig macht! Es könnte damit anfangen, dass Sie in Ihre Alltagsroutine kleine Bewegungseinheiten einbauen: das Auto ein wenig weiter weg vom Supermarkt parken und das kleine Stück gehen. Die Treppe statt des Aufzugs nehmen. Zum Briefkasten gehen statt fahren. Oder Sie machen täglich die Gleichgewichts- und Koordinationsübungen gegen Brainfog (»Gehirnnebel«), die auf Seite 194 f. vorgestellt wurden.

Im weiteren Verlauf kommt dann die Frage, welche größeren Bewegungselemente in den Alltag passen.

Überlegen Sie vor allem, was Ihnen Freude macht! Bewegungsarten, die man pflichtbewusst »abarbeitet«, um sein tägliches Programm abzuhaken, sind weniger förderlich. Achten Sie bei der Auswahl Ihrer Aktivität auf das, was im Kapitel über die gesundende Kraft der Freude beschrieben ist (siehe Seite 145 ff.). Das gilt beispielsweise, wenn Sie Gerätetraining machen oder ins Fitnessstudio gehen. Da es sich hier um vorgegebene und eher apparativ geleitete Bewegungsabläufe handelt, verleiten sie manchmal dazu, das Programm regelrecht abzuarbeiten. Manche wollen dann auch zu viel Leistung bringen und entwickeln an den Geräten einen »verbissenen Willen«, der eher nicht förderlich ist (siehe Seite 151 ff.). Also ist es sinnvoll, sich immer wieder zu fragen: Tue ich das hier mit warmem Herzen? Ist Freude dabei? Wie fühle ich mich nach den Übungen?

seelisch »durchatmen«

Sehr geeignet bei Fatigue sind Ausdauerbewegungsarten, bei denen man seelisch »durchatmen« kann. Also beispielsweise Spazierengehen oder, wenn es die Kräfte erlauben, leichtes Joggen. Auch Walken mit Walkingstöcken ist für viele eine geeignete Bewegungsart. Wohltuend wirkt bei den genannten Bewegungsarten jeweils, dass die Arme gut mitschwingen. Das bewegt und entspannt die Muskulatur gleichermaßen und macht den Atem frei. Kurz zusammengefasst: Baumelnde Arme, baumelnde Seele ...

Auch die Umgebung spielt eine große Rolle: Bewegung in naturnaher Umgebung hat nachweislich bessere Effekte auf Seele und Körper als dieselbe Art von Bewegung in einem städtischen Umfeld.[41] Am größten sind diese Effekte erfahrungsgemäß, wenn Sie einen Wald als Ort für Ihre sportlichen Aktivitäten nutzen können. Sollte ein Wald nicht in erreichbarer Nähe sein, so können Sie vielleicht einen Park oder einen anderen Ort mit Bäumen und Grünflächen aufsuchen. Je mehr Natur Sie bei Sport und Bewegung umgibt, desto größer ist der positive Einfluss auf die eigenen Kräfte.

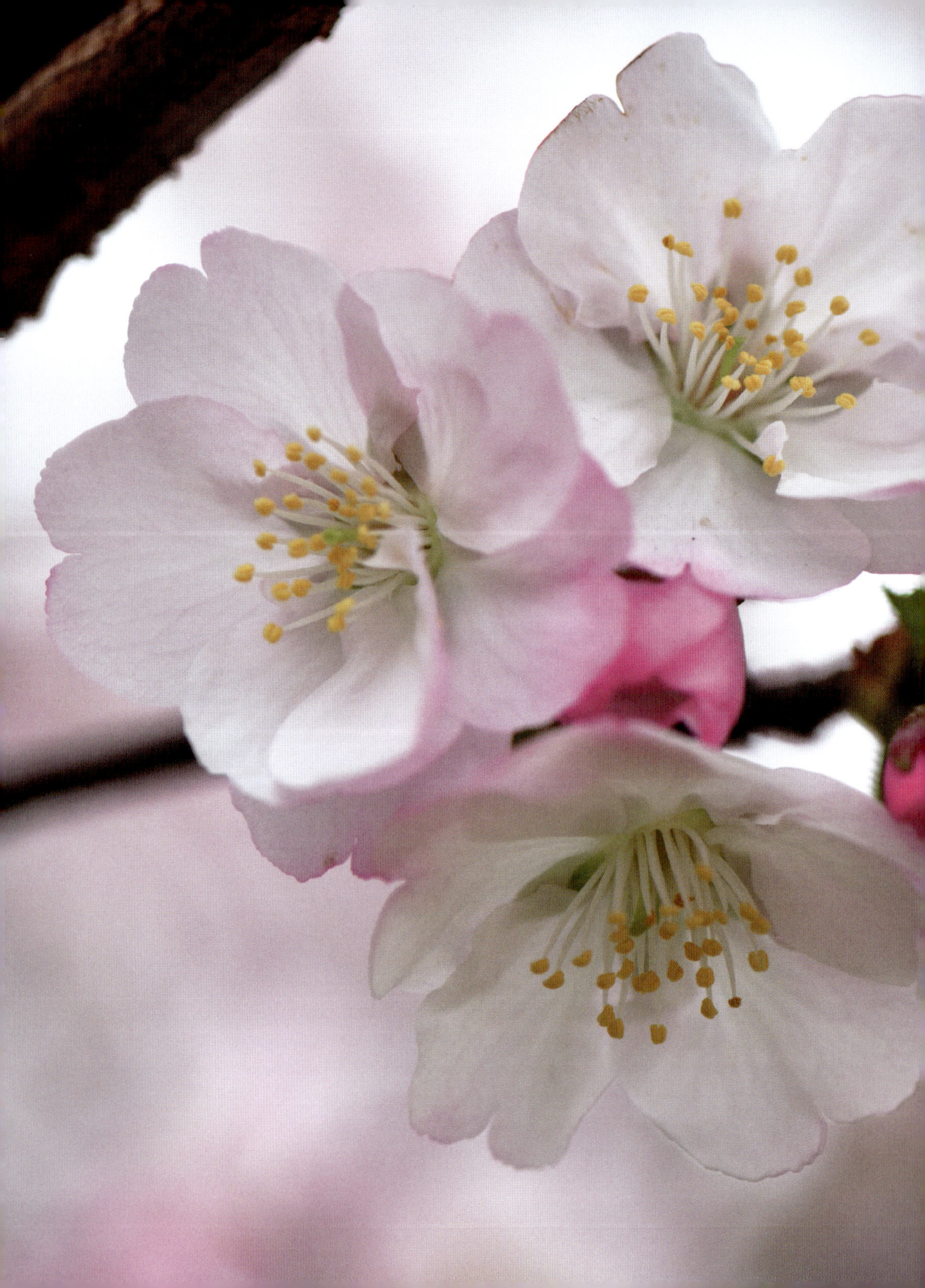

Elfte Gesundheitsquelle: In Beziehung zum Leben gehen – Kraftorte in der Natur

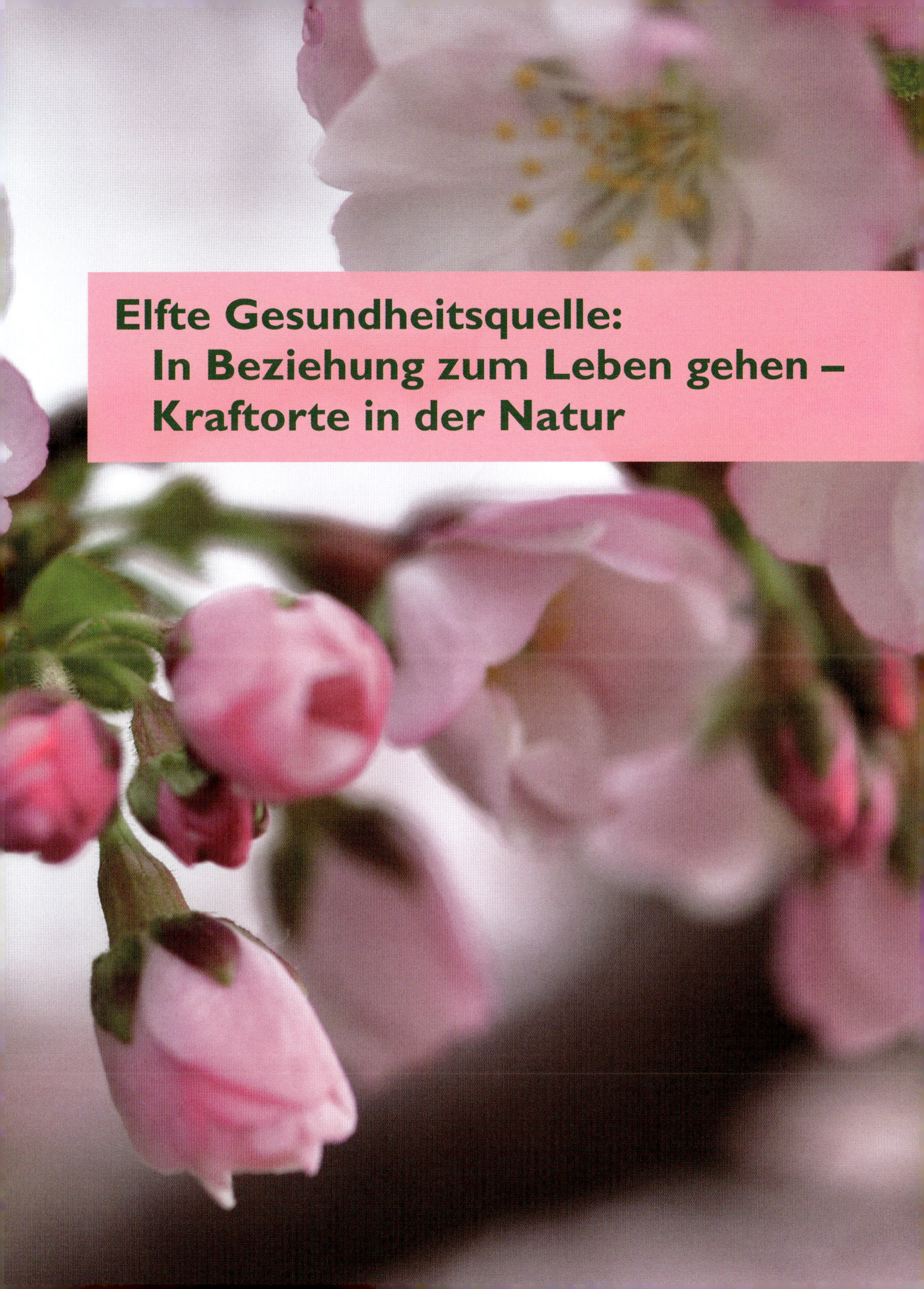

Ein ganz wesentliches Gebiet für die Entfaltung eines positiven Lebensgefühls sind Beziehungen. Sie bereichern das Leben, vermitteln Sinn und Orientierung. Kein Wunder, dass sie auch wesentlichen Einfluss auf die Gesundheitsfähigkeit haben. Studien konnten in beeindruckender Weise die positiven gesundheitlichen Auswirkungen von sozialen Beziehungen nachweisen.[42] Sie zeigen, dass Menschen mit guten Beziehungen im Durchschnitt länger und gesünder leben.

positive gesundheitliche Auswirkungen

In diesem Kapitel wird eine ganz einfache, aber für die Gesundheitskräfte höchst wirkungsvolle Art der Beziehungsaufnahme angeregt: die bewusste Begegnung mit Kraftorten in der Natur. Der Vorteil davon ist, dass man diese Beziehung in kleinen, aufbauenden Begegnungsmomenten pflegen kann. Diese können sehr kraftschonend in den Alltag integriert werden.

Den eigenen Kraftort finden

Welcher Ort in der Natur gibt Ihnen Kraft? Suchen Sie sich doch in Ihrer Umgebung, vielleicht beim täglichen Spaziergang, einmal eine Stelle aus, an der Sie die Natur besonders anspricht. Das kann der Baum an der nächsten Straßenecke sein, das kann ein Ort im Park sein oder eine Stelle im nahegelegenen Wald.

Halten Sie dort einen Moment inne. Versuchen Sie alle Gedanken, die Sie sonst so begleiten, in den Hintergrund treten zu lassen. Tauchen Sie mit aufmerksamer Offenheit ganz ein in das, was Sie wahrnehmen. Was kann man an diesem Ort alles entdecken und auf sich wirken lassen?

in die Wahrnehmung eintauchen

Wenn Sie den Ort immer wieder aufsuchen, kann sich eine echte Beziehung entwickeln. Er wird zu einem Kraftort. Dabei muss er nicht unbedingt in der stillen Natur liegen. Auch mitten in Städten kann man Orte der natürlichen Lebendigkeit finden. Und selbst wenn man so geschwächt ist, dass man nicht aus dem Haus kann, bieten sich Chancen der Begegnung mit der Natur: Selbst der Blick aus einem Fenster auf die Zweige eines Baumes oder ein Stück Himmel kann einem zum Kraftort werden. Es geht vor allem darum, der Natur in einer interessevollen, wahrnehmenden Haltung zu begegnen.

Was kann man bei solchen Begegnungen entdecken?

Die Lebensformen der Pflanzen

Pflanzliches Leben hat die bemerkenswerte Eigenschaft, scheinbar schwerelos in die Höhe und in die Weite des Raumes zu wachsen. Egal ob Bäume, Sträucher, Gräser oder kleine Kräuter: Ihre Wuchsformen sprechen von der Überwindung der Schwerkraft dem Licht zu, von einem Entfalten der Blattformen in den Raum.

Überwindung der Schwerkraft

Wenn man eine Pflanze einmal achtsam und staunend anschaut, kann man diese besondere Entfaltungskraft innerlich nachempfinden. Betrachten Sie beispielsweise nur das Blatt einer Pflanze und fühlen Sie innerlich nach, wie es sich weitet, wie es eine Fläche bildet. Und dann schauen Sie die ganze Pflanze an: Wie viele solcher kleinen Entfaltungsorgane bildet sie aus? Wie heben sich die Blätter Stück für Stück nach oben, als würden sie von der Leichte des Lichtes geradezu angezogen? Wie erfüllt sie mit ihren Blättern und Zweigen den Raum, als vielfältiger Ausdruck einer einzigartigen Lebensgestalt?

Die Erscheinungen von Wasser

Vielleicht finden Sie auch einen Kraftort mit Wasser in seiner natürlichen Erscheinungsform – etwa in einem kleinen Teich, Bachlauf oder Fluss. Selbst eine regennasse Pfütze kann zu einem Wunderort des Wassers werden. Wasser hat so viele bestaunenswerte und schöne Eigenschaften. Die spiegelndreine Oberfläche von stehendem Wasser, in der man Himmel und Wolken sieht, kann ein Empfinden von Tiefe und Ruhe erzeugen. Bei bewegtem Wasser wiederum, das in einem kleinen Bachlauf oder Fluss fließt, kann man einer großartigen Dynamik und Bewegung begegnen. Der Tanz der rhythmisch ineinandergreifenden Wellenbewegungen kann einem wie ein Spiel von Formen erscheinen, die einen großartigen künstlerischen Ausdruck haben. Auch der Klang des sprudelnden, gurgelnden und rauschenden Wassers kann zu einer regelrechten Erzählung werden. In ihr erfährt man von den nimmermüden Lebenskräften, die im Wasser zum Ausdruck kommen ...

Dynamik und Bewegung

Die Dynamik der Luft

Achten Sie doch einmal auch auf das Spiel der Luftströmungen an Ihrem Naturort: Weht ein Windhauch? Ist die Luftströmung konstant oder ändert sie sich? Kann man warme und kalte Strömungen spüren? Wie verändert sich die Luft, wenn man aus dem Schatten eines Baumes heraustritt ins Licht?

Beobachten von Wolken und Wetter

dynamisches Naturschauspiel

Auch der Himmel zeigt ein nie enden wollendes dynamisches Naturschauspiel. Wie stehen die Wolken heute? Sind sie dicht und grau, oder zeigt sich ein strahlend blauer Himmel? Wie bricht das Licht durch die Wolken?

Wolkenformen sind in einem ständigen Spiel von Zusammenballen und Auflösung begriffen. Nehmen Sie sich doch einmal Zeit für die Beobachtung dieses Bewegungsspieles und achten Sie auf den inneren Nachklang, den dieses in Ihnen erzeugt.

Auch der fallende Regen lohnt, einmal ganz innig beobachtet zu werden: schwer fallende Regentropfen, das Aufspritzen beim Aufprallen, der aufsteigende Geruch von Nässe, das Zunehmen und Abklingen des Regengusses. Oder das Gefühl von Reinigung, den ein frischer Regenguss hinterlassen kann.

Aus Begegnung wird Beziehung

Die Beobachtungsmöglichkeiten von Naturerscheinungen sind vielfältig und enden nie. Ihre gesundheitsfördernde Kraft entwickeln sie dort, wo es einem möglich ist, ganz in die Beobachtung einzutauchen. Wenn man beispielsweise das Blatt einer Pflanze so betrachtet, dass die harmonische Ausbreitung der Blattform zu einem tiefen Erlebnis wird. Oder wenn man einen Baum so anschaut, dass man sein gewaltiges Wachsen in Höhe und Raum als Geste spürt. Oder wenn man die Bewegungsformen des Wassers oder der Wolken so empfindet, als würde man sich mitbewegen – dann nimmt man innerlich Anteil an den Lebenskräften der Natur. Man kann das Gefühl haben, am Puls der Schöpfung zu sein. Denn schließlich sind wir Menschen auch Wesen der Natur, haben eine tiefe innere Verwandtschaft mit allen Lebenserscheinun-

Gefühl, »am Puls der Schöpfung« zu sein

gen. Und an diese Verwandtschaft kann man anknüpfen. Dann wird aus der Begegnung mit der Natur eine heilsame Beziehung. Aus ihr können Kräfte für Erholung und Gesundung entspringen.

innere Verwandtschaft

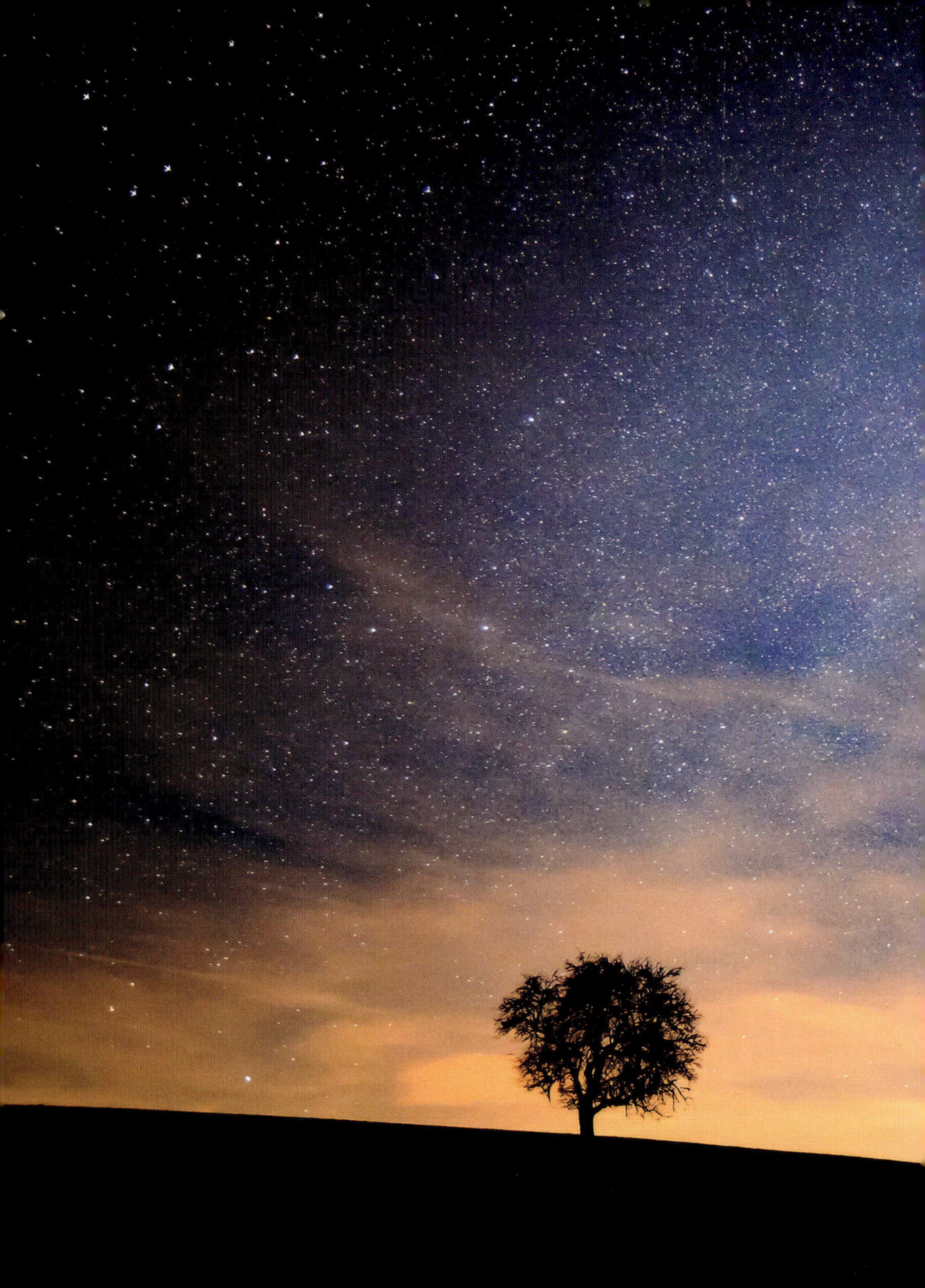

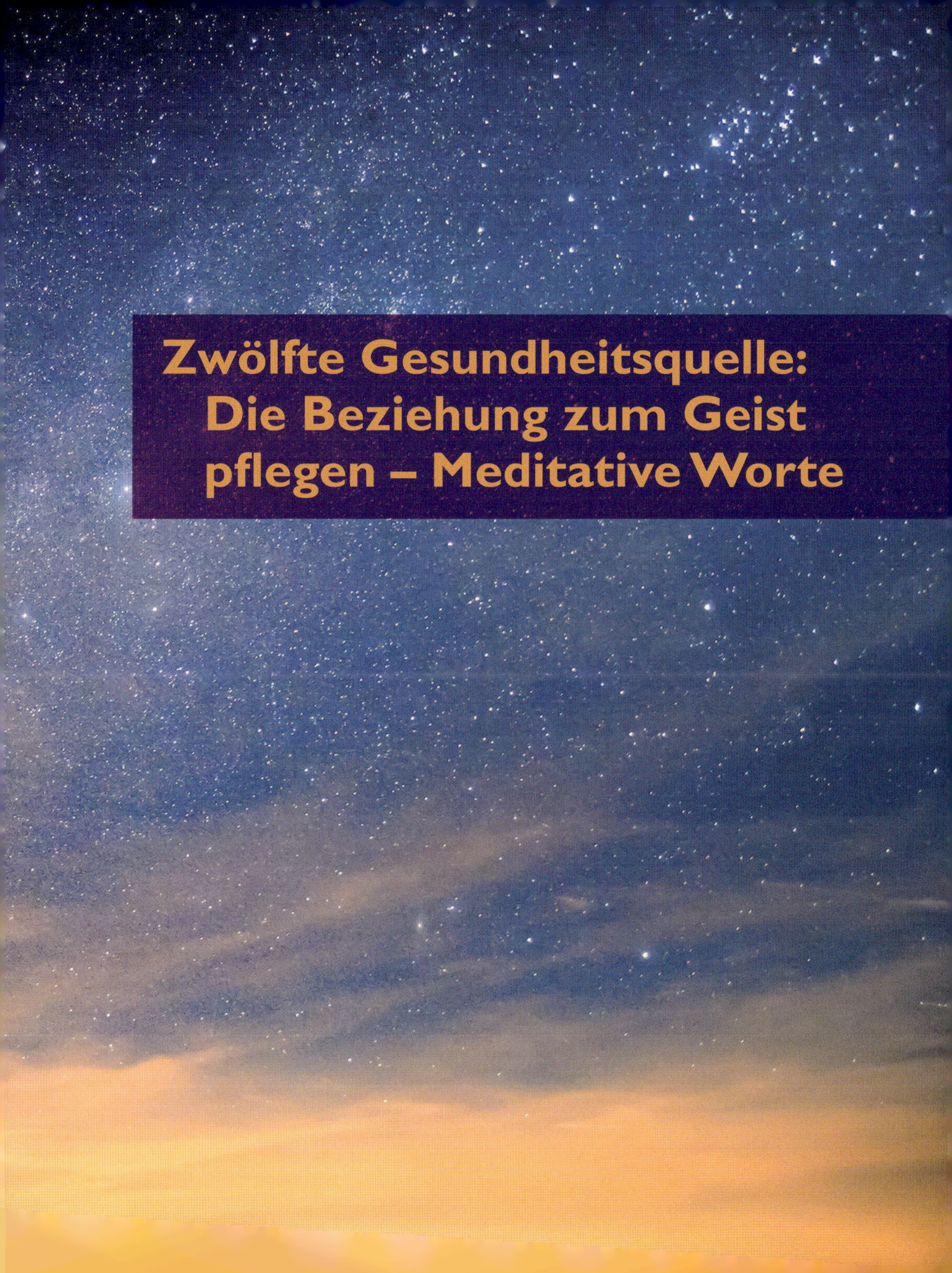

Zwölfte Gesundheitsquelle: Die Beziehung zum Geist pflegen – Meditative Worte

Gibt es auch geistige Kraftquellen, die bei der Suche nach neuer Gesundheit hilfreich sein können? Es lohnt sich, diese Frage zu stellen. Denn dadurch kann die Bemühung um das Erstarken der körperlichen und seelischen Kräfte eine wesentliche Unterstützung erhalten. Ein lebendiger, lichtvoller Geist hat schließlich eine »aufweckende« Wirkung auf alle Ebenen des menschlichen Daseins.

geistige Kraftquellen

Wie findet man (wieder) den Anschluss an die Strahlkraft des Geistes? Hierzu sollen in diesem Kapitel einige Anregungen gegeben werden.

Die »Fahne auf dem Dach«

Kehren wir noch einmal zum Dornröschen-Märchen zurück. Hier wird erzählt, dass das Königsschloss von der wild wuchernden Dornenhecke so überwachsen wird, dass selbst die Fahne auf dem Dach nicht mehr zu sehen ist. Wie kann man diese Symbolsprache verstehen?

Einerseits gibt es da die Fahnenstange, meist auf der Spitze eines Turms. Hoch ragt die Stange über das Dach des Schlosses, dem Himmel entgegen. Sie steht für die Verbindung zu allem, was höher und größer ist als das alltägliche Leben. Und dann ist da noch die Fahne selbst, ein Symbol für Kraft und Weite. Sie wird bewegt von den Winden, die aus der weiten Landschaft um das Schloss herum kommen. Eine wehende Fahne ist das Symbol dafür, an die Größe und Beweglichkeit des Lebens angeschlossen zu sein.

Verbindung zu allem, was höher und größer ist

Was passiert nun, wenn die Fahne auf dem Dach von der wuchernden Dornenhecke überdeckt wird? Es ist ein prägnantes Bild für das, was bei vielen chronischen Krankheiten passieren kann: Der Organismus ist so in das Krankheitsgeschehen involviert, dass man sich wie abgeschnitten fühlt von der Verbindung zum Wesentlichen des Lebens. Das Märchenbild kann darauf aufmerksam machen, wie wichtig es bei chronischen Erkrankungen wie Long Covid oder Post Vac ist, die eigene Fahne auf dem Dach zu pflegen.

Positiv ausgedrückt kann man das Bild so verstehen: Auch wenn die Dornenhecke der Erkrankung noch so stark wuchert – solange die Fahne auf dem Dach sichtbar bleibt, hat der »hundertjährige Schlaf« nicht gesiegt. Und auch wenn sie einmal doch überwuchert wird – und solche Tage gibt es im Krankheitsverlauf immer wieder –, dann darf man sie immer wieder behutsam von den Dornen freischneiden.

Was kann man tun, damit die »Fahne auf dem Dach« frei und beweglich bleibt? Es gibt dafür letztlich unendlich viele Wege. Der Himmel über der Fahne ist groß! Es gilt: Das, was bedeutsam ist im Leben, kann jeder Mensch nur für sich und auf seine Weise finden. Manche Menschen haben einen religiösen oder spirituellen Bezug; sie spüren, wie die inneren Kräfte wachsen können, wenn sie diesen pflegen. Manche haben eine meditative Praxis, durch welche sie Anschluss suchen an Bedeutsames im Leben. Andere wiederum finden diesen Bezug, wenn sie in die Natur gehen oder Kunst genießen. Und wieder andere erleben einen Kraftquell in der Weisheit philosophischer Gedanken.

Der Sonnengesang des Franz von Assisi

Ein inspirierendes Dokument eines kraftvollen, strahlenden Geistes trotz aller Anfechtungen durch Krankheit ist der *Sonnengesang* des Franz von Assisi. Der Mönch und Ordensbegründer dichtete diesen Hymnus am Ende seines Lebens, als er selbst mit schwerer Krankheit, Schwäche und Schmerzen zu kämpfen hatte. Es wird berichtet, dass er während der Krankheitsphase in einer ärmlichen Hütte auf dem Gelände seines Klosters lag und seinen kranken Körper kaum noch erheben konnte. Dabei dichtete er ein Gebet, das in berührender Weise den Blick auf die Größe des Lebens öffnet und zu Dankbarkeit für die Schöpfung anregt. Man merkt: Hier hat die »Dornenhecke« der Krankheit keine Möglichkeit gehabt, die »Verbindung nach oben« zu überwuchern. Und die poetischen Worte, die Franz von Assisi fand, künden bis heute von Aufrichtekraft und Liebe zum Leben. Hier ein Auszug daraus:

Blick auf die Größe des Lebens

Höchster, allmächtiger, guter Herr,
dein ist das Lob, die Herrlichkeit und Ehre und jeglicher Segen.
Dir allein, Höchster, gebühren sie
und kein Mensch ist würdig, dich zu nennen.

Gelobt seist du, mein Herr, mit allen deinen Geschöpfen,
besonders dem Herrn Bruder Sonne,
der uns den Tag schenkt und durch den du uns leuchtest.

Und schön ist er und strahlend in großem Glanz:
von dir, Höchster, ein Sinnbild.

Gelobt seist du, mein Herr, für Schwester Mond und die Sterne.
Am Himmel hast du sie geformt, klar und kostbar und schön.

Gelobt seist du, mein Herr, für Bruder Wind,
für Luft und Wolken und heiteres und jegliches Wetter,
durch das du deine Geschöpfe am Leben erhältst …[43]

Die Heilkraft bildlicher Vorstellungen

Verbundenheit mit einem größeren Dasein

Angeregt von Vorbildern wie Franz von Assisi kann man immer wieder auf Entdeckungsreise gehen und sich fragen: Was macht das Leben geistig reich? Was gibt mir Inspiration? Wie kann ich den eigenen Geist mit stärkenden Bildern ernähren? Was lässt mich spüren, dass ich mit einem größeren Dasein verbunden bin?

Wenn man sich die Zeit nimmt, in gewisser Regelmäßigkeit eine Vorstellung mit einem heilsamen Inhalt zu bilden, dann kann daraus eine Kraft wachsen, die sich positiv bis zu den leiblichen Gesundungskräften auswirken kann. Schon ganz kleine Übungen können dafür hilfreich sein.

Ein Beispiel hierfür ist folgende einfache Bildmeditation. Sie kann bei allen Arten von Erschöpfung positiv wirken:

Bildmeditation gegen Erschöpfung

Morgens

- Suchen Sie einen Moment der Ruhe.
- Sprechen Sie dann langsam innerlich, begleitet von einem lebhaften Vorstellungsbild: »Sonne scheint mir im Herzen.«
- Lassen Sie dieses Bild einige Momente anwesend sein.

Abends

- Suchen Sie einen Moment der Ruhe.
- Sprechen Sie dann langsam innerlich, begleitet von einem lebhaften Vorstellungsbild: »Mein Herz weitet sich zur Sonne.«
- Lassen Sie dieses Bild einige Momente anwesend sein.

Ihre Wirkung kann eine solche Bildmeditation insbesondere dann entwickeln, wenn man sie wiederholt macht. Es muss nicht viel Zeit dafür aufgewendet werden, eher kommt es auf die Wiederholung an. Dann bildet sich Stück für Stück eine geistige Kraft. Und diese kann fruchtbar werden für die Gesundungsfähigkeit. Regelmäßiges Üben ist gerade in einem Krankheitszustand sehr mühsam und voller Hindernisse. Aber mit der Zeit wird man bemerken können, dass es sich lohnt.

auf die Wiederholung kommt es an

Die Wirkung einer solchen kontemplativen Tätigkeit liegt darin, dass sie zu einer Stärkung durch innere Aktivität führt. Es sei noch erwähnt, dass dies wenig mit kommerziellen Angeboten wie Meditationsmusik-CDs oder Meditations-Apps gemeinsam hat. Diese vermitteln in der Regel Möglichkeiten von sprachlich oder musikalisch vermittelter Beruhigung und Entspannung. Das mag zwar wohltuend sein, hat aber mit dem hier Gemeinten wenig zu tun. Denn es geht um das, was man an Reichtum und Fülle *durch eigene geistige Aktivität* anregen kann. Dadurch wächst die geistige Kraft, und der seelische Reichtum wird größer. Geistige Aktivität ist ähnlich wie ein Muskel, den man nur dadurch aufbauen und stärken kann, dass man ihn regelmäßig – und *selber* – bewegt.

geistige Aktivität

Ein Schatzkästchen anlegen

Welche bildlichen, meditativen Texte stärken Sie? Möglicherweise ist Ihnen schon manches begegnet, was eine geistige Kraftquelle sein kann. Es ist empfehlenswert, sich ein kleines »Schatzkästchen« anzulegen, in dem man hilfreiche Bilder und Texte sammelt. Das könnte beispielsweise ein kleines Büchlein sein, das man sich extra für diesen Zweck anschafft. Indem Sie das Buch mit heilsamen Inhalten füllen, entsteht ein Ort des inneren Reichtums. Besonders wirkungsvoll ist es, wenn Sie von Hand in das Buch schreiben, möglichst in ruhiger, sorgfältiger Schrift. Dann ist schon das Aufschreiben selbst ein besonderer Kraftquell.

hilfreiche Bilder und Texte

Im Folgenden werden beispielhaft einige Meditationen und Sprüche vorgestellt, die sich in Krankheitssituationen bewährt haben. Sie stammen fast alle von Rudolf Steiner, Philosoph und Begründer der Anthroposophie, der sie Hilfe suchenden Menschen in verschiedenen Krankheitssituationen als Unterstützung gab.[44] Sie können sehr potente »innere Heilmittel« und Begleiter bei dem Bemühen um Gesundheit sein.

Bei Kraftlosigkeit und Überanstrengung

In meinem Herzen
Strahlt die Kraft der Sonne
In meiner Seele
Wirkt die Wärme der Welt.

Ich will atmen
Die Kraft der Sonne

Ich will fühlen
Die Wärme der Welt.

Sonnenkraft erfüllt mich
Wärme der Welt durchdringt mich.[45]

innerliches Aufrichten

Es kann bereits sehr aufbauend wirken, nur die ersten vier Zeilen des Spruches auswendig zu lernen. Immer dann, wenn man wieder einmal in den Strudel der Krankheit gerät, kann man sich diese Worte ruhig innerlich vorsagen: *In meinem Herzen / strahlt die Kraft der Sonne / in meiner Seele / wirkt die Wärme der Welt.* Das Erlebnis dabei kann sein, dass man sich innerlich aufrichtet und gleichzeitig ganz ruhig wird. Man erlebt einen Anschluss an die Wärme und Weite des Lebens.

Bei innerer Unruhe

Ich trage Ruhe in mir,
Ich trage in mir selbst
Die Kräfte, die mich stärken.
Ich will mich erfüllen
Mit dieser Kräfte Wärme,
Ich will mich durchdringen
Mit meines Willens Macht.
Und fühlen will ich,
Wie Ruhe sich ergießt
Durch all mein Sein,
Wenn ich mich stärke,

Die Ruhe als Kraft
In mir zu finden
Durch meines Strebens Macht.[46]

Auch hier kann es sehr hilfreich sein, die ersten Zeilen des Spruches auswendig zu lernen, beispielsweise indem man ihn einige Male abschreibt. Wenn Sie im Alltag in eine Situation kommen, in der sich innere Unruhe in Ihnen breitmacht, können Sie dann die Augen schließen sich innerlich vorsagen: *Ich trage Ruhe in mir … Ich trage in mir selbst die Kräfte, die mich stärken …* Sie werden direkt die beruhigende, konsolidierende Kraft dieser Worte spüren können.

konsolidierende Kraft

Bei Schwäche und Atemlosigkeit

Die folgende Kraftmeditation kann ihre Wirkung entfalten, wenn man sich Zeile für Zeile in möglichst großer Ruhe innerlich vorliest. Nach jeder Zeile kann man eine kurze Pause machen und der körperlichen Resonanz auf die Worte nachspüren.

der körperlichen Resonanz nachspüren

Kraft durchleuchte mich
Stärke durchtöne mich
Durchleuchte und durchtöne
Mir Beine und Arme
Durchtöne und durchleuchte
Mir Hände und Füße
So werde ich kräftig
So werde ich stark
Stark und kräftig
In Herz und Kopf
Kräftig und stark
In Atem und Sprache.[47]

Bei Kreislaufstörungen

Hier geht es einfach darum, den Bildern zu folgen, die beim Sprechen oder Lesen des Textes erscheinen.

Ich folge den Wolken
Den sich wandelnden Wolken
Den bläulich weißen Wolken
Mit sanfter Hand möchte ich ihre Ränder streifen
Und tauchen sie
In ihr rieselndes Strömen
Zu saugen aus ihnen
Weltenkraft für ... mich.[48]

Bei Unruhe mit Unwohlsein in der Brust

Auch hier handelt es sich darum, sich die Worte möglichst bildlich vor die Seele zu stellen und dabei der körperlichen Resonanz nachzuspüren.

Licht der Sonne
Wirkt vor mir
Wärme wird es
Dringt in mein Herz
Strömt durch mich
Ich bin
In Wärme.[49]

Vertrauen

Nahrung für die Seele

Die Wirkungsweise der hier vorgestellten Bildmeditationen ist vielfältig. Sie wirken beruhigend und ausgleichend auf das vegetative Nervensystem. Durch ihren bildhaften Inhalt sind sie echte Nahrung für die Seele. Sie helfen das Gefühl zu überwinden, in der Krankheit eingeschlossen und von den guten Kräften der Welt abgeschnitten zu sein. Damit können sie auch dazu beitragen, Vertrauen zu bilden. Vertrauen in die Kraft des Lebens und die guten Kräfte, die im Leben wirken. Man kann spüren: Mein Körper, meine Seele ist nicht allein im Umgang mit der Krankheit.

Ein solches Vertrauen schafft Geborgenheit, die auch in schwierigen Krankheitsphasen nicht verloren gehen muss. Es gibt viele große Beispiele für unverbrüchliches Vertrauen trotz schwerer Notlagen. Der NS-Widerstandskämpfer und Pfarrer Dietrich Bonhoeffer beispielsweise hat in den dunkelsten Stunden seines Lebens ein Lied gedichtet, das eine unglaubliche Vertrauenskraft zum Ausdruck bringt. Er spricht darin aus, dass er sich auch in schweren Zeiten seines Lebens stets eingebettet fühlen durfte in die Wirksamkeit guter Kräfte. Die letzten Zeilen seines bekannten Gedichtes *Von guten Mächten* lauten:

Wirksamkeit guter Kräfte

Von guten Mächten wunderbar geborgen,
Erwarten wir getrost, was kommen mag.
Gott ist bei uns am Abend und am Morgen
Und ganz gewiss an jedem neuen Tag.[50]

In diesem Sinne wünsche ich allen Leserinnen und Lesern dieses Buches, dass sie Wege finden, um das Vertrauen in die guten Mächte des Lebens zu beleben und zu pflegen!

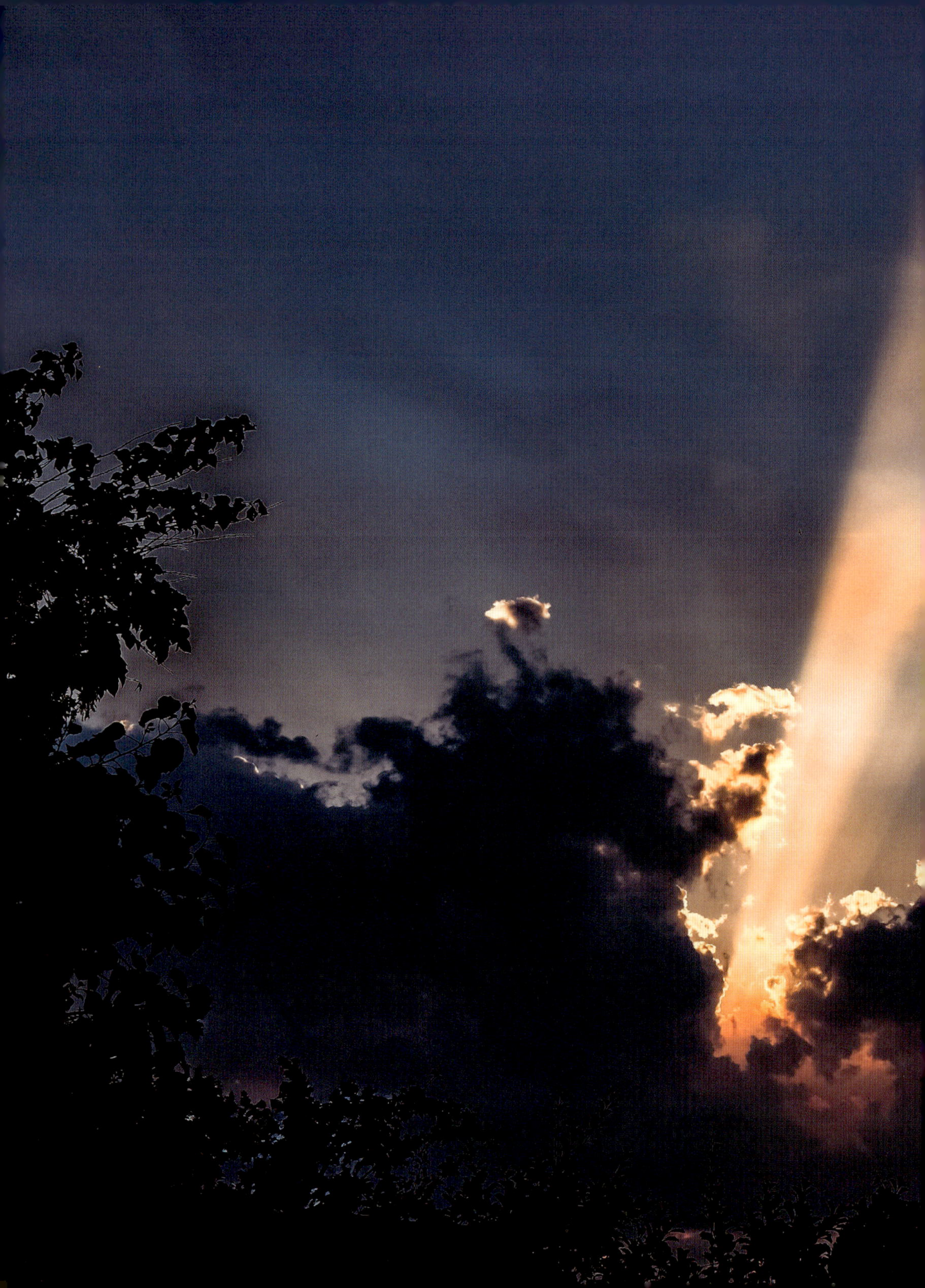

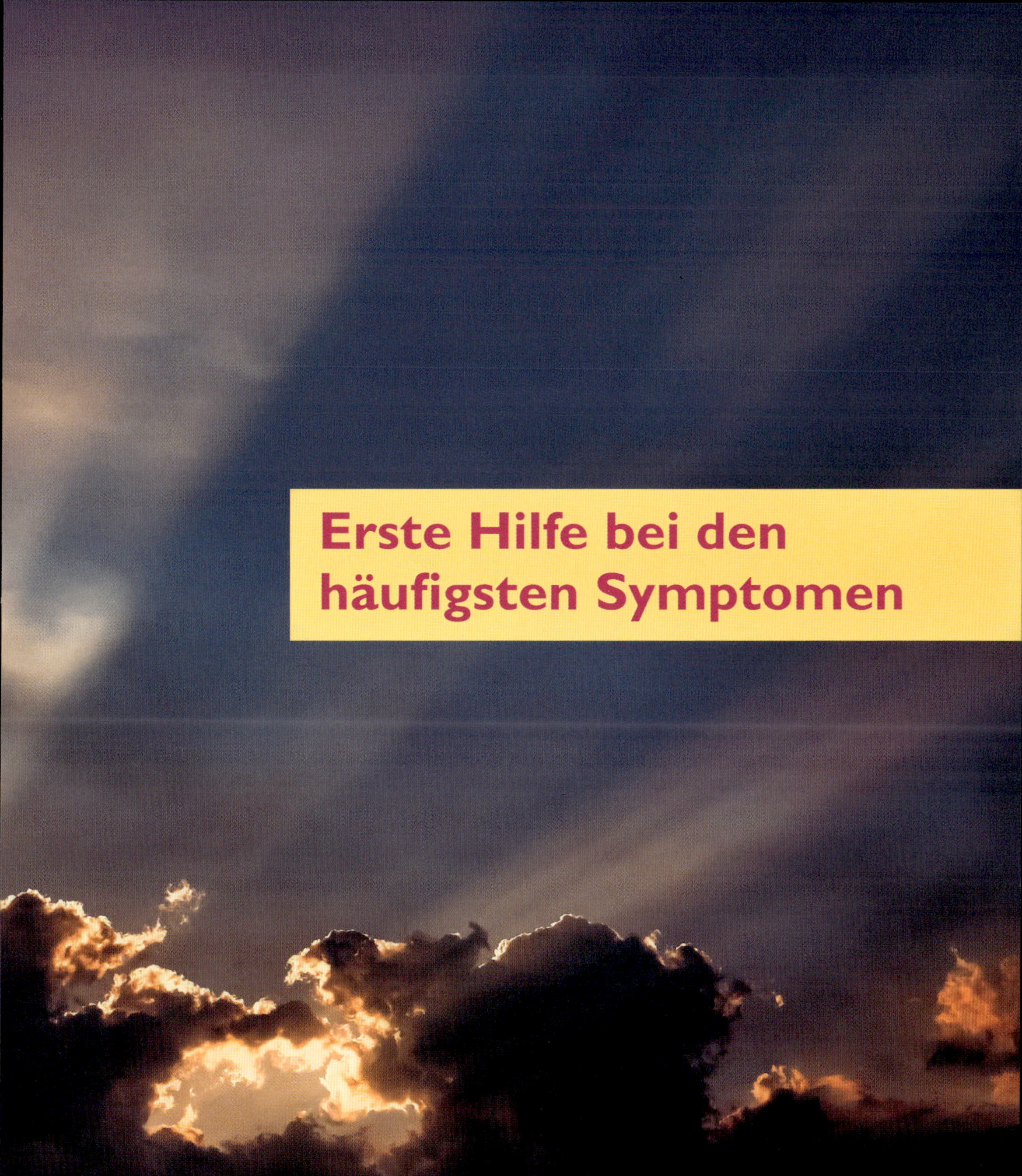

Erste Hilfe bei den häufigsten Symptomen

einfach umsetzbare Empfehlungen

In diesem Kapitel werden Maßnahmen, Anwendungen und Medikamente der Anthroposophischen Medizin für die häufigsten Symptome von Long Covid und Post Vac zusammengestellt. Hier werden Sie fündig, wenn Sie einfach umsetzbare Empfehlungen zur Therapie Ihrer Symptome suchen.

Die genannten anthroposophischen Medikamente sind rezeptfrei in der Apotheke erhältlich. Wenn nicht anders angegeben, empfiehlt sich eine Therapie über 4 Wochen und anschließend eine Therapiepause. Beurteilen Sie dann anhand Ihrer Symptome, ob eine erneute Anwendung nötig ist oder nicht.

Hinweis: Bitte beachten Sie, dass Sie die hier empfohlenen Medikamente nur einnehmen sollten, wenn Ihre Symptome ärztlich abgeklärt sind!

Das Basisprogramm bei Fatigue

Fatigue bedeutet, sich dauernd kraftlos und müde zu fühlen, selbst wenn man ausreichend Schlaf und Erholung hat. Es ist das häufigste Symptom bei Long Covid oder Post Vac. Viele Betroffene erleben sie als eine Art bleierne Schwere im Körper. Aus Sichtweise der Anthroposophischen Medizin ist sie ein Ausdruck verminderter Vitalität des Organismus. Daher geht es vor allem darum, die *Wärme* als Basis körperlicher Vitalität anzuregen. Zudem profitiert der Organismus davon, wenn die Vitalität gezielt mit Medikamenten gefördert wird.

Wärme

- Achten Sie auf genügend warme Kleidung.
- Bei kalten Füßen führen Sie 1-mal täglich ein *Fußbad* durch (siehe Seite 113 ff.).
- Einmal pro Woche sollte der Wärmeorganismus als Ganzes angeregt werden. Je nach Befinden und Kräften empfehlen sich folgende Möglichkeiten:
  - bei ausgeprägter Schwäche eine *Ganzkörper-Wärmepackung* (siehe Seite 121 ff.),
  - wenn Sie sich stabil genug fühlen, ein *Überwärmungsbad* (siehe Seite 119 ff.).

Medikamente

- Trinken Sie 1-mal pro Tag eine Tasse durchwärmenden *Misteltee* (Zusammensetzung und Bezugsquelle siehe Seite 125).

Bei Fatigue sollte insbesondere das Herz-Kreislauf-System gestärkt werden. Die Basismedikation hierfür ist

- *Cardiodoron® mite* von Weleda, 3-mal täglich 15 Tropfen vor dem Essen mit Wasser verdünnt einnehmen.

Zur allgemeinen Anregung der Lebenskräfte eignet sich zudem

- *Prunus spinosa, Summitates Rh D3* von Weleda, 3-mal täglich 5 Tropfen vor dem Essen mit Wasser verdünnt einnehmen.

Wenn der Organismus wieder einige Lebenskräfte aufbauen konnte, Sie sich aber weiterhin zu schwach fühlen, um Ihren Willen in die Tat umzusetzen, kann ein Präparat aus dem Levico-Heilwasser hilfreich sein:

- *Levico D1* Dilution von Weleda, 3-mal täglich 10 Tropfen vor dem Essen mit Wasser verdünnt einnehmen.

Bewegung

Regelmäßige Bewegung ist bei Fatigue wichtig, mindestens einmal pro Tag. Allerdings sollten Sie sich nicht überfordern. Beachten Sie die Grundregel des Pacings (siehe Seite 164 ff.) und dosieren Sie die Bewegung so, dass Sie nur 80 % Ihrer verfügbaren Kraft einsetzen. Wenn Sie sich erschöpft fühlen, machen Sie großzügig Pausen. Am besten eignen sich Spaziergänge in naturnaher Umgebung.

Was Sie noch für sich tun können

Wenn sich der Körper schwer, müde und unbelebt anfühlt, kann oft eine Aktivierung des Stoffwechselsystems helfen.

- Am besten für den Kräfteaufbau über den Stoffwechsel wirkt ein *Leberwickel*, die ideale Zeit hierfür ist ca. 30 Minuten nach dem Mittagessen (siehe Seite 174 ff.).

- Zusätzlich können Sie den Stoffwechsel mit *Bittermitteln* aktivieren. Hierfür eignet sich das *Wala Bitter Elixier,* nach jeder Mahlzeit 1 Esslöffel in Wasser gelöst einnehmen.

Was tun bei Benommenheit und Brainfog?

Brainfog, der »Gehirnnebel«, ist ein häufiger Begleiter von Long Covid und Post Vac. Dieses Symptom tritt auf, wenn das zentrale Nervensystem in eine nachhaltige Überlastungsreaktion gekommen ist. Kopfschmerzen, Gedächtnisstörungen und Gleichgewichtsstörungen können weitere Begleitsymptome sein.

Es liegen gute Erfahrungen mit einem sogenannten homöopathischen Organpräparat vor, das helfen kann, regenerative Kräfte des Gehirns wieder anzuregen:[51]

- *Liquor cerebrospinalis Gl D8* Ampullen von Wala, jeden Tag morgens eine Ampulle auf nüchternen Magen trinken. Anwendungsdauer: 3 Wochen.

Auch eine Mischung aus homöopathisiertem Silber und Quarz kann bei der Kräftigung des Nervensystems hilfreich sein:

- *Argentum / Quarz* Globuli von Wala, 3-mal täglich 10 Globuli im Mund zergehen lassen.

Weiterhin gehören die Regulation des Tag-Nacht-Rhythmus sowie regelmäßige Pausen zum Basisprogramm bei Fatigue. Mehr dazu auf Seite 130 f. und 135 f. Auch regelmäßige Bewegung ist essenziell. Zudem können Gleichgewichts- und Koordinationsübungen helfen, Fatigue nachhaltig zu bessern. Ein Übungsprogramm finden Sie auf Seite 194 f.

Was tun bei Angespanntheit und Nervosität?

Die Mischung von Nervosität mit Kraftlosigkeit ist bei Long Covid oder Post Vac häufig zu beobachten. Viele Betroffene klagen zum Beispiel über starke Müdigkeit, obwohl sie gleichzeitig kaum zur Ruhe kommen und auch nicht gut schlafen können.

Die Nierenregion wärmen

Die ganzheitliche Perspektive der Anthroposophischen Medizin zeigt, dass bei Anspannung und Nervosität oft eine Schwäche der Nierenorganisation vorliegt. Wenn man die Nieren gut durchwärmt, kann man sich diesbezüglich viel Gutes tun. Die Seele »atmet« tiefer und findet ein harmonisches Verhältnis zum Körper.

- *Kleidung:* Ein Nierenwärmer aus Merinowolle oder einem Wolle-Seide-Gemisch kann ein guter Wärmeschutz sein.
- *Einreibung:* Jeden Abend die Nierenregion mit *Kupfersalbe rot* (Wala) aus der Apotheke einreiben. Dafür etwas Salbe auf die Handfläche geben und sanft von der Nierenregion (im Bereich der untersten Rippen am Rücken) bis hinunter zum Ansatz des Gesäßes ausstreichen. Jede Seite ca. 1 bis 2 Minuten einreiben, immer von oben nach unten. Bitte vorher auf warme Füße achten!

Beruhigungsfördernde Medikamente

Eine beruhigende Wirkung bei Unruhe in Verbindung mit dem Gefühl von seelischem Chaos hat das pflanzliche Präparat

- *Bryophyllum 50 %* Trituration von Weleda, bei Bedarf eine Messerspitze Pulver im Mund zergehen lassen.

Bei dem Gefühl von Erschöpfung und Überreiztheit der Sinne in Verbindung mit Unruhe kann eine Präparation aus homöopathisch verarbeitetem Gold, Eisen, Quarz und Kalium phosphoricum beruhigend wirken, wie kürzlich sogar in einer placebokontrollierten Studie gezeigt werden konnte:[52]

- *Neurodoron®* Tabletten von Weleda, abends 2 Tabletten vor dem Schlafengehen einnehmen.

Was tun bei Ängsten?

Ängste sind eine häufige Begleiterscheinung bei Long Covid oder Post Vac. Häufig gehen sie einher mit dem Gefühl, innerlich eingezwängt zu sein, sich im eigenen Leib nicht wohl und geborgen zu fühlen. Der »Halt unter den Füßen« geht verloren. Hier setzen die Körpertherapien und äußeren Anwendungen der Anthroposophischen Medizin an: Es geht zunächst darum, die Füße zu durchwärmen und zu vitalisieren.

In den Körper kommen

Bei allen Arten von Ängsten ist es hilfreich, die Füße zu durchwärmen und zu bewegen, um in einen besseren inneren Kontakt zu sich selbst zu kommen. Man steht dann sicherer »im Leben« und fühlt sich »geerdet«.

Eine Basismaßnahme sind *Fußbäder* (siehe Seite 114), 1-mal täglich morgens angewendet. Als Zusätze eignen sich:

- *bei Nervosität:* Weleda *Lavendel-Entspannungsbad* (aus der Apotheke oder dem Drogeriemarkt),
- *bei begleitender Erschöpfung:* Weleda *Edeltannen-Erholungsbad* (aus der Apotheke oder dem Drogeriemarkt).

Zusätzlich kann es hilfreich sein, sich Füße und Waden einzureiben. Das fördert insbesondere das Gefühl, gut geerdet zu sein. Hilfreich hierfür ist

- *Kupfersalbe rot* von Wala.

Ängste bessern sich oft auch, wenn man das vegetative Nervensystem des Bauches anregt und harmonisiert. Hierfür eignet sich eine Einreibung des Bauches mit

- *Melissen-Bade- und Massageöl* von Lichterde (www.lichterde.de), 1-mal täglich ganz sanft, ohne Druck, den Bauch um den Nabel im Uhrzeigersinn einreiben.

Wenn Ängste gefühlsmäßig »in der Brust« sitzen, kann diese Region mit einer speziellen Salbe aus homöopathisiertem Gold sowie Lavendel- und Rosenölen beruhigt werden:

- *Aurum / Lavandula comp.* von Weleda, abends den mittleren Brustbereich sanft einreiben.

Medikamentöse Unterstützung

Präparate aus homöopathisch potenziertem Meteoriteneisen können bei Ängsten helfen, die Kräfte des Mutes und der »inneren Aufrichte« wiederzufinden:

- *Ferrum sidereum D20* Tabletten von Weleda, 3-mal täglich 1 Tablette vor dem Essen einnehmen.

Bei akuter Angst oder Panik kann ein potenziertes Präparat aus dem blauen Eisenhut sofortige Linderung bringen:

- *Aconitum e tubere D30* Globuli von Wala, 5 Globuli bei Bedarf.

Was tun bei Schlaflosigkeit?

Schlaflosigkeit bei Long Covid oder Post Vac ist häufig ein Rhythmusproblem: Tags fühlt man sich müde und kraftlos, nachts kommt man nicht zur Ruhe. Hier gilt es, die drei Basis-Elemente der Gesundheit zu beachten, wie sie in den Kapiteln über die Pflege des Wärmeorganismus, eine rhythmische Tagesstruktur und die Stärkung der Konzentrationskraft beschrieben sind (siehe Seite 111 ff., 129 ff. und 139 ff.).

Anregung des Wärmeorganismus

Wärme entspannt und führt zur Ruhe. Wer abends nicht einschlafen kann, profitiert meistens von einem *warmen Fußbad,* zum Beispiel mit

- Weleda *Lavendel-Entspannungsbad* (aus der Apotheke oder dem Drogeriemarkt).

Bei Nervosität vor dem Einschlafen hilft eine wärmende Einreibung der Nierenregion

- mit *Kupfersalbe rot* von Wala, ganz sanft kreisend die Region der Nieren (beidseits am Rücken am unteren Rippenrand) einreiben und Richtung Gesäß ausstreichen.

Sehr beruhigend wirken auch Lavendelauflagen:

- *SchlafschönWickel Lavendel* (von Wachswerk, www.wachswerk.de), leicht angewärmt auf den Oberbauch oder die Brust legen.

Pflege des Rhythmus

Schlafen ist Rhythmussache. Achten Sie auf eine rhythmische Schlafenszeit. Kreieren Sie Ihr eigenes Zu-Bett-Geh-Ritual, das Sie regelmäßig wiederholen.

Die Möglichkeiten sind vielfältig: ein kleiner Entspannungsspaziergang, ein beruhigender Tee oder ein schönes Gedicht als Gute-Nacht-Spruch ... Was hilft Ihnen, vor dem Schlafengehen von der Aktivität des Tages »herunterzukommen«?

Vor dem Schlafengehen empfiehlt es sich außerdem, Bildschirmmedien zu meiden.

Atemübung

Jeder Mensch kann durch eigene Kraft beruhigende Kräfte in sich aktivieren. Es ist meistens eine Übungssache. Mit etwas Training kann man dem Gedankenkreisen im Bett die Stärke nehmen, beispielsweise mit einer einfachen Atemübung.

- *Die Ruhige-Atem-Übung:* Schließen Sie die Augen und zählen Sie bei jedem Einatmen langsam auf drei, beim Ausatmen langsam auf fünf. Das führt zu einem langsamen, ruhigen Atemzyklus und fokussiert den Geist.

Medikamentöse Unterstützung

Homöopathische Medikamente können die Schlafqualität verbessern. Folgende Präparate können hilfreich sein:

Bei empfindlicher, dünnhäutiger Konstitution:

- *Valeriana comp.* Globuli von Wala, abends 10 Globuli einnehmen.

Beim Gefühl von Rastlosigkeit:

- *Calmedoron®* Tropfen von Weleda, abends 15 Tropfen in etwas Wasser einnehmen.

Bei abendlichem Gedankenkreisen:

- *Conchae 50 %* Pulver von Weleda, abends eine Messerspitze einnehmen.

Was tun bei Kopfschmerzen?

Kopfschmerzen in Folge einer Corona-Infektion oder -Impfung können unterschiedliche Charakteristika aufweisen:

- *Migräneartige Kopfschmerzen* sind meist einseitig, dumpf-pochend, verbunden mit starker Licht- und Sinnesempfindlichkeit. Die meisten Betroffenen ziehen sich in ein abgedunkeltes Zimmer zurück und legen sich hin. Typisch ist, dass die Schmerzen bei körperlicher Bewegung deutlich stärker werden. Anstrengungen wie Treppensteigen sind meist nicht mehr möglich. Bei einer klassischen Migräne treten zudem vor den Anfällen vorübergehende Wahrnehmungsstörungen auf, eine sogenannte Aura.
- *Spannungskopfschmerzen* sind häufig beidseitig, der Schmerzcharakter ist ziehend oder drückend. Man fühlt sich zwar geschwächt, kann sich aber noch bewegen. Oft tut leichte Bewegung gut, beispielsweise ein Spaziergang im Wald. Es tritt keine Aura auf. Manchmal sind beide Kopfschmerz-Arten auch gemischt, beispielsweise kann sich ein Spannungskopfschmerz zu einer Migräne-Attacke wandeln.

Basismaßnahmen

Bei allen Kopfschmerz-Arten sollte man auf die vegetative Stabilität achten. Das heißt, ein rhythmischer Tagesablauf sowie regelmäßige Schlaf- und Essenszeiten sind essenziell. Wichtig ist zudem ein ausgeglichener Wärmehaushalt mit gut durchwärmten Füßen.

Wenn Sie in »Kopfschmerzgefahr« sind, ist immer ein *Fußbad* empfehlenswert (siehe Seite 114)

- bei migräneartigen Schmerzen mit *Senfmehl-Zusatz* (siehe Seite 114f.),
- bei Spannungskopfschmerzen mit *Lavendel-Bademilch.*

Bittermittel gegen Kopfschmerzen

Bei allen Arten von Kopfschmerzen ist es hilfreich, Verdauung und Stoffwechsel anzuregen. Dies kann mit sogenannten Bittermitteln geschehen.

Zur allgemeinen Anregung des Stoffwechsels:

- Wala *Bitter Elixier,* 3-mal täglich 1 Esslöffel in Wasser verdünnt nach den Mahlzeiten einnehmen.

Bei Sinnesempfindlichkeit empfiehlt sich ein Bittermittel aus Wermutkraut:

- *Absinthium D1 / Resina Laricis D3 aa* Dilution von Weleda, 3-mal täglich 10 Tropfen in Wasser verdünnt vor den Mahlzeiten einnehmen.

Bei Tendenz zu Übelkeit kann ein Bittermittel mit homöopathischen Auszügen der Brechnuss helfen:

- *Nux vomica comp.* Dilution von Weleda, 3-mal täglich 10 Tropfen in Wasser verdünnt vor den Mahlzeiten einnehmen.

Medikamente bei migräneartigen Kopfschmerzen

Als Basismedikation zur Vorbeugung gegen Kopfschmerzattacken eignet sich:

- *Kephalodoron®* 5 % Tabletten von Weleda, 3-mal täglich 1 Tablette vor den Mahlzeiten einnehmen.

Das Medikament sollte über einen Zeitraum von 3 Monaten eingenommen werden. Es soll die Häufigkeit und Schwere von Attacken vermindern. Am besten führen Sie ein Kopfschmerztagebuch, um dies zu beurteilen. Der Effekt der Medikation kann durch ein tägliches *Senfmehl-Fußbad* (siehe Seite 114 f.) unterstützt werden.

Bei ersten Anzeichen eines Migräneanfalls:

- *Secale / Bleiglanz comp.* Ampullen von Wala, eine Ampulle subkutan spritzen, alternativ trinken.
- Nehmen Sie außerdem eine Extradosis eines Bittermittels (siehe oben).

Medikamente bei Spannungskopfschmerzen

Als Basismedikation zur Reduktion von Dauer und Häufigkeit von Spannungskopfschmerzen ist geeignet:

- *Neurodoron®* Tabletten von Weleda, 3-mal täglich 1 Tablette einnehmen.

Medikamente beim Kopfschmerzanfall:

- *Arnika-Essenz* von Wala als Spray (wie Sie ein solches Spray herstellen können, wird auf Seite 191 erklärt), mehrere Sprühstöße um den Kopf herum vernebeln, alle 30 Minuten wiederholen.

- Nehmen Sie außerdem eine Extradosis eines Bittermittels (siehe oben).

Was tun bei Geruchs- und Geschmacksstörungen?

Geruchs- und Geschmacksstörungen können sehr unangenehme Folgen einer Infektion mit dem Coronavirus SARS-CoV-2 sein. Es gibt spezifische anthroposophische Medikamente, die bei der Regeneration des Geruchs- und Geschmackssinnes helfen können. Es handelt sich hierbei häufig um hartnäckige Symptome, die meist eine monatelange Therapiezeit benötigen.

Bei Geruchsstörungen:

- *Bulbus olfactorius Gl D5* Ampullen von Wala, alle 2 Tage morgens eine Ampulle auf nüchternen Magen trinken.
- *Jaspis D6* Verreibung (muss in der Apotheke individuell hergestellt werden, beispielsweise unter www.apowelis.de), morgens 1 Messerspitze einnehmen.

Bei Geschmacksstörungen:

- *Topas D15* Ampullen von Wala, alle 2 Tage morgens eine Ampulle auf nüchternen Magen trinken.

Was tun bei Kreislaufproblemen?

Störungen wie Kreislaufschwäche, unregelmäßiger Puls, das Gefühl von Herzklopfen oder Blutdruckschwankungen begleiten viele Betroffene von Long Covid oder Post Vac. *Denken Sie auf jeden Fall daran, dass die hier aufgeführten Mittel zur Selbstmedikation eine ärztliche Abklärung und Therapie nicht ersetzen können.*

Bei Gefühlen von Herzstolpern, unregelmäßigem Puls oder starkem Herzschlag empfiehlt sich:

- *Cardiodoron® mite* Dilution von Weleda, 3-mal täglich 15 Tropfen vor dem Essen einnehmen.

Bei unruhigem Herzschlag in Verbindung mit Druck auf der Brust:

- *Cactus comp. II* Globuli von Wala, 5 Globuli bedarfsweise einnehmen.

Bei niedrigem Blutdruck mit Unwohlsein und Schwächegefühl:

- *Veratrum comp.* Globuli von Wala, 5 Globuli bedarfsweise einnehmen.

Bei Schwindel, Unwohlsein, Herzklopfen *in Verbindung mit innerem Kältegefühl* können Präparate aus Kampfer stabilisierend wirken:

- *Camphora D1* Dilution von Weleda, 3-mal täglich 10 Tropfen in Wasser verdünnt vor den Mahlzeiten einnehmen.

Wenn das nicht genügt, empfiehlt sich ein Wechsel zu:

- *Camphora D3* Ampullen von Wala, jeden Morgen 1 Ampulle subkutan injizieren.

Kompressionsstrümpfe

Bei Schwindel, schnellem Puls und Neigung zu niedrigem Blutdruck empfiehlt sich auch das Tragen von Kompressionsstrümpfen. Diese geben Halt und wirken gegen die Tendenz, dass das Blut in den Beinen »versackt«.

Lassen Sie sich diesbezüglich von einem Sanitätshaus beraten; in manchen Fällen sind Kompressionsstrümpfe auch auf Rezept erhältlich. Das Tragen kann etwas lästig sein, hat aber schon vielen Patientinnen und Patienten mit Kreislaufstörungen (zum Beispiel dem sogenannten Posturalen Tachykardiesyndrom, POTS) geholfen, wieder aktiver im Leben zu stehen.

Was tun bei dauerhafter Luftnot?

Bitte denken Sie daran, dass jede Form von Luftnot ärztlich abgeklärt werden sollte. Häufig lässt sich jedoch eine spezifische Ursache von dauerhafter Luftnot bei Long Covid oder Post Vac nicht finden. Folgende Basismaßnahmen können hier hilfreich sein.

Bewegung

Regelmäßige Bewegung, am besten in naturnaher Umgebung, trainiert die Atemhilfsmuskulatur und trägt dazu bei, wieder in einen flüssigen Atemzyklus zu kommen. Wenn die Arme im Takt des Gehens mitschwingen, dann hilft dies, die gesamte Rumpfmuskulatur zu lockern, was sich positiv auf die Atmung auswirkt.

Medikamente

Ein anthroposophisches Basismedikament zur Verbesserung der Atmung nach einem Infekt, insbesondere bei andauerndem Schwächegefühl in Verbindung mit Reizhusten, ist:

- *Roseneisen/Graphit* Globuli von Wala, 2-mal täglich 10 Globuli einnehmen.

Bei dauerhaftem Gefühl der Atemlosigkeit empfiehlt sich folgende Kombination:

- *Carbo Betulae D8/Crataegus D2 aa* Ampullen von Weleda, morgens 1 Ampulle subkutan injizieren, zusätzlich
- *Renes/Cuprum* Ampullen von Wala, abends 1 Ampulle subkutan injizieren.

Bei asthmatischen Beschwerden kann zudem unterstützend wirken:

- *Nicotiana comp.* Globuli von Wala, 3-mal täglich 10 Globuli vor den Mahlzeiten einnehmen.

Äußere Anwendungen

Atembeschwerden sprechen häufig sehr gut auf äußere Anwendungen an. Warme Rollen oder Wärmekissen im Brustbereich wirken entspannend und lösend auf die Atemmuskulatur. Besonders hilfreich ist die Kombination von anregendem Rosmarinöl mit wärmendem Kupferöl. Diese Öle können, als Wickel in der Zwerchfellgegend angewendet, Atembeschwerden nachhaltig lindern.

- *Rosmarin-Kupfer-Zwerchfellwickel,* siehe die Anleitung auf Seite 186.

Was tun bei Muskel- und Gliederschmerzen?

Muskel- und Gliederschmerzen, eine häufige Begleiterscheinung bei Long Covid und Post Vac, sprechen oft gut auf lokale Wärmeanwendung und schmerzlindernde Öle an.

Wärme

Achten Sie bei Muskelschmerzen besonders auf Wärme. Behandeln Sie kalte Zonen, wie im Kapitel über Wärme beschrieben (Seite 111 ff.). Sehr empfehlenswert ist die schmerzlindernde *Bienenwachs-Auflage* (siehe Seite 117 f.).

Hilfreich für den alltäglichen Gebrauch sind auch *Wärmekissen,* die man im Backofen erwärmen kann. Ideal ist dafür eine Füllung aus Kirschkernen oder Leinsamen. (Zu beziehen ist eine große Auswahl an Wärmekissen im Internet, zum Beispiel beim Online-Händler giraffenland.de.)

Schmerzlindernde Öle

Lokal aufgetragene Öle können Muskel- und Gliederschmerzen lindern. Empfehlenswert ist es, jeden Abend die betroffenen Bereiche sanft einzureiben.

Bei Gliederschmerzen in Verbindung mit innerer Unruhe oder Erschöpfung sind torfhaltige Öle wirksam.

- *Solum-Öl* von Wala (aus der Apotheke),
- *Torföl mit Kastanie, Lavendel, Schachtelhalm* von der Firma Wandil (zu beziehen im Internet unter https://shop.wandil.de).

Bei ziehenden Schmerzen der Muskulatur ist insbesondere beim Post-Vac-Syndrom empfehlenswert:

- *Primula Muskelnähröl* von Wala (aus der Apotheke).

Bohrende, stechende oder brennende Nervenschmerzen sprechen gut an auf

- *Aconit Schmerzöl* von Wala (aus der Apotheke).

Besonders wirksam ist die Anwendung der genannten Öle in Verbindung mit einer *Wurzelbürstenmassage:*

- Bürsten Sie die Haut nach dem Einölen mit einer Massagebürste oder einer weichen Wurzelbürste sanft ab. Dabei immer von der Körpermitte nach außen streichen. Das fördert die Durchblutung und wirkt ausleitend.

Medikamente

Bei Neigung zu Verspannungen und Verkrampfungen der Muskulatur:

- *Magnesium phosphoricum acidum D6* von Weleda, 3-mal täglich 15 Tropfen einnehmen.

Bei punktförmigen, bohrenden Schmerzen, zum Beispiel in der Wirbelsäule, in Verbindung mit innerer Unruhe:

- *Helleborus niger D 20 aquos.* Ampullen von Helixor, alle 2 Tage eine Ampulle subkutan im Bereich des Schmerzes injizieren.

Bei akuten Schmerzkrisen:

- *Aconitum comp.* Globuli von Wala, alle 2 Stunden 5 Globuli einnehmen.

Eine subkutane Misteltherapie mit einer Weidenbaummistel kann bei Rheuma-ähnlichen Schmerzen oder Muskelschmerzen gut helfen (siehe die Hinweise zur Misteltherapie auf Seite 125 f.).

- *Iscucin® Salicis* Stärke C, 2-mal pro Woche subkutan injizieren.

Was tun bei Verdauungsbeschwerden?

Verdauungsbeschwerden können ein lästiges Überbleibsel nach einer Corona-Infektion sein. Hier sind einige Hausmittel aufgeführt, die eine bewährte Hilfe darstellen können.

Bei Verstopfungsneigung – neben Basismaßnahmen wie genügend trinken, ballaststoffreiche Ernährung mit Leinsamen und Co.:

- *Gentiana lutea D1* von Weleda, 3-mal täglich 30 Tropfen in Wasser verdünnt nach dem Essen einnehmen.

Bei Blähungen können ätherische Öle aus *Kümmelsamen* helfen. Hierzu einfach ½ Teelöffel Kümmelsamen nach dem Essen zerkauen. Wer das nicht mag, kann Kümmelextrakte in einer Mischung mit anderen verdauungsfördernden Pflanzenauszügen zu sich nehmen:

- *Carminativum-Hetterich Balance* Tropfen, 3-mal täglich 30 Tropfen in Wasser verdünnt nach dem Essen einnehmen.

Bei Durchfallneigung kann eine Mischung aus Farnauszügen und Silberweide helfen, den Darm zu beruhigen:

- *Digestodoron®* Tabletten von Weleda, 3-mal täglich 1 Tablette vor dem Essen einnehmen.

Dank

Zuvorderst gilt mein Dank allen meinen Patientinnen und Patienten mit Long Covid und Post Vac, von denen ich sehr viel lernen konnte und deren Tapferkeit, Geduld und Wille zum Gesundwerden mich nachhaltig beeindruckten.

Zudem gilt mein Dank allen ärztlichen Kolleginnen und Kollegen des Paracelsus-Krankenhauses Bad Liebenzell sowie auch dem Pflege- und Therapeutenteam für das gemeinsame Arbeiten am Post-Covid-Therapiekonzept und das gemeinsame Lernen an dieser neuartigen Herausforderung.

Ich danke Jan Vagedes und den Mitarbeiterinnen und Mitarbeitern des ARCIM-Institutes in Filderstadt für die wissenschaftliche Begleitung der Post-Covid-Studie am Paracelsus-Krankenhaus sowie für die geleistete Arbeit bei der Aufarbeitung der Daten, den statistischen Analysen und den Vorbereitungen zur Publikation der Ergebnisse.

Für wertvolle Anregungen und Hilfen bei der inhaltlichen Ausarbeitung des Buches danke ich Gudrun Merker, Mathias Sauer, Andrea Diehl, Anne-Gritli Göbel-Wirth, Johannes Weinzirl, Rosa Michaelis, Simone Hoffmann, Julia Nürenberg und Angelika Jaschke. Zudem geht mein Dank an Annette Bopp für die zündende Idee für dieses Buch.

Die Autorenarbeit wurde von der Stiftung Trigon, Arlesheim, Schweiz, inhaltlich angeregt und finanziell gefördert, ihr gebührt ein spezieller Dank.

Anhang

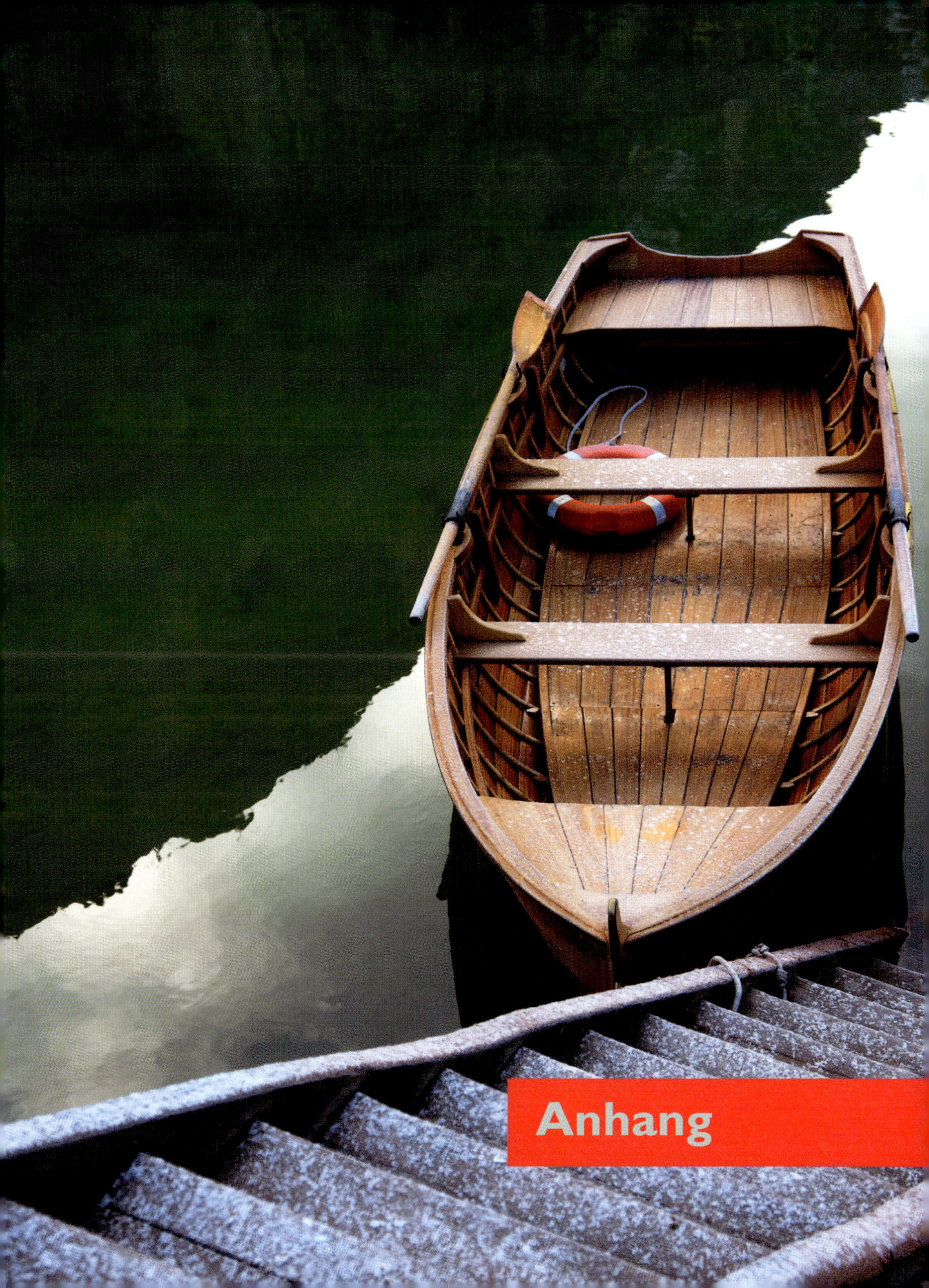

Vorlage »Therapieplan«: Mein Weg zu den zwölf Gesundheitsquellen

gültig ab:

----

mein Bedarf			Das möchte ich in den nächsten vier Wochen für meine Gesundheit tun:
O	1	Wärme	
O	2	Rhythmus	
O	3	Konzentrations-kraft	
O	4	Freude	
O	5	lebendiger Wille	
O	6	Priorisieren, Planen, Pacing	
O	7	Stoffwechsel-system	
O	8	rhythmisches System	
O	9	Nerven-Sinnes-System	
O	10	Bewegung	
O	11	Begegnung	
O	12	Spiritualität	

Die Tabellen auf den Seiten 238 und 239 stehen auf unserer Website zum Download bereit:

urachhaus.de/vorlage_therapieplan

Vorlage »Wärmezeichnung«

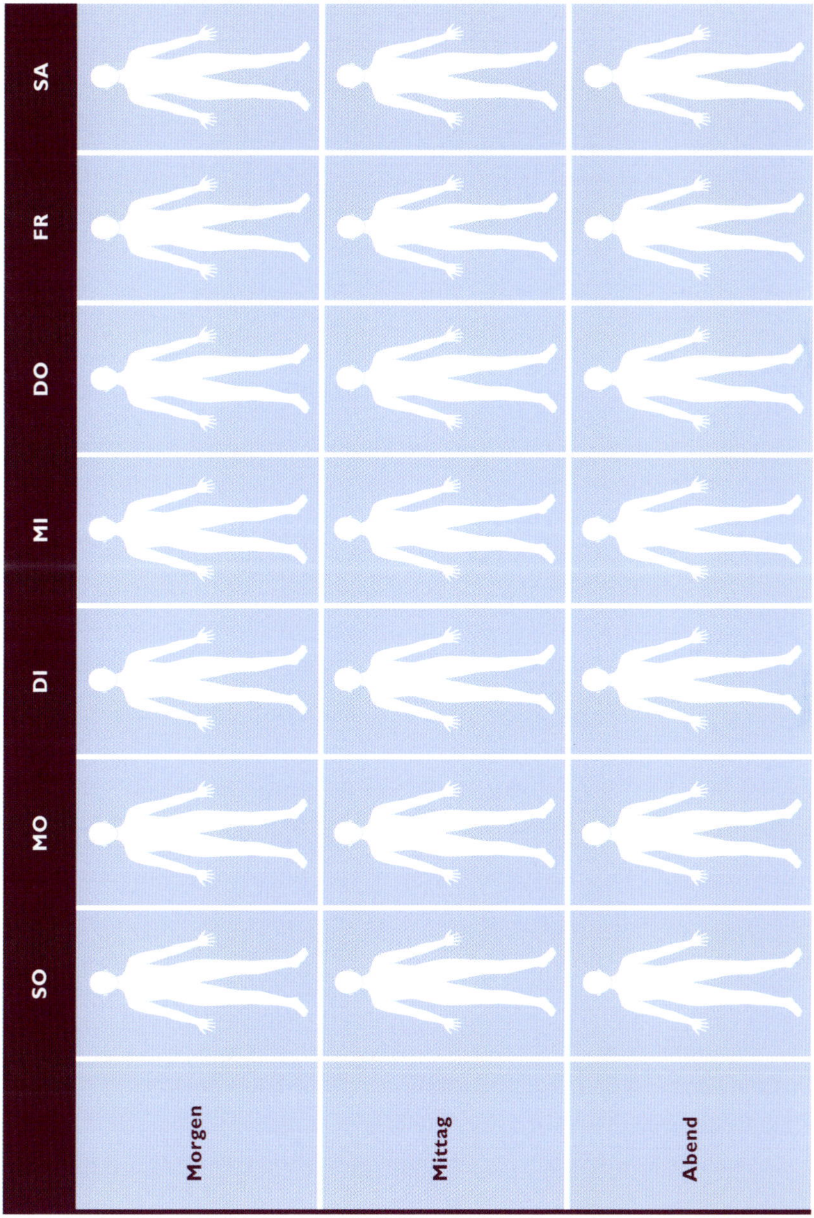

Hinweise zum Ausfüllen (siehe auch Seite 112): Gelb – angenehmes Wärmegefühl. Blau – Kältegefühl. Rot – Gefühl von gestauter Wärme. – Alle Körperstellen, an denen Sie kein Temperaturempfinden haben, lassen Sie frei.

urachhaus.de/vorlage_waermezeichnung

Anmerkungen

1 Jan Vagedes, Thomas Breitkreuz, Victoria Heinrich, Mohsen Sobh, Mohammad O.A. Islam, Katrin Vagedes, Jan Mergelsberg, »Effectiveness of a Multimodal Integrative Inpatient Therapy including Whole-Body Hyperthermia in Patients with Post-Covid-Syndrome – a Case Series« (in press).

2 Arbeitsgruppe *Post-Covid-Syndrom, Care II* an der Medizinischen Sektion, Freie Hochschule für Geisteswissenschaft, Dornach, Schweiz. Veröffentlichungen auf www.anthromedics.de.

3 Aaron Antonovsky, *Salutogenese. Zur Entmystifizierung der Gesundheit,* Tübingen 1997.

4 Deutsche S1-Leitlinie Long/Post-COVID, Version 4.0, Stand 30.05.2024, verfügbar unter https://register.awmf.org/de/leitlinien/detail/020-027, Abruf am 13.06.2024, Seite 11.
Diese Definition wird in Übereinstimmung mit internationalen Definitionen getroffen, vgl. Maria G. Ceravolo et al., »Rehabilitation and COVID-19: the Cochrane Rehabilitation 2020 Rapid Living Systematic Review«, in: *Eur J Phys Rehabil Med,* 2020; 56(5):642–651 und: Joan B. Soriano et al., »A Clinical Case Definition of Post-COVID-19 Condition by a Delphiconsensus«, in: *Lancet Infect Dis,* 2022; 22(4):e102–e107.

5 In diesem Buch werden konkrete Patientenbeispiele aus der therapeutischen Arbeit des Autors wiedergegeben. Personenspezifische Details wurden dabei so verändert, dass die Anonymität der Betroffenen gewahrt bleibt.

6 Deutsche S1-Leitlinie Long/Post-COVID, Version 4.0, Stand 30.05.2024, verfügbar unter https://register.awmf.org/de/leitlinien/detail/020-027, Abruf am 13.06.2024, Seite 11.

7 Beispielsweise schrieb der spätere Gesundheitsminister Karl Lauterbach während des Wahlkampfs am 13.8.2021 auf Twitter, es sei ein gesellschaftliches Problem, dass eine Minderheit eine »nebenwirkungsfreie Impfung« nicht haben wolle.

8 Aktuell werden die sogenannten ACR-Diagnosekriterien von 2010 verwendet. Siehe dazu: Frederick Wolfe et al., »Fibromyalgia Criteria and Severity Scales for Clinical and Epidemiological Studies: A Modification of the ACR Preliminary Diagnostic Criteria for Fibromyalgia«, in: *The Journal of Rheumatology,* 6/2011, 38(6):1113–1122, doi: 10.3899/jrheum.100594.

9 Grundlagenliteratur zum biopsychosozialen Modell: Thure von Uexküll und Wolfgang Wesiack, »Wissenschaftstheorie: ein bio-psycho-soziales Modell«, in: Thure von Uexküll (Hrsg.), *Psychosomatische Medizin,* München 1996, Seite 13ff.

10 Grundlagenliteratur zur Perspektive der vier Wesensglieder: Peter Selg, *Vom Logos menschlicher Physis. Die Entfaltung einer anthroposophischen Humanphysiologie im Werk Rudolf Steiners,* Dornach, Studienausgabe 2006. Zur praktischen Anwendung in der Medizin vgl. Matthias Girke, *Innere Medizin. Grundlagen und therapeutische Konzepte der Anthroposophischen Medizin,* Berlin [3]2020.

11 Nader A. Fawzy et al., »A Systematic Review of Trials Currently Investigating Therapeutic Modalities for Post-acute COVID-19 Syndrome and Registered on WHO International Clinical Trials Platform«, in: *Clin Microbiol Infect,* 2023 May;29(5):570–577, doi: 10.1016/j.cmi.2023.01.007.
12 Manoj Sivan M. et al., »Are Vaccines a Potential Treatment for Long Covid?«, in: *BMJ,* 2022 May 18;377:o988, doi: 10.1136/bmj.o988. PMID: 35584848.
13 Tilly Fox et al., »Plasmapheresis to Remove Amyloid Fibrin(ogen) Particles for Treating the Post-COVID-19 Condition«, in: *Cochrane Database of Systematic Reviews,* 2023, Issue 7. Art. No.: CD015775, doi: 10.1002/14651858.CD015775.
14 Deutsche S1-Leitlinie Long/Post-COVID, Version 4.0, Stand 30.05.2024, verfügbar unter https://register.awmf.org/de/leitlinien/detail/020-027, Abruf am 13.06.2024, Seite 13.
15 Aaron Antonovsky, *Salutogenese. Zur Entmystifizierung der Gesundheit,* Tübingen 1997.
16 Beispielsweise von der sogenannten »Narrativen Logotherapie«, die sich an dem bekannten Neurologen und Psychologen Viktor Frankl orientiert. Sie betont das menschliche Vermögen, die innere Freiheit zu ergreifen und sich bewusst für eine Haltung zu entscheiden, mit der man den Bedingungen seines Krankseins begegnen möchte. Vgl. Elisabeth Lukas, *Psychotherapie in Würde. Sinnorientierte Lebenshilfe nach Viktor E. Frankl,* Weinheim 2003.
17 Heinz-Peter Röhr, *Ich traue meiner Wahrnehmung,* München ^{5}2011, Seite 9 f.
18 Hermann Hesse, »Stufen«, in: ders., *Stufen. Ausgewählte Gedichte,* Frankfurt am Main 1988, Seite 187.
19 Joane Matta et al., »Santé, Pratiques, Relations et Inégalités Sociales en Population Générale Pendant la Crise COVID-19« – Sérologie (SAPRIS-SERO) Study Group, »Association of Self-reported COVID-19 Infection and SARS-CoV-2 Serology Test Results with Persistent Physical Symptoms among French Adults during the COVID-19 Pandemic«, in: *JAMA Intern Med,* 2022 Jan 1;182(1):19–25, doi: 10.1001/jamainternmed.2021.6454.
20 Joel Selvakumar et al., »Prevalence and Characteristics Associated with Post-COVID-19 Condition Among Nonhospitalized Adolescents and Young Adults«, in: *JAMA Netw Open,* 2023 Mar 1;6(3):e235763, doi: 10.1001/jamanetworkopen.2023.5763.
21 https://www.adultdevelopmentstudy.org/, abgerufen am 14.04.2024.
22 Bericht aus *The Harvard Gazette,* https://news.harvard.edu/gazette/story/2017/04/over-nearly-80-years-harvard-study-has-been-showing-how-to-live-a-healthy-and-happy-life/, abgerufen am 14.04.2024.
23 Diesen treffenden Begriff verdanke ich meiner Kollegin Andrea Diehl.
24 Die aktuellen wissenschaftlichen Erkenntnisse über die immunstimulierende Funktion des Fiebers fasst folgender Artikel zusammen: Sharon S. Evans, Elizabeth A. Repasky, Daniel T. Fisher, »Fever and the Thermal Regulation of Immunity: the Immune System Feels the Heat«, in: *Nat Rev Immunol,* 2015 Jun;15(6):335–49, doi: 10.1038/nri3843.

25 Thomas Brockow et al., »A Randomized Controlled Trial on the Effectiveness of Mild Water-filtered Near Infrared Whole-body Hyperthermia as an Adjunct to a Standard Multimodal Rehabilitation in the Treatment of Fibromyalgia«, in: *Clin J Pain,* 2007 Jan;23(1):67–75, doi: 10.1097/AJP.0b013e31802b4f80. PMID: 17277647. Und: Tobias Romeyke et al., »Fibromyalgia with Severe Forms of Progression in a Multidisciplinary Therapy Setting with Emphasis on Hyperthermia Therapy – a Prospective Controlled Study«, in: *Clin Interv Aging,* 2014 Dec 19;10:69–79, doi: 10.2147/CIA.S74949.

26 Jan Vagedes, Thomas Breitkreuz, Victoria Heinrich, Mohsen Sobh, Mohammad O.A. Islam, Katrin Vagedes, Jan Mergelsberg, »Effectiveness of a Multimodal Integrative Inpatient Therapy including Whole-Body Hyperthermia in Patients with Post-Covid-Syndrome – a Case Series« (in press).

27 Günther Hildebrandt et al., *Chronobiologie und Chronomedizin. Biologische Rhythmen – Medizinische Konsequenzen,* Stuttgart 1998.

28 Thomas C. Erren et al., »Schichtarbeit und Krebs. Hintergründe und Herausforderungen«, in: *Dtsch Arztebl Int,* 2010; 107(38): 657–62, doi: 10.3238/arztebl.2010.0657.

29 Harald Haas, »Aktivitäts-basierte Stressreduktion bei Angst- und Stressfolgestörungen – Eine theoretische Einführung«, in: *Der Merkurstab. Zeitschrift für Anthroposophische Medizin,* 6/2023, Seite 453–462.

30 Hilde Domin, »Nicht müde werden«, in: dies., *Sämtliche Gedichte,* Frankfurt am Main 2015, Seite 142.

31 Johann Wolfgang von Goethe, aus dem »Westöstlichen Divan«, in: *Goethes Werke,* hrsg. von Erich Trunz, Band 2: *Gedichte und Epen II,* München 1994, Seite 10.

32 Das sogenannte »dreiteilige Schreiten« ist eine elementare Bewegungsübung aus der Heileurythmie, einer anthroposophischen Bewegungstherapie. Mehr zur Heileurythmie auf Seite 247.

33 Elisabeth Lukas ist eine Schülerin von Viktor Frankl, der auf seinen Erfahrungen als KZ-Überlebender aufbauend die sogenannte »Logotherapie« entwickelte.

34 Elisabeth Lukas, *Psychotherapie in Würde. Sinnorientierte Lebenshilfe nach Viktor E. Frankl,* Weinheim 2003.

35 Melissa M. Lane et al., »Ultra-processed Food Exposure and Adverse Health Outcomes: Umbrella Review of Epidemiological Meta-analyses«, in: *BMJ,* 2024 Feb 28;384:e077310, doi: 10.1136/bmj-2023-077310.

36 Tao Zuo et al., »Alterations in Fecal Fungal Microbiome of Patients with COVID-19 During Time of Hospitalization until Discharge«, in: *Gastroenterology,* 2020 Oct;159(4):1302–1310.e5, doi: 10.1053/j.gastro.2020.06.048. Und: Tao Zuo et al., »Alterations in Gut Microbiota of Patients With COVID-19 During Time of Hospitalization«, in: *Gastroenterology,* 2020 Sep;159(3):944–955.e8, doi: 10.1053/j.gastro.2020.05.048.

37 Ruoyun Xiong et al., »Multi-'omics of Gut Microbiome-host Interactions in Short- and Long-term Myalgic Encephalomyelitis/Chronic Fatigue Syndrome

Patients«, in: *Cell Host Microbe,* 2023 Feb 8;31(2):273–287.e5, doi: 10.1016/j.chom.2023.01.001.

38 Cara Tomas, Julia Newton, »Metabolic Abnormalities in Chronic Fatigue Syndrome/Myalgic Encephalomyelitis: A Mini-review«, in: *Biochem Soc Trans,* 2018 Jun 19;46(3):547–553, doi: 10.1042/BST20170503.

39 In der Anthroposophischen Medizin wird die Rolle des Gehirnwassers für die Regeneration und Vitalisierung des Gehirns betont. Dies wird von neueren Forschungsergebnissen über das sogenannte »glialymphatische System« bestätigt, das eine zentrale Aufgabe in der Ausleitung toxischer Abbauprodukte aus dem Gehirn zu haben scheint. Siehe Marcus Roggatz, »Liquor cerebrospinalis als mögliches Heilmittel für Post- und Long-COVID-Symptomatik – Sechs Fallvignetten«, in: *Der Merkurstab. Zeitschrift für Anthroposophische Medizin,* 2022;75(6):367–370, doi: https://doi.org/10.14271/DMS-21567-DE.

40 Omid Rasouli, Ann-Katrin Stensdotter, Audrey L.H. Van der Meer, »TauG-Guidance of Dynamic Balance Control During Gait Initiation in Patients with Chronic Fatigue Syndrome and Fibromyalgia«, in: *Clin Biomech* (Bristol, Avon), 2016 Aug;37:147–152, doi: 10.1016/j.clinbiomech.2016.07.008. Epub 2016 Jul 22. PMID: 27474799.

41 Jo Barton, Murray Griffin, Jules Pretty, »Exercise-, Nature- and Socially Interactive-based Initiatives Improve Mood and Self-esteem in the Clinical Population«, in: *Perspect Public Health,* 2012 Mar;132(2):89–96, doi: 10.1177/1757913910393862. PMID: 22616429; Jules Pretty, Jo Peacock, Martin Sellens, Murray Griffin, »The Mental and Physical Health Outcomes of Green Exercise«, in: *Int J Environ Health Res,* 2005 Oct;15(5):319–37, doi: 10.1080/09603120500155963, PMID: 16416750; Sasha Selby, Carolyn Hayes, Nollaig O'Sullivan, Aoife O'Neil, Dominic Harmon, »Facilitators and Barriers to Green Exercise in Chronic Pain«, in: *Ir J Med Sci,* 2019 Aug;188(3):973–978, doi: 10.1007/s11845-018-1923-x, Epub 2018 Oct 30, PMID: 30377913.

42 https://www.adultdevelopmentstudy.org/, abgerufen am 14.04.2024.

43 Übersetzt von Leonhard Lehmann OFMcap.

44 Rudolf Steiner, *Mantrische Sprüche. Seelenübungen, Band 2: 1903–1925* (GA 268), Basel [2]2015.

45 Ebd., Seite 85.

46 Ebd., Seite 179.

47 Ebd., Seite 154.

48 Ita Wegman, Privatdruck.

49 Rudolf Steiner, *Mantrische Sprüche. Seelenübungen, Band 2: 1903–1925* (GA 268), Basel [2]2015, Seite 163.

50 Dietrich Bonhoeffer, *Werke,* Band 8: *Widerstand und Ergebung,* Gütersloh 1998.

51 Marcus Roggatz, »Liquor cerebrospinalis als mögliches Heilmittel für Post- und Long-COVID-Symptomatik – Sechs Fallvignetten«, *Der Merkurstab. Zeitschrift für Anthroposophische Medizin,* 2022;75(6):367–370, doi: https://doi.org/10.14271/DMS-21567-DE.

52 Juliane Hellhammer, Luitgard Spitznagel-Schminke, Rebecca Hufnagel, »Kalium phosphoricum comp. in Patients with Neurasthenia: A Randomized, Double-blind, Placebo-controlled Clinical Trial, in: *Curr Med Res Opin*, 2024 Feb;40(2):239–251, doi: 10.1080/03007995.2023.2291169.

Adressen für anthroposophische Ärzte, Krankenhäuser und Therapien

Anthroposophische Ärzte

Wenn Sie zur weiterführenden Therapie Ihrer Beschwerden eine anthroposophische Ärztin bzw. einen anthroposophischen Arzt suchen wollen, können Sie auf der Homepage der entsprechenden Ärztegesellschaften nach Adressen in Ihrer Nähe suchen:

Deutschland: www.gaed.de/arztsuche
Österreich: www.anthromed.at/anthroposophische-aerzte/
Schweiz: www.vaoas.ch/arzt-arztin-finden

Anthroposophische Kliniken

Es gibt mehrere anthroposophische Kliniken in Deutschland und der Schweiz. Hier werden die Adressen der Kliniken genannt, die Behandlungen bei Long Covid und Post Vac anbieten:

Das Paracelsus-Krankenhaus Bad Liebenzell in Baden-Württemberg behandelt Long-Covid- und Post-Vac-Betroffene mit mittelschweren bis schweren Verläufen während eines stationären Aufenthaltes. Im Rahmen eines integrativen Therapiekonzeptes kommt unter anderem die Ganzkörper-Hyperthermie zum Einsatz. Zahlreiche Therapien, die in diesem Buch vorgestellt werden, sind seit 2021 im Paracelsus-Krankenhaus vielfach erfolgreich erprobt worden.

Paracelsus-Krankenhaus
Burghaldenweg 60
D-75378 Bad Liebenzell
Aufnahmetelefon: (07052) 925-2200
www.paracelsus-krankenhaus.de

Die Klinik Öschelbronn in Baden-Württemberg behandelt Long-Covid-Betroffene mit einer multimodalen Komplextherapie sowie mit Ganzkörper-Hyperthermie.

Klinik Öschelbronn
Am Eichhof 40
D-75223 Niefern-Öschelbronn
Aufnahmetelefon: (07233) 68-265
aufnahme@klinik-oeschelbronn.de
www.klinik-oeschelbronn.de

Das Gemeinschaftskrankenhaus Havelhöhe in Berlin hat ein Zentrum für Immuntherapien eingerichtet. Hier können Betroffene von Long Covid oder Post Vac mit sehr schweren Verläufen eine Kombination von Apherese (Blutwäsche) und Ganzkörper-Hyperthermie (Fiebertherapie) erhalten. Die Behandlungskosten müssen in der Regel selbst getragen werden. Auch in der schmerztherapeutischen und psychosomatischen Abteilung des Krankenhauses können Long-Covid- und Post-Vac-Betroffene behandelt werden.

Gemeinschaftskrankenhaus Havelhöhe
Zentrum für Immuntherapien/Apheresezentrum
Kladower Damm 221
D-14089 Berlin
Telefon: (030) 365 01-7610 oder (030) 365 01-7611
info@havelhoehe.de
www.havelhoehe.de

Das Gemeinschaftskrankenhaus Herdecke in Nordrhein-Westfalen behandelt Patientinnen und Patienten mit Long Covid oder Post Vac in der integrativmedizinischen rheumatologischen Ambulanz. In besonderen Fällen sind auch stationäre Aufenthalte zur Komplextherapie möglich. Auch in den neurologischen, psychosomatischen und psychiatrischen Fachabteilungen des Krankenhauses können Patienten mit Long Covid und Post Vac behandelt werden.

Gemeinschaftskrankenhaus Herdecke
Internistisch-rheumatologische Ambulanz
Gerhard-Kienle-Weg 4
D-58313 Herdecke
Terminvereinbarung: (02330) 62-4444
www.gemeinschaftskrankenhaus.de

Die Filderklinik in Filderstadt (Baden-Württemberg) kann Betroffene von Long Covid und Post Vac in der Abteilung für Innere Medizin und der Abteilung für psychosomatische Medizin behandeln.

Filderklink
Im Haberschlai 7
D-70794 Filderstadt-Bonlanden
Telefon (0711) 7703-0
www.filderklinik.de

Schweiz: Die Klinik Arlesheim bei Basel hat eine Post- und Long-Covid-Sprechstunde eingerichtet. Zudem können auch stationäre Komplextherapien durchgeführt werden. Schwerpunkt dabei ist unter anderem die Immunstimulation mittels fieberinduzierender Misteltherapie.

Klinik Arlesheim AG
Pfeffingerweg 1
CH-4144 Arlesheim
Sekretariat Fachambulanzen
Telefon: +41 (61) 705 72 71
fachambulanzen@klinik-arlesheim.ch
www.klinik-arlesheim.ch

Anthroposophische Therapien

Es gibt sehr wirkungsvolle anthroposophische Therapien, die mit Erfolg bei Long Covid und Post Vac angewendet werden können. In der Regel werden diese von anthroposophischen Ärzten verordnet. Wenn Sie keinen anthroposophischen Arzt haben, können Sie eine Therapeutin oder einen Therapeuten aber auch direkt aufsuchen. Hier finden Sie eine kurze Beschreibung der am weitesten verbreiteten Therapieformen, zusammen mit Hinweisen zur Therapeutensuche.

Heileurythmie
Heileurythmie ist eine Bewegungstherapie, die in der Behandlung von Long Covid und Post Vac einen zentralen Stellenwert hat. Die Grundelemente der Heileurythmie sind in Bewegung umgewandelte Laute der Sprache, die je nach Indikation und therapeutischer Zielsetzung spezifisch angewandt werden. Damit kann das Ineinanderwirken der physischen, seelischen und geistig-individuellen Ebene, das durch eine Erkrankung gestört wird, wieder harmonisiert werden. Die Patientin bzw. der Patient kann in therapeutischer Begleitung den Heilungsprozess selbst aktiv mitgestalten.

Therapeutensuche:
Deutschland: www.berufsverband-heileurythmie.de
unter dem Menüpunkt »Therapeutensuche«
Schweiz: www.heileurythmie.ch/therapeuten/therapeuten-liste/

Kunsttherapie
Die anthroposophische Kunsttherapie regt die Selbstheilungskräfte der Patientin / des Patienten an. Im schöpferischen Handeln und in der gestalterischen Auseinandersetzung wird man in seiner Selbstwirksamkeit angesprochen. Man lernt, die eigenen Krankheitstendenzen zu erkennen und ihnen selbst aktiv entgegenzuwirken. Auf diese Weise kann man eigene Einseitigkeiten in gesunde Zukunftspotenziale verwandeln.

Therapeutensuche:
Deutschland: www.anthroposophische-kunsttherapie.de
Österreich: www.anthroposophische-kunsttherapien.at
Schweiz: www.svakt.ch

Rhythmische Massage

Rhythmische Massage ist eine sanfte Massageform, die anregende und atmende Massagegriffe anwendet. Dabei können sich verdichtete und verfestigte Strukturen im Gewebe lösen. Körperflüssigkeiten wie Blut und Lymphe können wieder durchgängig fließen. Stauungen und Verhärtungen werden gelöst. Schlacken werden mobilisiert und ausgeschieden. Die Atmung vertieft sich. Die Wärme kann wieder besser zirkulieren.

Die rhythmische Massage arbeitet direkt mit den durch Krankheit reduzierten Regenerationskräften des Körpers und kann so eine tiefgreifende, aufbauende Wirkung entfalten.

Therapeutensuche:
www.rhythmischemassage.com/therapeutenfinder

Bildnachweis

Raffael Christ: Seite 128/129; *Jan Mergelsberg:* Seite 50/51; *Shutterstock.com:* Titelbild (Ferrythemoon), Seite 12/13 (AlexandraKa), Seite 18 (gcarnero), Seite 22/23 (Aliaksandr Antanovich), Seite 36/37 (Wan bo), Seite 58/59 (VasilisaPO), Seite 74 (Uryutova Elena), Seite 88/89 (Jose Ramiro Laguna), Seite 96/97 (Yupa Watchanakit), Seite 106 (Bridget Moyer), Seite 110/111 (Wirestock Creators), Seite 134 (Melanie Hobson), Seite 138/139 (Hide_Studio), Seite 144/145 (StGrafix), Seite 150/151 (D. Uzunov), Seite 158/159 (swissdrone), Seite 168/169 (Romolo Tavani), Seite 178/179 (Mana21), Seite 188/189 (Paul's Lady), Seite 198/199 (Olena Dzisiak), Seite 204/205 (yorkie-corgi), Seite 210/211 (Karel Kralovec), Seite 220/221 (Oleksandr Maliev), Seite 237 (Andrij Vatsyk), Seite 239 (tibori); *Carsten Strübbe:* Seite 2

Textnachweis

Der Abdruck des Gedichts »Nicht müde werden« von Hilde Domin erfolgt mit freundlicher Genehmigung des S. Fischer Verlages (Hilde Domin, *Sämtliche Gedichte,* © 2009, S. Fischer Verlag GmbH, Frankfurt am Main).

Leider war es uns nicht in allen Fällen möglich, die Urheberrechtssituation eindeutig zu klären. Sollte sich bei einzelnen Beiträgen nach Drucklegung noch ein Honoraranspruch ergeben, sind wir selbstverständlich gerne bereit, diesen zu den üblichen Sätzen nachträglich zu vergüten.